感控标准知懂行

——医疗相关标准执行优秀案例

主编 王 强

人民卫生出版社
·北 京·

图书在版编目（CIP）数据

感控标准知懂行：医疗相关标准执行优秀案例 / 王强主编 . -- 北京：人民卫生出版社，2024. 9. -- ISBN 978-7-117-36863-6

Ⅰ．R197.32

中国国家版本馆 CIP 数据核字第 2024KG7316 号

人卫智网	www.ipmph.com	医学教育、学术、考试、健康，购书智慧智能综合服务平台
人卫官网	www.pmph.com	人卫官方资讯发布平台

感控标准知懂行——医疗相关标准执行优秀案例
Gankong Biaozhun Zhidongxing
——Yiliao Xiangguan Biaozhun Zhixing Youxiu Anli

主　　编：王　强
出版发行：人民卫生出版社（中继线 010-59780011）
地　　址：北京市朝阳区潘家园南里 19 号
邮　　编：100021
E - mail：pmph @ pmph.com
购书热线：010-59787592　010-59787584　010-65264830
印　　刷：北京顶佳世纪印刷有限公司
经　　销：新华书店
开　　本：710×1000　1/16　　印张：27
字　　数：456 千字
版　　次：2024 年 9 月第 1 版
印　　次：2024 年 11 月第 1 次印刷
标准书号：ISBN 978-7-117-36863-6
定　　价：95.00 元

打击盗版举报电话：**010-59787491**　**E-mail：WQ @ pmph.com**
质量问题联系电话：**010-59787234**　**E-mail：zhiliang @ pmph.com**
数字融合服务电话：**4001118166**　　**E-mail：zengzhi @ pmph.com**

《感控标准知懂行——医疗相关标准执行优秀案例》编写委员会

主　审　郑云雁

主　编　王　强

执行主编　熊莉娟　黄　晶　贾晓巍

编　委　王力红　武迎宏　霍晓鹏　张松卫　胡　奎　陈　文

张兆辉　王　宁　赵　青　安长青　陈　颖　索　瑶

张仲海　樊光磊　阿不拉江·库尔班　　　聂　雷

赵永卫　陈益洲　鲍李杰　黄宗金　梁佳琦　缪建华

林　凯　张泽勤　沈　萍　陈　萍　高晓东　徐维祥

张　敏　朱泽善　李思敏　李文波　魏佐军　查筑红

常　诚　黄丽菊　黄　超　李　俊　万　杰　傅张永

朱　波　黄　毅　郭家平　孙佳音　何　苗　冷盈莹

王锡雄　黄修森　林　吉　陈　彬　任佳焌　曹小琴

张肖在　刘潇涵　高翔宇

编　者　（以姓氏笔画为序）

于鑫玮　马佳佳　王　娟　王　嬿　王　琼　王　雯

王允琼　王世博　王宇群　王丽竹　王秋亚　王莉蓉

3

王晓茜　王清青　王黎一　王燕萍　牛文霞　方良玉

孔晨爽　古丽扎尔·阿不力米提　　左　莉　卢　策

田　梅　史亚丽　兰美娟　边冬梅　邢宁浩　任思芳

向　静　刘　俐　刘　瑶　刘海珍　刘盛楠　刘雅文

闫　沛　闫建慧　许　娟　许兆军　孙春燕　孙智慧

杜龙敏　杜粉静　李　涛　李一立　李明霞　李凌竹

李淑媛　杨　乐　杨　波　杨　洋　杨　琳　杨　鑫

杨旭东　杨璐璐　肖尧生　吴　帅　吴洪美　邱哲灿

邱琳奕　何晓俐　余　琼　宋剑平　宋洪俊　张　凯

张　妮　张　敏　张　翔　张　瑞　张　蕾　张永红

张红飞　张越巍　张港玉　张媛娜　阿依提拉·卡德尔

陈　炜　陈　雯　陈　辉　陈　瑜　陈兴华　陈来娟

陈玲莉　陈洁琼　陈晓丹　陈雪娥　范清秋　林　丹

林　蓉　罗光英　周　亮　周　媛　郑鸽之　单　娇

赵　梦　赵　辉　赵清芳　赵淑珍　胡田雨　柳　莹

饶冬霞　施雄丽　秦　瑞　莫　雪　顾素莲　党　笑

徐　艳　徐正英　徐泽俊　徐彩娟　高　丹　高　晖

高清玲　郭　华　黄晓霞　曹旭华　彭　桢　韩　玮

植小玉　温方圆　鲍文丽　蔡　琳　裴小琴　樊　莉

潘华英　潘旗开　魏洪鑫

前　言

习近平总书记指出，标准决定质量，有什么样的标准就有什么样的质量，只有高标准才有高质量。在医学的广袤海洋中，标准如同明亮的灯塔，为航行者指明方向，确保航程的安全与畅通。卫生健康标准作为实施法律法规、落实政策规划的基石，无疑是捍卫人民群众身体健康和生命安全的钢铁长城。各类卫生健康标准在疫情防控、重点疾病预防、爱国卫生运动、改善医疗服务质量、提升人群健康水平、促进卫生健康信息互联互通等方面发挥了重要技术支撑作用。

为寻找最佳医疗实践，推动医疗相关标准的贯彻实施，在国家卫生健康委法规司、医政司的指导下，国家卫生健康委医管中心组织开展了第二届国家医疗相关标准执行竞技赛活动。活动得到了社会各界的广泛关注及大力支持，全国31个省（自治区、直辖市）和新疆生产建设兵团2862家医疗卫生机构和相关单位共提交了5624个案例，最终获奖案例代表了卫生健康行业标准执行的最高水平。

竞技赛的成功举办，已然在医疗卫生领域掀起了一股学习、遵守、运用标准的热潮。那些凝聚着智慧与汗水的优秀案例，如同璀璨的星辰，照亮了我们前行的道路。而今，我们将这些宝贵的经验汇编成册，旨在为大家提供一个学习、分析与借鉴的平台，让标准化理念深入人心，成为我们日常工作与生活的自觉行动。

展望未来，我们坚信，深耕标准化理念，将各类标准文件深刻领悟并灵活运用于实践，就能释放标准在医疗领域的巨大潜能，推动卫生健康事业高质量发展。现在，让我们以坚定的信念和不懈的努力，在这条标准化之路上勇往直前，以标准为指南，丈量未来，共同书写卫生健康事业的新篇章，为人民群众的健康福祉贡献更多力量！

主编

2024 年 3 月

目 录

第一章　全国赛卓越案例

第二章　全国赛示范案例

第三章 全国赛攀登案例

第四章　二级赛卓越案例

第五章　《医务人员手卫生规范》标准践行卓越案例

第一章

全国赛卓越案例

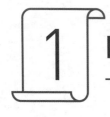

向"疫"而行，使命担当

——构建"平急结合，快速转换"个人防护应用模式

——WS/T 311—2009《医院隔离技术规范》

（中国人民解放军陆军军医大学第二附属医院）

一、执行标准的背景

在人类历史长河中，传染病不仅威胁着人类的健康和生命安全，而且深刻影响着人类文明的历史进程。20 世纪中叶以来，由于抗菌药物的发现、疫苗研制的成功使得人类在与传染病的斗争中取得重大突破。但是，随着全球化、城市化、工业化的加速推进，人类与传染病的斗争将不断面临新的形势。20 世纪 90 年代学术界提出了"新发传染病"的概念，预示着人类与传染病的斗争又进入了一个新的阶段。新发传染病通常具有传播快、人群易感、治疗手段有限的特点，极易发展为重大公共卫生事件，引起社会恐慌、干扰经济发展、威胁国家安全。2003 年的 SARS、2009 年的甲型 H1N1流感、2014 年的埃博拉病毒病、2015 年的中东呼吸综合征以及 2016 年的寨卡病毒病和黄热病疫情的大范围扩散，都引起了全球范围内的广泛关注，科学防控新发传染病将是一项永恒的课题。与此同时，医务人员作为一个特殊群体，每天诊疗大量患者，面临着极高的感染风险。据世界卫生组织（World Health Organization，WHO）对 2014 年西非三国的埃博拉病毒病疫情数据统计显示：截至 2015 年 9 月 2 日，西非三国的疑似、可能和确诊病例达 28 073 例，共死亡 11 290 例；其中医务人员感染 881 人，513 人为此献出生命。合理和正确使用个人防护用品（personal protective equipment，PPE）是保护医务人员的有力措施，也是传染病防控的重要环节。

2009 年，我国颁布《医院隔离技术规范》为医务人员个人防护提供了理论基础，明确了个人防护用品的选择原则、使用方法和操作程序，并提出人员培训要求。该规范与 GB 19083—2010《医用防护口罩技术要求》、GB 19082—2009《医用一次性防护服》等 PPE 相关国家或行业标准共同对临床工作进行科学指导，筑牢医疗安全底线。另外，抗击埃博拉疫情期间，WHO、美国疾控中心和中国疾控中心均发布了相应的医务人员个人防护流程，而且国内外对于职业防护的关注和研究也日益增多。

中国人民解放军陆军军医大学第二附属医院（新桥医院）是一所集军事卫勤、医疗、教学、科研、预防保健为一体的大型综合性三级甲等教学医院，展开床位 2 860 张，年门（急）诊 267 万人次，拥有国家重点（培育）学科 12 个，国家重点专科 5 个。长期以来，医院高度重视医院感染管理工作，1989 年设立医院感染控制科（感控科），是我国最早一批单独设有医院感染管理部门的医疗机构。经三十余年发展，医院感染控制科已成为集军事卫勤、临床、科研、教学为一体的现代化科室，配备有专业全面、结构合理的人员团队和满足医院感染日常监测需求的微生物学实验室。

医院在开展日常诊疗同时，还承担抗击传染病疫情、自然灾害救援等非战争军事行动任务。2014 年，根据党中央、国务院和中央军委的指示，新桥医院医疗、护理、感控、药学和医工专家作为骨干力量加入中国人民解放军首批援利比里亚医疗队，在利比里亚蒙罗维亚开设埃博拉诊疗中心，全程参与工作制度建立、人员培训、物资筹备以及临床诊疗和感染防控工作，并与 WHO、无国界组织医生、美军医疗队等组织交流个人防护、应急处置和人员培训方法。在国外执行传染病疫情防控任务的同时，我们深刻认识到人类社会将长期面临传染病威胁，没有任何一个国家可以置身事外。作为一家传染病防控救治经验丰富、实力雄厚且执行力强的军队医院，我们有责任去探索建立一套能快速应对传染病医学救援的个人防护应用新模式，为医务人员提供更好的保护。

二、执行标准的计划

医院依托传染病防治经验丰富的专家顾问团，以医院感染控制科为主要执行团队，通过医务处、护理处、院务处、卫勤办、信息科等多部门协作方式，利用 PDCA 工具制订项目执行方案（图 1）。感控科对照行业标准开展医务人员问卷调查、随机抽取人员进行技能操作考核以及科室现场调研，运用失效模式与影响分析（failure mode and effects analysis，FMEA），对医务人员 PPE 使用全过程进行失效模式、失效影响和失效原因分析，并通过 RMR 矩阵确定改善风险点（表 1）。经过多次会议讨论、查阅文献、结合实战经验、利用品质管理工具，确立从"人员、物资、技术"三方面入手开展持续改进项目（图 2），根据前期调查中发现的薄弱环节选取 8 项目标值作为验收标准（表 2），确定"平急结合　快速转换"为项目总目标。

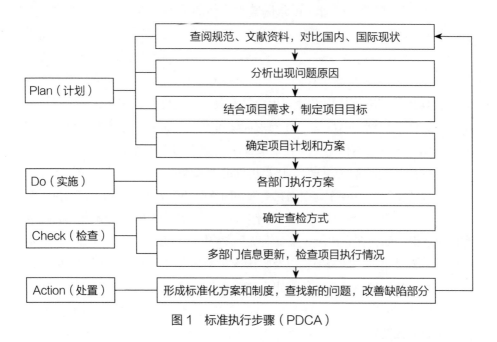

图 1　标准执行步骤（PDCA）

表 1　医务人员个人防护用品使用失效模式的风险评估
（FMEA 结构评价）

序号	失效模式	失效原因	严重度（S）	发生度（O）	被探测度（D）	风险数值（RMR）
1	医务人员职业防护知识储备不足	1-A. 不具备职业防护意识	6	4	7	24
		1-B. 专业知识不牢固，不知晓感染性疾病的传播特点	7	2	1	3

续表

序号	失效模式	失效原因	严重度（S）	发生度（O）	被探测度（D）	风险数值（RMR）
2	选择职业防护方案不正确	2-A. 未制定职业防护方案或方案本身缺乏科学性	9	3	3	22
		2-B. 职业防护方案未包括新发传染病	5	2	9	13
3	准备防护用品不充分	3-A. 储备 PPE 种类不全	4	3	4	9
		3-B. 储备 PPE 质量不符合相应标准	9	3	9	26
		3-C. 储备 PPE 数量不足	7	4	1	11
		3-D. PPE 获取困难	6	3	4	9
4	穿戴防护用品不正确	4-A. PPE 穿戴区域错误	1	2	4	3
		4-B. PPE 穿戴方法错误	3	3	4	5
		4-C. PPE 穿戴顺序错误	1	4	5	5
		4-D. 未对 PPE 穿戴后防护效果进行检查	4	2	2	3
		4-E. 不能根据疾病传播途径正确选择 PPE	5	5	2	16
5	执行诊疗操作过程中防护失败	5-A. PPE 移位	7	1	2	3
		5-B. PPE 破损（人为或非人为因素）	7	3	2	4
		5-C. PPE 防护效果降低（时间过长 / 湿润等）	7	2	3	2
6	脱卸防护用品不正确	6-A. PPE 脱卸区域错误	6	3	3	7
		6-B. PPE 脱卸方法错误	6	4	8	24
		6-C. PPE 脱卸顺序错误	6	5	2	16
		6-D. PPE 脱卸过程中手卫生执行不到位	5	3	2	4
7	处置使用后防护用品不正确	7-A. 使用后 PPE 丢弃位置错误	3	3	4	5
		7-C. 复用 PPE 使用后的回收方法错误	5	3	2	4
		7-D. 复用 PPE 使用后的清洗消毒方法错误	5	3	3	7

注：RMR 值 ≥ 9 的失效原因为本项目需要改善的风险点。

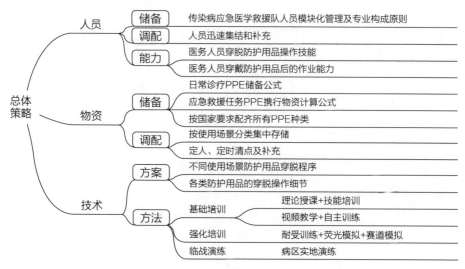

图2　标准执行策略分析（思维导图）

表2　标准执行目标指标设定

评价维度	评价指标	2015年	目标值
人员	医疗队员在位率	93.75%	100%
	集结时间	＞4小时	＜1小时
物资	种类	7种	14种
	数量	1个基础单元7日消耗量	2个基础单元14日消耗量
	筹措时间	＞5日	＜6小时
技术	PPE穿脱考核优秀率	28.15%	75%
	学习耗时	＞50学时	＜20学时
	PPE耐受合格率	71.11%	100%

注：基础单元：100张床位

　　PPE穿脱考核优秀率＝考核成绩95分及以上人数/考核总人数×100%

　　PPE耐受合格率＝穿着全套PPE耐受时间≥4小时人数/总人数×100%

三、执行标准的过程

　　根据前期制订的项目计划，经过5年探索和实践，新桥医院成功建立了一套个人防护应用新模式（图3），涵盖人员抽组机制、物资储备标准、个人防护方案和人员培训策略四大要素。

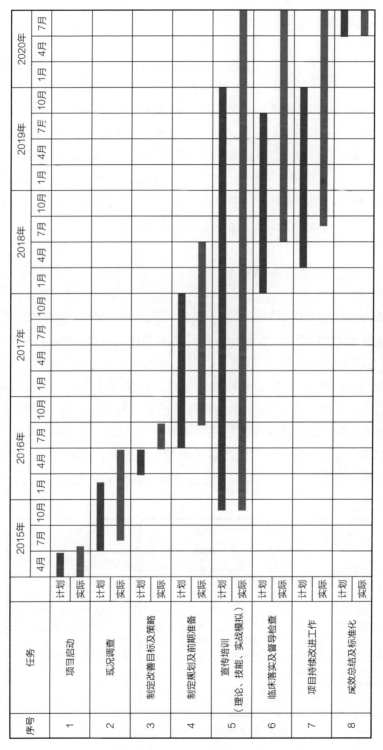

图 3　标准执行计划及实施情况（甘特图）

（一）快、强、准人员抽组机制

针对未整建制设立传染病防治专业队伍的问题，参照新桥医院承担的首支卫生列车国家级救援队模式建立传染病应急救援医疗队，采取模块化管理方式。队员遴选时，优先考虑管理经验丰富的指挥员、防控经验丰富的感控专家、救治经验丰富的医护人员，按专业组成将队员分为指挥组、医疗组、医技组、防疫组、心理组、后勤组。根据任务需求进行模块化调配组合，迅速完成人员抽组，并建立冲锋队（60人）、备勤队（80人）、后备队（150人）三支队伍，实现动态补充机制，确保传染病应急救援医疗队人员备勤常态化，日常随机紧急拉动，集结迅速（1小时内完成），接令出发。

（二）平、急、携物资储备标准

针对PPE日常及应急储备标准不明确、筹措时间长的问题，我们根据多次执行传染病防控任务经验制定每床日PPE消耗量公式：每床日消耗量 =（每班次进污染区医生数 × 班次 + 每班次进污染区护士数 × 班次 + 每班次进污染区技师数 × 班次）÷ 机动床位数，并据此核算出医院日常诊疗（平）、院区内疫情（急）、外出执行任务（携）三种情况下的PPE储备量，预留绿色采购和领用通道应对突发传染病事件（图4）。储备种类确定为14种常用PPE，包括外科口罩、医用防护口罩、隔离衣、防护服、一次性帽子、护目镜、面屏等，并配置信息化监控设备。我们采取箱组化方式对储备

平时

医院总储备量需满足全院30天用量，预警值为7天用量。预留绿色采购通道和绿色领用通道应对突发传染病事件。

急时

在医院平时总储备量基础上，额外储备满足全院15天用量。配置信息化监控设备。

携行

根据任务地域和物资远程投送能力，先期携行7~15天用量，后就地补充或远程投送。

图4 不同情形下PPE储备要求

物资进行管理，具体为定时、定人、定位、定量、定制的"五定"管理原则（图5），使得PPE物资由原先的分散储备变为集中化存储，从而实现短时间内筹措物资。

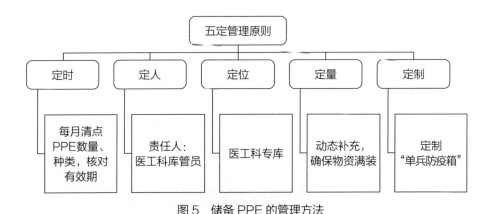

图 5　储备 PPE 的管理方法

（三）红、黄、蓝个人防护方案

为提高医务人员选用PPE的正确率，我们受标准中隔离标识要求启发，按照疾病传播途径的不同制订相应穿脱程序：针对接触传播途径传染病的蓝色方案和针对空气、飞沫传播途径传染病的黄色方案（表3）。同时，我们针对新发和高生物危害等级传染病新建红色个人防护方案，该方案在黄色方案基础上进一步加强头面部、躯干、脚部的防护（表3）。为了保证PPE脱卸过程中的安全性，我们制订标准化操作流程、细化每样PPE脱卸动作，并搭建远程监控系统，脱卸全程由专职人员实时监督指导。此外，考虑到使

表 3　红、黄、蓝个人防护方案

项目	蓝色方案	黄色方案	红色方案
传播途径	经接触传播	经空气/飞沫传播	不明原因、高等级危害传染病（如埃博拉病毒病）
标识	接触隔离	飞沫隔离　空气隔离	传播途径不明

续表

项目		蓝色方案	黄色方案	红色方案
个人防护用品种类	医用帽子	+	+	+
	医用防护口罩	−	+	+
	医用外科口罩	+	−	−
	医用防护服	−	+	+
	医用手套	+	+	+
	防护面屏	±	−	+
	护目镜	±	+	+
	防水隔离衣	+	−	+
	防护靴	−	+	+
	高帮靴套	−	+	+

注:"+"表示需使用该种 PPE,"−"表示不需使用该种 PPE,"±"表示根据情况选择。

用过程中防护失效的可能性,我们还制订职业暴露应急标准处置流程(包括晕倒、呕吐、针刺伤等),执行任务过程中由专业心理医生开展医务人员心理干预。

(四)基、强、战教育培训策略

针对技能训练方法单一、全套防护耐受时间短的问题,我们制定阶梯化培训模式,分为基础培训、强化培训和临战演练三个阶段。

1. 基础培训 为达到提高医务人员职业防护意识的目的,我们面向全院全员开展分层次、多形式的培训宣传工作,以面授、自主训练为主,配合开展主题院感周活动(图6)、拍摄个人防护用品使用教学片(图7)、制作发放技能操作手册。同时,我们认为医学生本科培养阶段即纳入标准防护知识对于培养院感意识尤为重要。自2019年,正确使用 PPE 技术被纳入我校医学本科生必修课,培养学员 1 000 余人(图8)。医院感染控制教研室应运而生,多次承担国家级、省部级医学生临床技能竞赛培训任务,参与撰写陆军统编教材。此外,我们积极探索信息化技术在 PPE 技能教学中的应用,比如拍摄个人防护系列教学片、利用"学习通"平台开展线上线下混合式教学、开发虚拟现实技术(VR)情境教学。

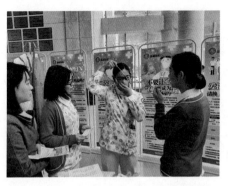

图6 医务人员个人防护主题院感宣传周
活动现场

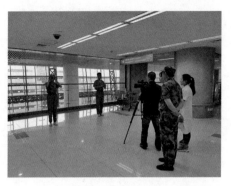

图7 个人防护用品使用教学片拍摄现场

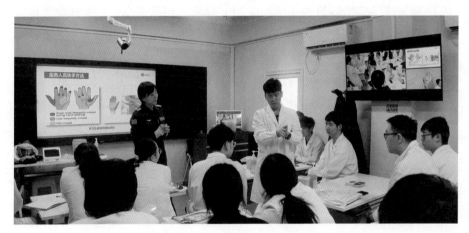

图8 医学本科生必修课线下教学现场

2. 强化培训 为了使隔离病区工作人员快速适应工作模式和强度，针对医疗队队员我们创新开展TFT训练法，该法由耐受（tolerance，T）训练、荧光（fluorescence，F）模拟训练和赛道（track，T）模拟训练共同组成。

（1）耐受训练：我们筛选温度、体能、精细运动能力作为适应性模拟训练参数，受训人在防护状态下通过适应相关参数的阶梯式变化，减少其在平急转换时出现身体不适的情况，并提升平急转换后的工作效率。

（2）荧光模拟（图9）：采用紫外线下可见的荧光剂模拟PPE表面污染情形，检查工作人员脱卸PPE后身体或衣物表面的荧光污染情况，该法可用于受训人员PPE脱卸操作考核。

（3）赛道模拟（图10）：受训人在情景题库中随机抽选模拟场景，并在

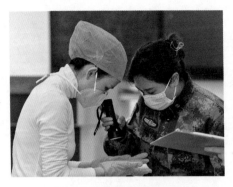
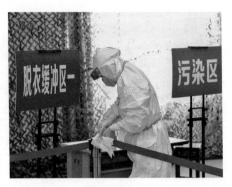

图 9 荧光模拟训练现场　　　　　　　图 10 赛道模拟培训现场

"三区两通道"模拟赛道内完成相应 PPE 穿脱、病区进出、患者诊疗操作以及突发事件（如晕倒、职业暴露）的处置，该方法可用于训练和考核受训人员的 PPE 方案选择能力及执行能力。强化训练后，全体队员穿戴全套 PPE 时耐受时间均能达到 4 小时目标值，队员脱卸 PPE 环节失误率由 20.05% 降至 5.44%，实战中处理突发事件的能力也大幅提升。随后，我们在野战传染病医院、模拟病房、急救中心等多场景开展实景演训，全方位提升医疗队"平急转换"成功率。

3. 临战演练　全体队员在隔离病区开展收治工作前，进行全程实地演练，以确保医疗队在组织指挥、收容救治、人员技能、心理状态等方面迅速转入应急处置状态。

四、执行标准的成效

2020 年初，新冠病毒感染疫情暴发。接上级组建医疗队驰援武汉命令后，新桥医院基于"三优先"原则 6 小时完成人员抽组，30 分钟完成人员集结，并立即启动"应急物资储备"方案，3 小时完成医疗队携行物资准备。除夕当日，作为第一支抵达武汉的军队医疗队，我们先后进驻确诊患者最集中、任务最艰巨的金银潭医院和火神山医院，面对疾病传播途径不明的现状，第一时间启用"红色方案"，24 小时内完成临战演练和流程再造，并在后续工作中动态调整（图 11、图 12）。2022 年该模式在援沪、援藏、援渝、赴老挝和平列车医疗队屡次应用，并在迎战传染性成倍增长的奥密克戎变异株的实战中得到检验和优化，顺利实现"打胜仗 零感染"目标。设定的8项目标值全部达成（表4）。我们的个人防护应用模式在全国多家医疗机构、陆军基层部队进行经验推广，也在国际舞台上进行交流。

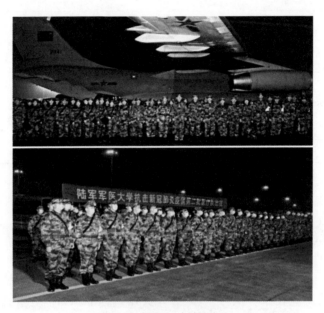

图 11　援鄂医疗队出征

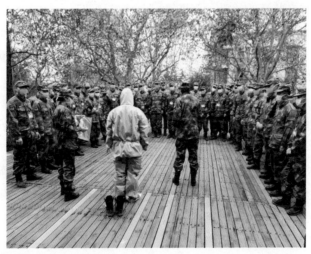

图 12　首批援鄂医疗队现场培训（支援武汉金银潭医院）

表 4　标准执行目标值完成情况

评价维度	评价指标	目标值	改进前（2015 年）	改进后（2021 年）
人员	医疗队员在位率	100%	93.75%	100%
	集结时间	＜1 小时	＞4 小时	0.5 小时
物资	种类	14 种	7 种	14 种
	数量	2 个基础单元14 日消耗量	1 个基础单元7 日消耗量	2 个基础单元14 日消耗量
	筹措时间	＜6 小时	＞5 日	3 小时
技术	PPE 穿脱考核优秀率	75%	28.15%	76.95%
	学习耗时	＜20 学时	＞50 学时	15 学时
	PPE 耐受合格率	100%	71.11%	100%

五、执行标准的总结

　　标准的灵魂在于"执行"。医务人员作为标准执行者，其在标准推行、落实方面发挥着重要作用。因此，我们转换思路，从"守卫医务人员安全"角度来深入贯彻执行标准，这与医务人员的自身利益切实相关，解决了以往院感防控工作在临床难推动的问题，开创医院感染防控工作的新局面。本项目的执行，不仅使医务人员的职业防护意识和 PPE 操作技能水平得到全面提升，更促进了医疗操作规范化进展和院感文化建设，从而保障医患安全、提高医院品质。

　　这一系列工作是医院在保障医疗质量和医患安全方面所取得的优异成绩。执行高标准，才有高质量的发展，不断大胆探索、改革创新，才有新突破和新进展。医疗机构在践行医疗标准过程中，需结合自身特点，引入科学循证理念，加强队伍建设、物资储备和流程演训，让标准真正落地生根。我们将以此为契机，进一步传播标准化理念，以科学和担当铸成铜墙铁壁，成为保障生命安全的核心力量。

（陈炜　胡田雨　陈雪娥　刘雅文）

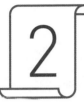

感控助力，"管"路无忧
——PICC 相关性血流感染的防控管理

——WS/T 592—2018《医院感染预防与控制评价规范》、
WS/T 510—2016《病区医院感染管理规范》
（四川大学华西医院）

⚖ 一、执行标准的背景

经外周静脉穿刺的中心静脉导管（peripherally inserted central venous catheter，PICC）可用于长期静脉输液、抗生素治疗、化疗、营养支持等各种治疗方案，可为患者提供便捷、安全的长期静脉通道，现已广泛应用于临床。四川大学华西医院的年置入量达 4 000 例。

作为 PICC 置入术后的并发症之一，PICC 导管相关血流感染（PICC-central line-associated bloodstream infection，PICC-CLABSI）的发生会使患者住院日平均延长 21.2 日、增加患者经济负担、病死率高达 25.96%，严重威胁患者安全。抓好 PICC-CLABSI 的防控工作非常重要。

四川大学华西医院针对 PICC-CLABSI 的发生及《医院感染预防与控制评价规范》中"血管导管相关血流感染"的标准条目执行情况进行了展开专项调查，结果显示，2017—2019 年 PICC-CLABSI 平均发生率为 0.414 例/千导管日，标准执行未达标率为 15.53%。

为解决问题，医院领导高度重视导管相关血流感染防控工作，积极支持并采取相应措施，对照国家标准《医院感染预防与控制评价规范》中"血管导管相关血流感染"的相关条目进行剖析，绘制甘特图拟订行动计划，以院感部牵头，组建多学科团队（图 1）。

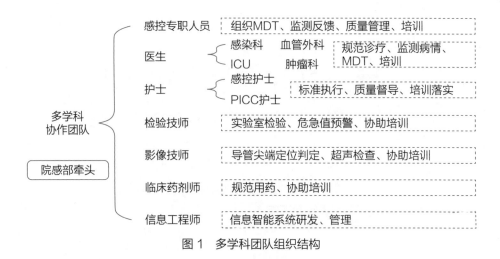

图 1　多学科团队组织结构

二、执行标准的计划和过程

标准指明方向，证据掌控细节。为更好贯标践标，团队成员基于最佳证据总结，以加拿大渥太华知识转化模式为支撑，以 PDCA（Plan–Do–Check–Act）循环为抓手，实施循证检索、证据提取以及证据转化。

按照 6S 原则系统检索文献，纳入 RCT、指南共 30 篇，初步整合出一级指标 5 个，二级指标 13 个，三级指标 54 个。采用 JBI 证据分级系统和约翰霍普金斯质量评价体系进行指标质量评价，对照 FAME 原则，经过两轮专家咨询，提取 24 条 /A 级推荐 / 最佳证据（表 1）。

表 1　24 条 /A 级推荐 / 最佳证据

序号	证据条目	推荐级别
1	实施静脉治疗护理技术操作的应为注册护士，护士应明确插管指征，置管及维护操作的正确流程及预防感染措施	A
2	仅允许经过培训并通过考核的相关医务人员进行导管置入和护理工作	A
3	建立一个静疗团队进行导管的置入、维护和移除	A
4	对携带 PICC 出院患者进行健康宣教，包括日常维护、观察等方面内容，鼓励患者及时报告插管部位的任何变化或新的不适	A
5	插入 PICC 导管时使用最大无菌屏障预防措施，置管及维护期间采用无菌技术，严格执行手卫生程序，皮肤消毒选用 2% 葡萄糖氯己定、有效碘浓度不低于 5% 的碘伏或 2% 碘酊溶液和 75% 乙醇	A

续表

序号	证据条目	推荐级别
6	在插入导管之前，用消毒剂进行皮肤消毒，消毒范围大于敷料面积，完全待干后，方可进行置管操作，导管置入时使用超声波引导 MST 置入技术	A
7	导管的尖端定位应停留在上腔静脉（superior vena cava，SVC）下 1/3 部位内或近与右心房的结合部位	A
8	PICC 置管后应常规接受胸片检查，确定导管尖端位置，并排除气胸	A
9	使用葡萄糖氯己定碘伏或 75% 酒精消毒连接端口及导管接头 15 秒	A
10	用独立包装酒精棉片包裹无针接头，运用正反揉搓法消毒	A
11	使用具有粘胶剂的导管固定装置和皮下导管固定装置	A
12	所有的患者应行导管保护措施，以防受水或其他污染物污染	A
13	PICC 导管在治疗间歇期间应每周维护一次	A
14	换敷料时，肉眼观察插管部位或在敷料外进行触诊，若患者有压痛感、不明原因发热或其他表现提示局部或血流感染，应立即揭开敷料彻底检查插管部位	A
15	建议使用中心静脉维护包	A
16	确保置管部位维护使用的消毒产品与导管材料兼容	A
17	敷料潮湿、松动或受到污染时应及时更换；成年患者可考虑使用含洗必泰的海绵敷料，以减少导管相关血流感染	A
18	对于高热、出汗较多的患者或导管置管处血液渗出较多者，宜首选纱布	A
19	使用 0.9% 氯化钠溶液对 PICC 冲封管，在冲封管之前，应对连接表面进行消毒	A
20	及时取出不再需要的中心静脉导管	A
21	如果患者发生感染的症状或其他并发症，应及时拔除导管	A
22	护理管理部门应持续评估医务人员对指南的知晓性和依从性	A
23	建议各级护理管理者或护理指控人员持续性检测感染率，及时向临床护士反馈，协助临床科室发现问题持续改进	A
24	对患者给予综合护理干预（如集束化、系统护理等），并不断改进护理干预措施及导管管理方法	A

结合专家意见，设立促进行业标准落地的 14 条审查指标，开展基线审查。审查结果显示：①患者主动报告意愿低；②监测系统智能化不足；③督导覆盖面不全；④集束化防控策略执行不到位。

通过头脑风暴，采用鱼骨图分析，明确了标准落地的主要障碍因素。对照审查结果，确定近期目标为降低 PICC-CLABSI 发生率至 0.32 例 / 千导管日，并明确各项次要指标。远期目标为传播四川大学华西医院专业精准、守正创新、人人感控的感控文化，传承四川大学华西医院厚德精业、求实创新的文化精神。

对照标准，结合四川大学华西医院实际情况，进一步从优势、劣势、威胁、机遇进行了SWOT态势分析，构建出证据生态系统下PICC-CLABSI防控管理矩阵，最终结果整合为三大对策群，详见如下：

（一）对策一：运用智能监测，结合网格化管理，共筑精准感控网

团队研发PICC-CLABSI智能监测系统，在全院范围内采集数据，实现精准筛查、动态监测，使医生、护士、感控人员三方数据实现实时共享；发生阳性病例时报警提醒，MDT协作诊疗，实施干预，实现防控关口前移。

为加强PICC-CLABSI防控的过程管理，创新设计"大套小"的网格化管理模式。感控专职人员配备结构合理，涵盖医疗、护理、药学、公共卫生、微生物学等多专业。通过院级的大网格化管理结合临床科室层级的小网格化管理，实现精准感控全覆盖。其中，大网格管理员由院感专职人员担任，小网格管理员由院感兼职护士及PICC护士担任，大小网格管理员的职责、内容、督导频率实现交叉互补，筑牢感控精准网。

通过运用PICC-CLABSI智能监测系统和网格化管理模式，实现了对PICC-CLABSI的全程监测和干预，确保及时发现和处理潜在风险，提供更安全的医疗环境，保障患者安全。

（二）对策二：聚焦PICC-CLABSI防控过程中的细节，实施全链式标准化防控流程

对照标准，团队成员制定了PICC-CLABSI防控标准化流程（图2），贯穿于置管前评估到拔管全过程。PICC置入、使用及维护均以标准流程为轴心，着眼细节。

置管前的细节优化：以智能电子版评估单取代传统纸质版评估单，实现患者的关键信息从HIS自动提取，评估更细致，提高PICC置管人员评估效率，保障置管安全。

置管中的细节优化：固定置管人员，设立PICC专职置管人员，提升置管成功率；固定置管环境，专设独立的PICC置管室，确保环境安全；定期对置管人员开展专项培训，强化防控意识；应用置管新技术如腔内心电图尖端定位术、电磁导航尖端定位术、胸壁超声心动图尖端定位术，提升一次置

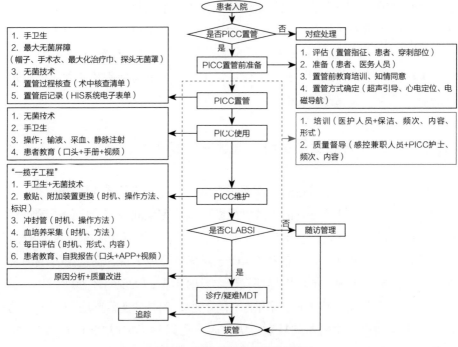

图2 全链式标准化防控流程

管成功率，实现规范置管。

导管使用中的细节优化：实施导管每日评估的标准化方案。在患者床头悬挂导管标识达到目视提醒；护士床旁班班交接，查看患者PICC情况；指导患者自我管理、学会自我观察及主动报告；科室院感兼职人员每日专项质控。通过以上举措提升全员每日导管评估的依从性（图3）。

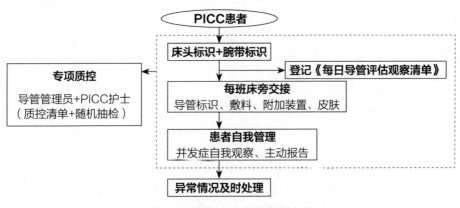

图3 导管每日评估标准化方案

　　导管维护期间的细节优化：聚焦输液接头的消毒及使用。采用酒精棉片代替棉签进行输液接头的消毒，并设计运用接头消毒口诀保证摩擦消毒时间大于 15 秒，避免棉签消毒接头存在的摩擦力小、消毒面有遗漏等问题。

　　采用无针接头并使用预充式导管冲洗器，减少反复穿刺及冲管液配制带来的污染风险，实现安全注射。

（三）对策三：开展全员参与、智慧赋能的感控培训

　　团队创新设计了全员覆盖、虚实技术结合、进阶式的感控培训模式。

　　患者层面：设计从置管前、置管后院内及居家期间不同阶段的进阶培训内容，培训形式多元化，包括口头、视频、小程序、纸质版手册等，提升患者主动防控的依从性。运用搭建 PICC 全程智慧管理平台，促进患者主动观察、自我报告，医护人员可以早期发现、及时干预，实现闭环管理。

　　医护层面：设计从入门、初阶、中阶到高阶的四级感控培训方案，培训内容由浅到深，由简单到复杂，医护人员可以逐步掌握 PICC-CLABSI 防控的核心知识和操作技能，提高防控意识及严谨无菌观念，以减少 PICC-CLABSI 的发生率，确保患者安全和护理质量。

　　在开展传统培训如讲座、操作示范、感控技能大比武、企业微信端在线学习模式基础上，引入 VR（virtual reality）平台、AR（augmented reality）技术和虚拟仿真教学系统，为医护人员提供更具互动性和实践性的培训体验。医护人员可以在安全的虚拟环境中进行反复练习，体验真实的操作场景，并辨识操作中的细节，提供实时的评估和反馈，帮助医护人员改进技能，提高手卫生意识及无菌操作质量。同时，记录和评估结果的功能也有助于监测评价培训效果，为持续质量改进提供依据。

🎖 三、执行标准的成效

　　标准执行后，全院置管量逐年上升，PICC-CLABSI 发生率为由标准执行前的 0.414 例 / 千导管日下降至 0.134 例 / 千导管日（图 4），干预效果显著。医护的指南知识掌握率、智能化监测及时率、防控督导完成率、医护人

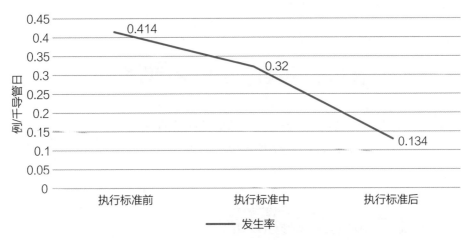

图 4　执行标准前、中、后四川大学华西医院 PICC-CLABSI 发生率

员培训参与率均提升，理论及操作考核全员达标。患者的导管维护依从性、患者 PICC 导管相关知识掌握率均提高。

在院内将 PICC-CLABSI 标准化防控流程、督导清单、视频进行推广应用；项目获得全国医院品管圈大赛一等奖、省护理质量控制案例大赛一等奖；近年来培养了进修生 600 余名、专科护士 800 余名；定点帮扶基层医院 50 家；举办 20 场线下公益义诊，受益患者达 6 000 余名；疫情防控期间支援武汉开展防控工作，完成 PICC 置管 10 余例、维护 100 余例次。

四、执行标准的总结

通过智慧感控、循证感控、细节感控，营造患者主动参与、人人感控的 PICC-CLABSI 防控氛围，使标准执行更落地。

基于循证的标准执行能确保 PICC-CLABSI 防控措施建立在科学可靠的证据基础上，并充分考虑医院实际情况和资源，使 PICC-CLABSI 防控更具针对性和有效性，促进防控关键技术的持续改进，实现全员共筑感控防线、助力健康中国的愿景。

（吴洪美　李明霞　高清玲　刘俐）

曲镜通幽，感控同行

——WS 507—2016《软式内镜清洗消毒技术规范》
（浙江大学医学院附属第二医院）

⚖ 一、执行标准的背景

浙江大学医学院附属第二医院建于 1869 年，是一所集医疗、教学、科研于一体的大型综合性研究型医院。内镜中心成立于 2013 年，隶属于麻醉手术部，是全国首家集约化公共平台，内镜中心占地面积超 6 000 平方米。自建院以来，医院构建多元化感控防护体系，实施院感科提前介入机制，成立感染预防与控制团队，实行院感 – 麻醉 – 手术 – 内镜一体化四级管理体系，开展全院全员防控培训、实行多院区同质化管理模式，并统一规范感控从业人员的执业行为。

随着医学技术的不断进步，软式内镜在疾病的诊断和治疗方面的应用也更加广泛。软式消化内镜通常用于胃肠道疾病的诊断和治疗，是一种侵入人体腔内的可复用仪器，为了避免疾病在检查中被传播，对使用后的内镜需要进行充分清洗、消毒和灭菌。因其材质特殊、结构复杂、使用频率高、洗消难度大、消毒后容易残留病原菌微生物。如何在内镜诊疗进入飞速发展阶段，满足患者内镜诊疗的临床需求，时刻守好内镜诊疗的安全底线，是内镜感控的重点和难点。

软式内镜清洗消毒质量一直是业界关注的重点，由软式内镜引起的相关感染暴发也不乏报道。据统计，在我国，软式内镜清洗消毒合格率约为89%。在国外，美国紧急医疗研究机构发布的《2019 年十大医疗技术危害》中就包括软式内镜再处理不当可能导致的患者感染。因此，软式消化内镜的相关感染是一个严重的公共卫生问题。2016 年 12 月，国家卫生计生委颁布了 WS 507—2016《软式内镜清洗消毒技术规范》（后面文中简称"规范"），并于 2017 年 6 月开始在全国范围内实施。

二、执行标准的计划

　　根据行业标准对软式内镜的清洗消毒要求和满足人民群众日益增长的健康需求，内镜中心制定了院感防控和效率医疗的两大目标。在院感防控方面，要求常态化疫情防控零感染、内镜感染零发生。在效率医疗方面，要求消化内镜无痛诊疗量占比超 90%、内镜诊疗等待时间＜1 周、患者满意度＞95%。内镜中心开展无痛诊疗安全管理，促进舒适化内镜诊疗的发展。

　　内镜中心从实际工作出发，利用质量管理工具 5W1E 分析法，通过头脑风暴，对推进工作的进度整体安排，并绘制了甘特图（图 1）。同时，内镜中心以硬件软件的整合、创新理念的推广和信息技术的支持为抓手，严格规范内镜清洗消毒的每一步操作，以保障内镜洗消质量，将规范中的细则真正落地落实，并借助科技创新提供动能和支撑。

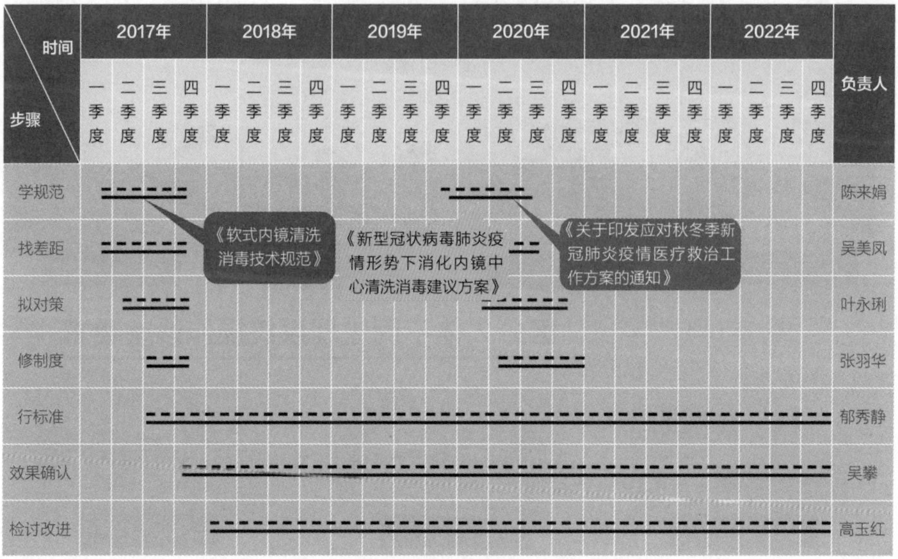

图 1　执行标准的甘特图

三、执行标准的过程

根据规范要求，内镜中心制定三大策略、采用"三力"助力规范的落地与执行，坚决守好内镜诊疗安全的首要防线，为内镜诊疗安全保驾护航。

（一）策略一：硬件软件齐协力

2020年，对以规范要求为底线的制度和操作标准集中修订和完善，内镜中心根据疫情防控要求，修订部门制度6项，新增护理常规5条，修订护理常规3条，作废1条。并进行全员培训、落实和追踪。

以打造第二手术室标准的服务理念，积极倡导舒适化医疗，大力开展无痛诊疗，2013年创建了国内首家集约化公共平台，操作项目囊括了手术室外所有的腔镜诊疗和有创操作，包括胃镜、肠镜、呼吸内镜、膀胱镜、阴道镜、乳管镜和超声引导下的穿刺诊疗、射频消融、骨髓穿刺、关节腔注射、门诊小手术、体外振波碎石、HIFI超声刀等，为手术室外的诊断和治疗提供了规范、高效、安全、专业的公共平台。

严格执行分室诊疗制度，奉行患者分流理念，是国内首家设立患者接待室的内镜中心。内镜中心改变传统敞开式大通间诊疗的操作模式，严格执行一人一间的诊疗服务（图2）。呼吸内镜配备独立的等候区和清洗区，每个

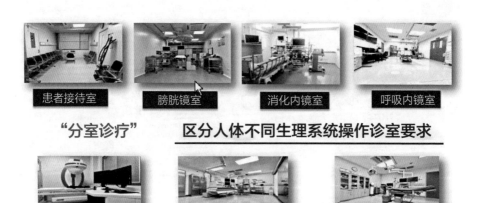

图2　一人一间诊疗服务

呼吸内镜室都安装了负压装置、高效过滤器和等离子空气灭菌器、内置式百级层流，高标准配置诊疗硬件设施，多重保障患者和工作人员的安全，并得到了国际专家的高度认可。

2018 年，内镜中心搭建了省内首家全院化腔镜洗消平台，病房、ICU、急诊抢救室、麻醉手术部、超声科等使用的支气管镜、纤维喉镜、食道超声镜等，均在内镜中心平台进行洗消，医院感染管理科负责指导和监督，确保内镜中心外软式内镜清洗消毒质量的同质化。

全面落实内镜防控管理，内镜中心设立消化内镜洗消区、呼吸内镜洗消区、膀胱镜、阴道镜预处理区，实施不同内镜分区清洗，防止交叉感染的发生。严格区分胃镜、肠镜、气管镜清洗消毒机，不交叉清洗，实行定机定镜消毒灭菌处理。同时，是国内率先配备低温等离子灭菌设备的内镜中心，对附件和腔镜进行灭菌处理，体积较大的治疗内镜和气管镜除按规范要求洗消外，每周送消毒供应中心进行环氧乙烷灭菌。

除常规每月进行微生物学监测软式内镜外，内镜中心建立内镜体检制度，采用管道镜定期体检所有内镜管腔，检查管腔内壁是否存在裂隙、老化、生物膜等，确保内镜自身质量安全（图 3）。并开展 24 小时无缝隙洗消服务，保证内镜清洗的及时性和有效性。

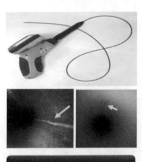
内镜管腔管壁破损和残留

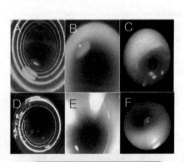
管道镜检测内腔图示

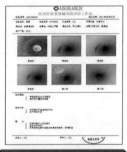
管道镜检测报告

图 3　管道镜检查

对确诊、疑似或未排除呼吸道传染性疾病史的内镜诊疗患者，内镜中心实施定路线、定通道、定诊间、定防护、定消毒的五定原则，医务人员陪同患者乘坐指定电梯到达内镜中心、内镜中心开启专用通道、指定负压隔离诊间、在严格防护下完成内镜诊疗、终末消毒处理，保障患者就诊的及时性及诊疗的安全性。

（二）策略二：创新理念践行力

创新是引领发展的第一动力，在未来的大环境中，精细化管理是可持续发展的必然选择，创新将成为医院精细化管理提质增效的必由之路。2011年，医院聘请专业的德国设计师对内镜中心进行改建，以安全、高效、高品质公共平台理念引领，按照手术室标准，采用三区两通道设置，明确各区域的等级划分。内镜中心坚守人员分流、洁污分流的感控理念，率先将供应室使用的传递窗概念应用到内镜防控管理中，在洗消间两边设置诊间，诊间与洗消间通过传递窗进行联通，实行正压单向开门机制，以防止洗消间和诊间的空气流通，消毒灭菌内镜通过传递窗传递至诊间，使用后污镜通过转运车根据指定路线运送至洗消间。

创新便利工作，实践推动发展，在内镜预处理过程中，缺乏密闭式运输容器是中国内镜中心执行过程的薄弱环节。鉴于此，内镜中心设计了改良版胃肠镜转运车，采用脚踏式开启和关闭转运车车盖和抽屉的模式，既解放医务人员双手，又避免了潜在的交叉感染（图4）。

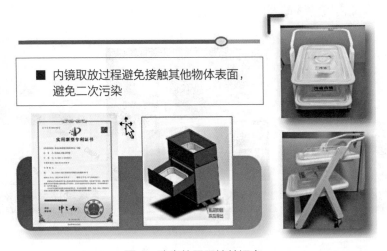

图 4　改良的胃肠镜转运车

在内镜再处理的初酶洗环节中，内镜中心发现洗消人员对于酶液的配比没有规范统一。酶相当于日常生活中的"洗衣液"，太少达不到清洗效果，太多漂洗不干净，内镜中心设计了一键按压自动加酶的简便装置，来解决酶液浓度配制不准确的问题，同时解决了人工加酶带来的不便和依从性问题，有利于规范要求的一镜一酶一水槽的贯彻落实。

灌流贯穿于再处理的各大环节，其重要性不言而喻；内镜中心发现现有灌流管路较短，在插拔过程中容易造成二次污染。因此，内镜中心发明了《一种改良式电子内窥镜洗消灌洗管路装置》，对灌流管路进行了延伸，使在手工洗消过程中，内镜及灌流管均浸没在消毒液中，同时增加附送水管接口，实现了内镜手工清洗的全管路灌流。

在手工清洗消毒过程中，初酶洗、漂洗、浸泡、终末漂洗等各个环节，均涉及 3 分钟灌流冲洗内腔道，一旦灌流异常或故障，会直接导致内镜清洗消毒失败。为此，内镜中心发明并转化《一种软式内镜手工清洗灌流的报警系统及方法》，对灌流效果进行监测，一旦发现灌流异常或故障，立即发出语音报警和指示灯闪烁提示，以提醒工作人员及时处理，确保内镜洗消质量（图 5）。目前，该项目现已推广至省内外 20 余家医疗机构。

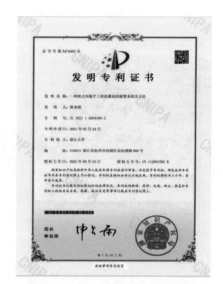

图 5 《一种软式内镜手工清洗灌流的报警系统及方法》发明专利证书

（三）策略三：信息技术支撑力

信息化建设将推动医院管理的现代化进程，给标准的执行带来了不同机遇。致力于信息化支撑常态化疫情防控工作，率先在省内开展互联网平台短信推送服务，内镜中心对已经预约的患者在检查前一天进行短信提醒，告知患者检查的地点和时间段，到检的流程和注意事项，以减少患者不必要的等待时间，降低院内潜在交叉感染的发生。

致力于发展"互联网＋医疗健康"，是省内首家开展检查宣教扫码服务的平台科室，并致力于"浙二好医生"APP 平台建设，内镜中心开设内镜诊疗空中门诊，设置医护团队联合门诊和 9 名护士的门诊问询，近距离无障碍进行咨询服务，大力促进效率医疗的开展，全方位提供舒适化诊疗。

内镜中心赋予每一根软式内镜唯一的身份信息，借助信息化平台支撑常态化院感防控工作，利用 RFID 射频识别技术，内镜身份一镜一 ID、诊间操作一镜一刷卡、内镜清洗一镜一登记、内镜储存一镜一记录。通过电脑上记录的数据，可以追溯到每一位患者使用的内镜、操作的医生护士、清洗的具体时间、清洗消毒的机器甚至清洗的人员等，完全达到了内镜质控的要求，实现内镜使用全程闭环可追溯管理（图 6 ）。

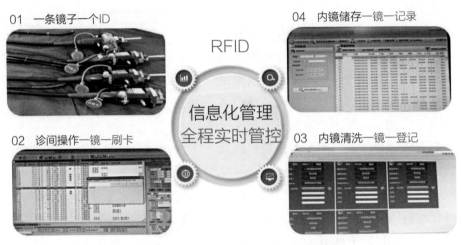

图 6　内镜清洗消毒信息化闭环可追溯管理

对于内镜中心外的内镜管理，内镜中心精准施策，制定了《床边急诊内镜管理制度》。并创新发明了能智能存取、GPRS 定位、恒温恒湿、负压抽空、过程追溯、实时跟踪的软式内镜智能储存收发转运一体舱，来解决内镜无菌存放和追溯设备无法移动的弊端，从而实现内镜中心外内镜使用的全程化管理。使从"区域内"走向"区域外"的软式内镜使用一样安全、便捷（图 7 ）。

此外，内镜中心采用智能化监控抓取技术，在消化内镜清洗区域密集安装监控探头，利用计算机视觉技术对软式消化内镜再处理过程进行监控管理，起到实时监控洗消各个关键环节，对不规范操作进行实时预警提醒，并对洗消操作进行实时评分，为软式内镜洗消质量的监管提供依据，为提升软式内镜再处理质量保驾护航。

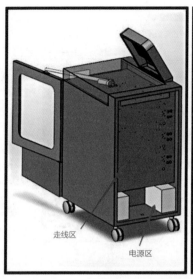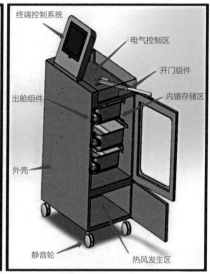

图 7　内镜无菌储存与转运一体化智能舱

四、执行标准的成效

践行规范，让我们对标准内涵有了更深入的理解。

在目标管理上，我们实现内镜感染零发生，感控不良事件零发生。

在效率医疗的目标上，内镜诊疗量逐年增长。2022 年，内镜诊疗量达 234 198 项；床边急诊数量达到 1 390 例；内镜中心外来的镜子洗消量达 12 827 例，比 2017 年增长 182.72%。并开展 24 小时无缝隙洗消服务，内镜中心外内镜洗消等候时间从 2017 年的平均 4.3 小时下降到 2022 年的 2 小时内。2022 年完成内镜中心外来内镜洗消 12 827 条，并完成内镜体检 6 785 条（图 8）。

第三方测评结果显示，门诊患者对内镜中心诊疗满意度为 99.71%，内镜预约时间从 2017 年的 8.3 周降至 0.4 周内。

助力生命救护，医院建立了多学科团队协作模式，内镜中心制定了群体伤患者床边内镜诊疗标准。从 2017 年到 2022 年，在面对社会突发公共卫生事件中，内镜中心共计出诊 128 次，随时待命，为患者的诊断和治疗尽心尽力。

■ 内镜诊疗工作量

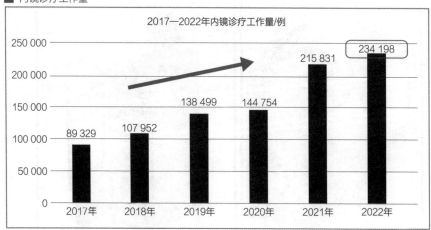

■ 年内镜诊疗量增长：**8.51%**

■ 满足急诊临床服务需求

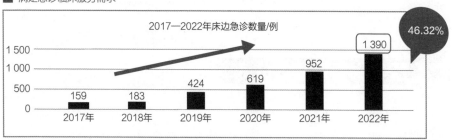

■ 内镜洗消一体化管理

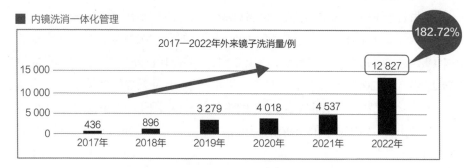

图 8　内镜目标管理

内镜中心在效率医疗纵深推进的同时，不断进行持续质量改进，全员参与，群策群力，高质量完成 QCC 项目 8 项、PDCA 项目 8 项。涵盖人员不仅包括了内镜中心的医务人员，还包括了病房医务人员、后勤保障人员、进修医务人员、基地专科护士、规培实习医务人员。

与此同时，内镜中心在教学与科研方面也得到了提升。2018 年，内镜中心护理团队获浙江省内镜专科护士理论与实践培训基地，拥有国家级继续教育项目 2 项，获批实用新型专利 30 余项、发明专利 2 项，专利转化与推广 7 项。并在护理创新大赛中多次获奖，2019 年内镜中心护理团队被授予卓越团队奖。

自平台成立以来，内镜中心已接收省内外内镜护理进修护士 200 余名，专科护士 96 名，辐射 21 个省市 70 余家医院。与来自海内外及全国 30 多个省份 7 000 余名内镜同仁来院交流学习。最近由国家卫生健康委医管中心组织开展的以"践行院感标准助力疫情防控"为主题的第二届国家医疗相关标准执行竞技赛决赛上，内镜中心报送的《曲镜通幽，感控同行》荣获全国一等奖（卓越案例）。

五、执行标准的总结

君子曰：学不可以已。时代在迅猛发展，未来已来，我们只有不断努力才能继续前进。"鸡蛋，从外打破是食物，从内打破是生命。"规范的执行亦如是，从外打破是压力，从内打破是成长。我们认识到标准制定和落实是标准践行的重中之重，因而要完善组织管理体系和监督管理机制，为标准践行把控方向。同时我们在践行规范时发现，洗消人员的配置标准尚未统一，科学化、精细化管理仍是我们前进的方向。

（陈来娟　方良玉）

4 精准感控
——降低 ICU 患者导尿管相关尿路感染发生率

——WS/T 509—2016《重症监护病房医院感染预防与控制规范》

（郑州大学第一附属医院）

 一、执行标准的背景

郑州大学第一附属医院为三级甲等综合性医院，郑州大学第一附属医院拥有河南省最大院感团队，并实行感染预防与控制委员会领导下的院感科主任负责制，涵盖临床、护理、公卫、检验等多学科专业。自 2017 年，郑州大学第一附属医院依托河南省医院感染质量控制中心成立河南省医院感染管理联盟，作为全省最大的院感团队，全院践行"人人都是感控实践者"的理念，将感控理念和要求融入到诊疗活动全过程、全环节、全要素之中。截至 2023 年，郑州大学第一附属医院现有临床科室院感兼职成员共 6 201 名。

自 2016 年国家卫生计生委颁布 WS/T 509—2016《重症监护病房医院感染预防与控制规范》以来，郑州大学第一附属医院及时结合国家院感发展方向和动态，把握机遇，多措并举将重症监护病房感控监测信息化、感控措施循证化等融入到重症工作当中，将各项措施做实做细。尤其将 WS/T 509—2016 条目中 8.2 "导尿管相关尿路预防与控制"作为 ICU 院感关键环节，精准施策。

在我国，导尿管相关性尿路感染（catheter-associated urinary tract infection，CAUTI）占医院感染的 20.8%～31.7%，75%～80% 与使用导尿管有关；其中，ICU 留置导尿管患者引起的尿路感染发病率为 0.4‰～3.8‰，CAUTI 不仅增加医疗花费，加重社会和家庭的经济负担，还增加了患者的痛苦，甚至可能造成患者死亡。加之随着国家医保基金支付制度不断改革，借鉴于欧美国家医保对医院尿管感染进行惩罚的支付改革，对 CAUTI 的识别和预防有经济和医学双重重要性。因此，科室针对院感标准中，有关导尿管相关尿路感染预防与控制措施 9 条措施，执行落实过程中的困难，深入细化与完善制度，精准施策，我们以降低导尿管相关尿路感染发病率作为持续改进项目，组建多部门管理团队、基于循证模式构建培训内容，实施全员化、专业化、精准化的科学培训，在导尿管的全生命周期模式构建基础上，规范化留置导尿管尿道口感控措施，标准化相关流程及操作，智能化导尿管留置时间提醒系统，以其实现拔除导尿管预警化管理的目的，持续降低 CAUTI 发生率。

二、执行标准的计划

1. 制定目标　以确保患者安全，降低 ICU 患者导尿管相关尿路感染发病率为目标，明确《重症监护病房医院感染预防与控制规范》关于导尿管相关尿路感染的防控要求，规范重症监护病房导尿管相关尿路感染防控行为，落实《重症监护病房医院感染预防与控制规范》有关导尿管相关尿路感染的防控措施。

2. 制定策略　执行策略：通过梳理留置导尿管流程，对照标准要求，分析要达到落实标准的目标需要制定哪些具体目标并采取相应措施（图 1）。

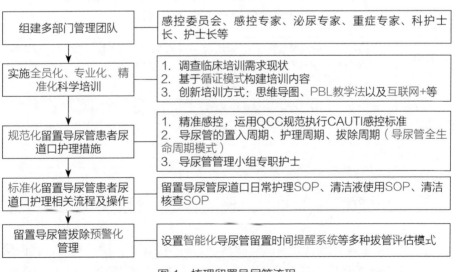

图 1　梳理留置导尿管流程

通过计算机检索 PubMed、Embase、The Cochrane Library、中国期刊全文数据库、维普网和万方数据库有关导尿管相关高质量文献进行精读或泛读，决定采取实施全员专业培训、规范留置导尿管患者尿道口护理措施、标化留置导尿管患者尿道口护理相关流程及操作、留置导尿管拔除预警化管理模式 4 个方面，来精准落实标准中的要求。

三、执行标准的过程

1. 现状把握　有关重症患者 CAUTI 发生率研究表明，国外为 3.1‰～7.4‰，国内为 0.4‰～3.8‰，郑州大学第一附属医院为 3.57‰，与国内外相比处于正常范围内，但相对来说尚有降低该感染率的空间。

针对《医院感染预防与控制评价规范》及《重症监护病房医院感染预防与控制评价规范》中，有关导尿管相关尿路感染预防和控制中的 9 条措施以及导尿管使用率高、导尿管替代品缺乏、导尿管拔出不及时、缺乏标准化导尿管尿道口清洁液选取方案等执行落实院感标准过程中的困难，深入细化与完善制度，精准施策，持续降低 CAUTI 发生率（表 1）。

表 1　2019 年 12 月—2020 年 4 月郑州大学第一附属医院
ICU 导尿管相关尿路感染调查

月份	住院总日数 / 日	使用导尿管总日数 / 日	导尿管使用率 / %	CAUTI 感染例次数 / 次	CAUTI 感染例次率 / ‰
12 月份	4 769	2 690	56.41	10	3.72
1 月份	1 463	993	67.87	4	4.03
2 月份	3 294	2 218	67.33	8	3.61
3 月份	5 015	1 539	30.69	5	3.25
4 月份	2 937	1 806	61.49	6	3.32
合计	17 478	9 246	52.90	33	3.57

2. 品管工具　通过开展品管圈活动，运用 PDCA，精准施策，我们从导尿管全生命周期模式中的置入周期、护理周期、拔除周期三个阶段，制定

出四大对策，有效地解决了执行落实导尿管院感标准过程中所遇到的困难，降低重症患者 CAUTI 发生风险。

3. 对策实施

（1）第 1 生命周期（导尿管置入）：健全导尿管替代品，设计新型体外集尿装置，降低导尿管使用率。

1）设计 ICU 患者导尿管使用评估监测表（表 2）

表 2　ICU 患者导尿管使用评估监测表

1. 患者姓名：＿＿＿＿＿＿　　2. 年龄：＿＿＿＿＿＿　　3. 性别：＿＿＿＿＿＿
4. 住院号：＿＿＿＿＿＿　　5. 入院日期：＿＿＿＿＿＿　　6. 疾病诊断：＿＿＿＿＿＿
7. 导尿管留置日期：＿＿＿＿＿＿　　8. 拔管日期：＿＿＿＿＿＿
凡符合以下任一情况，请在相应的选项上打"√"。

一、明确导尿管置管指征	1. 患者急性尿潴留或膀胱出口阻塞需要精确测量危重患者尿量 □ 2. 选择外科手术的围手术期 ①接受泌尿外科手术或其他构建泌尿生殖系统连续结构的外科手术患者 □ ②预期的手术时间长（由于这个原因，应该麻醉后监测治疗室拔除插入的导尿管） □ ③手术期间预计接受大量输注或利尿剂的患者 □ ④需要术中监测尿量 □ ⑤协助治疗尿失禁患者的开放性骶骨或会阴伤口 □ ⑥患者需要长时间固定（例如，潜在的胸椎或腰椎不稳固，多发性的创伤性损伤如盆腔骨折） □ ⑦如果需要，提高终身护理的舒适度 □
二、选择使用替代留置尿道导尿管的方法（根据患者情况）	①在无尿潴留或膀胱出口阻塞的患者中考虑将使用外部导尿作为内置尿道导尿的方法 □ ②在脊髓损伤者中考虑用间歇导尿术替代长期留置导尿术 □ ③在膀胱排空功能障碍患者中间歇导尿术替代长期留置导尿术 □ ④在有脊髓脊膜突出和神经性膀胱功能障碍的儿童中考虑使用间歇导尿术以减少尿道恶化的风险 □ ⑤在膀胱出口梗阻患者中，需进一步研究使用尿管支架作为替代留置导尿的益处 □ ⑥在选择的需要短期或长期留置导尿术的患者中，特别是在插入导尿管部分有并发症的患者，需要进一步研究采用耻骨上导尿替代留置尿道尿管的风险和益处 □

2）设计新型体外精密集尿装置：①健全导尿管替代品，根据临床患者尿失禁情况，设计新型接尿器防止漏尿，降低失禁性皮炎发生风险。②便于提高导尿口清洁效果，设计新型尿护滚刷。③根据导尿管材质等，设计新型防漏尿导尿管。

（2）第2生命周期（导尿管护理）：依据患者病情分类，经临床循证制定完善的尿道口清洁液选取方案。

制定完善的尿道口清洁液选取方案：在行业标准的基础上，查阅国内外资料，根据患者病情，制定了尿道口清洁液选取初始方案。经过院感科、重症、泌尿及护理等专家函询，制定了完善的尿道口清洁液选取方案，根据患者病情分类，选择合适的清洁液（表3）。

表3 尿道口清洁液选取最终方案

患者情况	清洁液类型	
	非消毒液	消毒液
无尿路感染		
术前留置尿管	√	
泌尿疾病	√	
妇科疾病	√	
神经疾病	√	
创伤骨科	√	
神经源性膀胱	√	
脊髓损伤	√	
老年人（年龄≥60岁）		√
糖尿病		√
恶性肿瘤		√
免疫功能低下		√
大便失禁		√
备注		

（3）第3生命周期（导尿管拔除）：配备醒目智能化导尿管留置时间提醒标志。

配备醒目智能化导尿管留置时间提醒标志：①根据临床实际需求及满足医务人员便捷化查看导尿管留置时间要求，设置醒目智能化的导尿管留置时间提醒标志。②设置"24小时尿管订单"，由电脑自动识别持续导尿医嘱，促使医务人员至少每24小时进行一次评估，及时拔除不必要尿管（图2）。

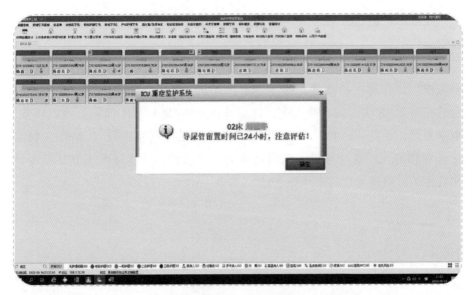

图2　24 小时尿管订单

（4）创新培训形式：开展多元化专项培训。

1）创新培训方式，通过建立思维导图的新型培训形式，加强护理人员对 9 项导尿管标准化流程临床实践的理解。

2）通过 PBL 教学法将标准进一步分解，实施情景式教学形式。

3）持续培训与考核相结合，对相关人员进行持续的教育及定期考核，培训与考核均由 QCC 小组成员负责组织和实施。

四、执行标准的成效

1. 目标达成情况

成效一：采用系列化导尿管替代品，导尿管使用率从 52.90% 降到 38.76%。

成效二：护士能依据清洁液选取方案选择合适的清洁液，符合率达到 93.72%。

成效三：采用智能化导尿管提醒系统标志后导尿管留置时间较前缩短了 27.75 小时。

成效四：通过开展多元化专项培训，护士考核达标率明显提高，达到97%。

改善后留置导尿管尿道口日常护理标准化操作流程及标准化作业书已在全院推广，在本次活动的积极推进下，郑州大学第一附属医院已开展导尿管感控培训38次、10 669人次，规范开展全院"CAUTI"监测、重点环节、重点人群、重点部位的目标性监测，并据此对临床科室进行"CAUTI"精准化督导和培训，通过对以上四项对策的严格执行，持续降低了ICU患者导尿管相关尿路感染发病率（图3）。

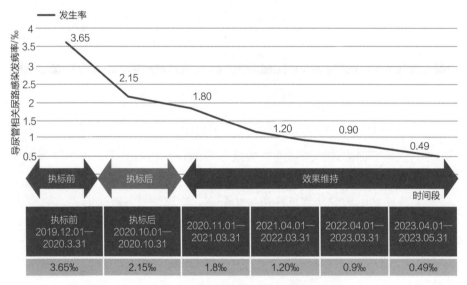

图3　ICU患者导尿管相关尿路感染发病率

2. 院内执行成效

（1）标准贯彻执行：通过前期所形成的标准化操作流程、方案及制度，全院ICU医务人员精准施策，依据2023年4月—2023年5月感染监控数据库统计结果，CAUTI发生率明显下降，成效显著。

（2）标准持续改进：全院ICU医务人员在之后的执行标准过程中发现的问题，继续采用QCC、PDCA等工具开展质量改进，精准施策，及时修订完善导尿管相关制度1项、导尿管相关管理流程3项、SOP 9项（图4）。

（3）标准研究成果：2020至今，践行院感标准活动中，发表导尿管相关论文4篇，获批实用新型专利7项、发明专利1项（图5）。

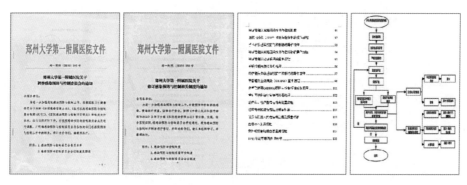

图 4　开展质量改进

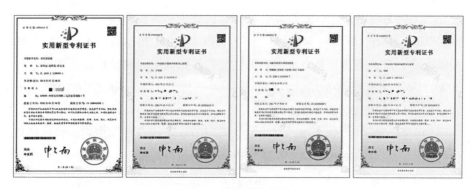

图 5　标准研究成果

2020 年，在践行院感标准活动中，我们开展以"降低 ICU 患者导尿管相关尿路感染发病率"为主题的品管活动，在全国医院品管圈大赛荣获多项荣誉（图 6）。在"全国医院感染新进展研讨会"上题目为《ICU 留置导尿管患者尿道口清洁液选取的临床护理实践》荣获优秀案例展示。

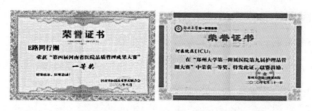

第八届河南省品管圈大赛　　　　　第九届医院品管圈大赛
一等奖　　　　　　　　　　　　一等奖

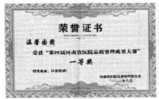 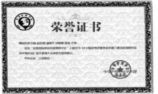

第四届河南省品管圈大赛 全国医院感染新进展研讨会
一等奖 优秀案例展示

图6 在全国医院品管圈大赛荣获多项荣誉

3. 院外执行成效

（1）助力疫情防控：修订完善相关导尿管1项管理制度、3个管理流程、9项SOP，利用互联网＋等信息化手段，及时全方位地助力到省内外新冠肺炎隔离重症监护病区，规范开展目标性监测并据此对隔离重症监护病区进行"CAUTI"精准化督导和培训，有效地助力郑州大学第一附属医院实现隔离重症监护病区持续降低"CAUTI"的目标。

（2）区域推广：2017年，郑州大学第一附属医院依托河南省医院感染质量控制中心成立河南省医院感染管理联盟，将执行标准在河南省内推广。

（3）基层培训：郑州大学第一附属医院成立院感多学科会诊团队，开展驻扎式帮扶院感活动，同时，通过感染多学科会诊平台，互联网＋形式与当地相关的学科专业进行交流，希望能进一步提高当地感染防控水平，造福当地人民群众，助力健康河南。

（4）支援新疆地区：郑州大学第一附属医院成立"郑州大学第一附属医院远程网络会诊中心哈密分中心"，实现了全国第一个对援助地区院感全覆盖目标。郑州大学第一附属医院院感专家将行业标准与经验带到新疆哈密地区，助力哈密地区中心医院顺利通过三级甲等医院院感专业评审，希望能进一步提高当地学科的感染防控水平，助力健康哈密（图7）。

（5）网络辐射：在以信息为载体的互联网＋传播时代，郑州大学第一附属医院成立院感信息化专业团队Team-WE，进行区域性"中心－辐射"型推广院感活动，同时，在日本WHO协会学术交流（更家悠介）、全国医院感染新进展研讨会、全国感染防控能建基地平台、全国医院品管圈大赛、河南省医院协会医院感染管理专业委员会年会、基层医疗机构感染防控能力建设培训班、"遵循国标 践行基层"巡讲郑州站等关于解读该行标的累计阅读量达到近10万次。

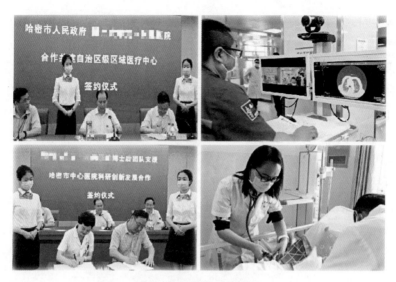

图 7　支援新疆哈密地区

（6）在数字智能化发展时代，通过数字互联互通，达到线上线下一体融合开展，在医疗健康领域助力数字赋能院感高质量发展。

五、执行标准的总结

针对执行标准过程中，ICU 患者导尿管第 1 置入周期及第 3 拔除周期遇到使用率过高等难点问题，导尿管拔除不及时等痛点问题，通过使用电子化导尿管评估监测表、自动化导尿管提醒系统等智能化、精准化措施，降低了 ICU 患者导尿管使用率，有效地缩短 ICU 患者导尿管的留置时间，深切地体会到以信息为载体的拔管评估模式的重要性及临床未来对感染监测信息化需求的迫切性，考虑将 WS/T 509—2016 7.6 条目"宜采用信息系统进行监测"纳入相关导尿管尿路感染防控专家共识或指南。

结合本次案例中导尿管第 2 日常护理周期和相关国内现况调查表明，既往普遍常规使用消毒剂日常护理尿道口，与不含消毒剂的清洁方式相比，在预防 CAUTI 方面无统计学意义。而使用消毒剂日常护理尿道口存在问题：①消毒液刺激性大、尿道口黏膜受损、舒适度低甚至过敏等不良反应发生；

②依从性问题，根据基础护理学教材第6版（人卫版）尿道口护理液温度要求：38～40℃，消毒液还需要加热，临床配制烦琐；③细菌的消毒剂耐药情况，成本高等。总之，使用消毒剂消毒尿道口不仅难于落实、从结果看无助于控制院感，还会增加CAUTI的发生风险。因此，我们在本次案例实践中，将标准中的WS/T 509—2016 8.2.5条目依据循证模式结合患者不同情况，进一步完善与标化，制定《留置导尿管尿道口日常护理标准化操作流程》，具备临床可操作性。

通过本次执行标准活动，在标准的基础上，创新方式，精准施策，达到标准化标准条目的目的。在数字智能化发展时代，借助互联网＋形式，通过数字互联互通，达到线上线下一体融合开展，在医疗健康领域助力数字赋能院感高质量发展，助力标准推广。

（潘旗开　孙智慧　王秋亚　刘盛楠）

第二章

全国赛示范案例

规范指引下的口腔器械集中管理实践

——WS 506—2016《口腔器械消毒灭菌技术操作规范》
（南京医科大学附属口腔医院）

一、执行标准的背景

（一）医院概况

南京医科大学附属口腔医院（江苏省口腔医院）成立于1974年，是江苏省首家三级甲等口腔专科医院。现有员工866人，建筑面积70 000m²，牙科综合椅572张，开放床位100张。拥有4个国家临床重点专科及2个省级重点实验室。是委省共建国家口腔区域医疗中心牵头单位、江苏省口腔医学专业质量控制中心、江苏省口腔卫生指导中心单位、中华口腔医学会副会长单位等；自成立以来，医院立足南京、服务江苏、辐射周边，临床工作量饱满，目前消毒供应中心每日处置各类复用器械近20 000件。

（二）本机构复用口腔器械管理现状SWOT分析

口腔科是院感高危科室，其中口腔复用器械的规范处置是院感防控重要环节。WS 506—2016《口腔器械消毒灭菌技术操作规范》（以下简称《规范》）颁布之际，江苏省口腔医院本着践行规范，提高院感防控水平的初衷，对照该标准逐条梳理，发现复用口腔器械处置管理存在以下劣势：因每日门诊人次及住院手术人次不断攀升，原消毒供应室的空间、布局、设备设施以及人员配备等，难以满足复用器械集中供应、规范处理的需求。口腔科复用器械规格品种多、牙科小器械多，其中精密贵重器械有专人专用的传统，部分由各临床科室设置的消毒室分散处置；复用器械的污染物成分复杂，牙科器械工作端除血液、唾液、牙体组织等污物，还沾染多种树脂类、水门汀类牙科材料，清洗难度大；此外，口腔科高危器械多、处置分散，洗消灭菌质量难以保证同质化，院感风险大；锐利器械多、处置者针刺伤等职业暴露风险高，存在较大院感威胁。规范颁布以来，各级卫生行政主管部门高度重视，不断宣贯；医院领导积极响应，全力落实推进；消毒供应中心与临床科室沟通机制良好，借助以上优势及医院正在规划建设新门诊楼及新消毒供应中心的机会，江苏省口腔医院拟在前期实践经验的基础上，紧密结合规范各项细则，全面规范口腔器械处置管理并实现全院复用器械集中供应，升级院感防控屏障，保障患者安全。

二、执行标准的计划

（一）第一阶段目标：学标贯标

领导支持，建立规范落实管理组织；开展全院总动员和全员总培训，共同学习、尽快落实规范；同步依规完成新消毒供应中心建设，为扎实践行规范奠定客观条件。第一阶段活动时间为 2017 年 1 月至 2019 年 12 月。

（二）第二阶段目标：依规创新

开展精细化管理，落实口腔器械洗消灭菌操作规范，研制各类口腔复用器械处置的标准化流程，全面改进消毒供应中心工作品质及服务能力，进一步提高院感防控水平。积极组织技术推广，实现区域带动。第二阶段活动时间为 2020 年 1 月—2021 年 12 月（图 1）。

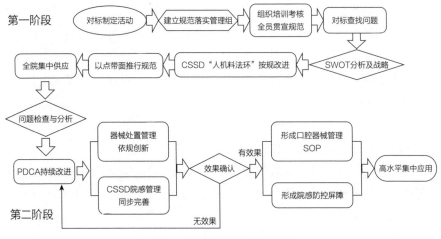

图1　标准执行技术路线图

三、执行标准的过程

（一）第一阶段从"人、机、料、法、环"着手，全面改进

1. 建立规范落实管理组织　医院领导牵头组织，护理部、医务部、院感科、后勤保障部、基建办、采购中心等职能部门共同参与，各部门通力协作，保障、支持新消毒供应中心建设，确保口腔器械洗消灭菌技术操作规范在江苏省口腔医院的贯彻落实。践行规范的过程中，护理部、院感科为倡导复用器械集中供应、规范处置，通过树立标杆科室，以点带面逐科推行，得到各临床科室的积极响应，营造了良好的贯标氛围。

2. 形成全员宣贯考核机制　医院领导带头参加国家卫生健康委、中华口腔医学会等举办的规范解读专项培训；多次邀请知名口腔院感、消毒供应专家来院讲学，宣贯规范；组织全院医生、护士、消毒供应中心员工等参加《规范》的培训，定期组织考核；将该项规范列入江苏省口腔医院新入职人员培训科目。

3. 建成现代化新消毒供应中心

（1）改善建筑空间与布局：邀请消毒供应、感染控制专家论证消毒供应中心平面布局、流程、设备配置等，参照国家行业标准，新建与医院规模及工作量相匹配的消毒供应中心。建成后消毒供应中心工作空间面积扩增3倍，流程布局更加优化，为规范开展全院复用器械集中供应提供了必备的客观条件。

（2）强化消毒供应中心员工队伍建设：对照标准，优化人员配置，根据口腔诊疗服务工作量配备口腔器械消毒灭菌工作人员，2016—2021年，科室护士由6名增加到13名，技术工人由9名增加到22名，合计35名员工。通过岗位培训和继续教育等方式，不断提升人员专业能力。据统计2016—2021年期间，消毒供应中心护士每人每年外派学习参观培训平均2~3次，截至2022年，已培养消毒供应专科护士3名。

（3）增加硬件设备设施：根据前期充分调研论证的结果，医院招标、采购清洗消毒一体机、负压清洗机、洁净蒸汽发生器、高（低）温灭菌器等15种先进洗消灭菌设备，共计38台，投入1 000余万元。实现消毒供应设备功能全覆盖，器械处置作业的机械化程度高，工作效率大幅提升。

4. 完善管理与服务模式

（1）改进管理模式：及时更新本机构的口腔器械消毒灭菌工作管理制度。根据口腔临床亚专业设置情况，划分牙体、牙周器械组；修复、正畸器械组；颌面外科器械组等五类专业岗，设置亚专业组长，实行组长负责制，全流程管理器械处置工作。各类复用器械从回收至洗消灭菌到发放，任一环节出现问题均由专人负责解决，避免各处置岗位推诿责任，出现管理脱节。

（2）优化服务模式：为满足临床使用需求，消毒供应中心开放时间自2016年起逐步延长，根据复用器械使用及处置周期，依据临床科室复用器械的处置时点，实行APN排班制，每日运行16小时，设置24种班次，做到及时处理，当日污染复用器械当日洗消灭菌处置完毕。

（3）提高周转效率：消毒供应与各临床科室保持积极有效沟通，科学配置器械基数，增加复用器械交换频次，每日回收4~5批次，下送4批次，利用垂直物流（洁、污专用电梯）优势，还可满足临床个性化需求。

（4）完善器械标识：牙科小器械多为专人专用器械，在处置过程中需与容器分开洗消，消毒后成套包装，处置过程中易发生器械混淆丢失，引发临床医生不满。经过对小器械容器的信息标识多次改良，最终形成含有医生姓名、科室名称、器械序列号二维码等内容的标识，以激光标刻于小器械容器表面，处置全流程可实现目视管理和扫码追踪双重识别，能为器械精准"导航"，避免混淆及发放错误（图2）。

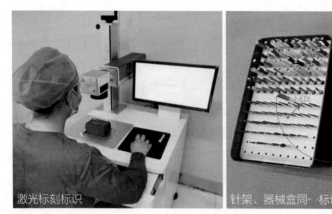

图 2　激光标刻物品标识

（5）引进器械保护系统：为防范精密器械处置过程中发生工作端折断、变形或磨损等情况，消毒供应中心与临床科室联合开展专项改进活动，先后引进 IMS 器械管理系统等保护器具，并在其处置全流程中使用，确保精密器械处置无损，化解医生顾虑。

（6）多元化沟通形式：定期开展护理查房、设置服务专员、开通应急通道、举办"世界灭菌科学日"活动等，积极与临床科室开展互动，双向加深专业了解，相互协作，做到同频共振，提升服务满意度。

（7）提高信息化水平：信息中心完成 CSSD 追溯系统与 HIS、高耗管理等多系统互联互通，助力消毒供应管理，提高管理工作效率。引进 SCADA 系统，与消毒供应追溯系统对接，采集上传洗消灭菌设备运行参数，对器械清洗、消毒、灭菌过程质量实时监控，智能化预警，提高器械处置的安全性，降低院感风险。

（二）第二阶段以问题为导向，开展 PDCA 改进活动

1. 计划阶段　根据消供中心质量监测指标的季度分析、月度临床科室反馈意见聚焦重点问题。先后将复用器械返洗、灭菌包湿包、器械配包错误、牙科小器械丢失这四个高频质量缺陷问题，确立为持续改进项目。消毒供应中心以复用器械处置十项步骤的过程质量为质控点，遵循三项原则，现场查检，组织员工开展头脑风暴、绘制鱼骨图，进行根因分析，查找主要原因，商讨并明确可行性改进方案，依据规范拟定改进措施。

2. 执行阶段

（1）改进复用器械返洗率高的问题：前移器械预处理关口，实施牙椅旁即时预处理；设置临床科室预处置平台，目前已形成污染器械牙椅旁、科室、消毒供应中心三重预处理的特色亮点；建立专科器械标准化处置流程：复用器械精细化分类分拣，依据器械结构特点与污染物特性，采用差异化清洗方式，科学解决口腔科器械污染物成分复杂难清洗问题（图3、图4）。

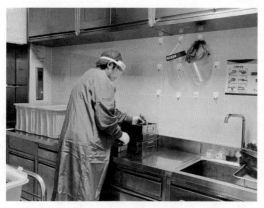 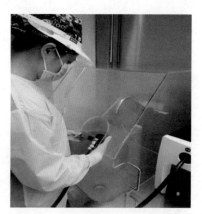

图3　临床科室预处置间　　　　　　图4　蒸汽冲洗污染严重车针

（2）改进灭菌包湿包问题：改进干燥方法、规范灭菌装载方式；邀请设备厂家培训并调整灭菌设备干燥参数；协同后勤部门改造蒸汽疏水；设计改良灭菌包装载架；多措并举，从而改善灭菌包湿包问题。

（3）改进器械包配包错误问题：联合临床科室设置70多种亚专科标准器械包；开展目视化管理，利用标识法做到快速提醒，运用色彩管理法实现快速辨识；完成追溯系统的改良升级，预制逾2 000多个口腔器械标准包篮筐码，处置全程跟踪识别；预制400多个机动篮筐码，绑定单件或非标准包器械，解决口腔科单独包装器械多、追溯管理难问题；综合管理，有效减少器械配包失误、避免各科室器械包混淆。

（4）改进牙科小器械丢失问题：根据各类小器械结构及使用特点，开展精细化管理措施。引进新型材料、牙科小器械新型容器，引导员工设计定制专科工具、小器械个性化容器等，在牙科小器械处置流程中投入使用；采用激光标刻技术标识器械和容器，配合追溯系统追踪识别；消毒供应中心联手临床科室完善交接方式；有效防范小器械在处置的各环节发生混淆丢失（图5）。

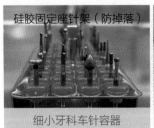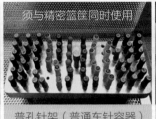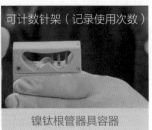

图5 牙科车针分类放置

3. 效果检查阶段 对比改进前后数据。根据公式计算，复用器械返洗发生率由改进前的5.13%降至1.22%；湿包发生率由4.84%降至1.83%；配包错误发生率由3.73%降至0.35%；牙科小器械丢失率由2.56%降至0.38%；改进后实际结果均优于预期目标值。

4. 处理阶段 消毒供应中心将有效措施标准化、制度化，持续关注消毒供应质量敏感指标（例如：器械清洗质量合格率、灭菌包湿包发生率、灭菌效果监测合格率等）；院感科常态化开展相关院感指标监测；建立管理的长效机制。

四、执行标准的成效

（一）消毒供应质量控制及运营管理指标持续向好

复用器械处置流程规范，清洗质量逐年提高，器械清洗ATP监测合格率由2017年的88.49%提升至2021年的97.57%；改进前处置每批次器械耗时约4.5小时，改进后降至3.9小时，处置效率提高13.33%；年均节省各类损耗金额20余万元。

（二）院感防控管理成效显著

1. 消毒供应员工院感防控意识提高 员工职业防护依从性明显提高，针刺伤发生率逐年降低；手卫生知识知晓率、依从性及手卫生合格率均逐年提高。

2. 感控体系与制度不断完善　医院感染管理委员会下设院感科、科室感控小组，每月一次现场质控督查，定期开展各项监测，定期修订各项消毒供应相关院感制度并追踪执行效果。院感防控流程更加规范，保障江苏省口腔医院患者安全就诊。

（三）技术交流与推广

1. 技术推广区域带动

（1）技术交流：通过各类学术平台开展专业交流，实践经验向口腔科及消毒供应专业同行推广，获得高度认可。

（2）技术培训：在全国范围内积极推广 WS 506—2016《口腔器械消毒灭菌技术操作规范》的实践经验。近三年，举办继教项目、基地培训、基层特色科室孵化等，培训学员逾 2 000 人次；接待全国口腔同行进修、参观逾 1 000 人次。

（3）专业帮扶：具有 1 名省护理学会消毒供应专委会委员及 1 名市卫生健康委消毒供应质量管理委员会专家，已完成约 40 余家基层医疗机构（含口腔诊所）的消毒供应专项质控检查与帮扶指导；承担本市口腔科消毒员培训项目的理论授课及实践带教，已培训口腔科消毒员 500 余人次。

2. 标准化建设　目前本机构已形成多项口腔专科器械处置标准：复用口腔器械处置标准化作业书 65 项，应急预案 28 项，洗消灭菌等设备类操作规程 25 项。

3. 专业成果丰硕　完成改进与创新专科工具多项，获实用新型专利证书 8 项（表 1）；参与完成 2 项国家一级学会团体标准制定；发表消毒供应相关论文 10 篇；多次在省、市专业竞技赛中获奖（表 1）。

表 1　取得新型专利证书口腔器械处置管理工具一览表

序号	口腔器械处置管理工具一览表
1	一种可计数牙科小器械消毒盒（ZL 201820484913.9）
2	一种镍钛锉专用防掉落消毒架（CN 210472634 U）
3	一种口腔科调拌刀清洗装置（CN 213612807 U）

续表

序号	口腔器械处置管理工具一览表
4	一种正畸钳消毒存放盒（CN 214030097 U）
5	一种洁牙柄专用清洗刷（ZL 202020037729.7）
6	一种用于根管锉消毒放置装置（CN 210697883 U）
7	一种车针、根管锉和牙胶尖专用的消毒清洗装置（CN 210697882 U）
8	一种口腔牙科用器械的可分区开启的预处理浸泡装置（CN 214761576 U）

 五、执行标准的总结

　　1. 体会　对标规范，是一场认知带领行动的追赶；践行规范，梦圆高水平集中供应；在洗消设备、卫生耗材日新月异的今天，口腔消毒供应需砥砺前行，潜心解决专科器械处置管理难题，实现复用器械安全、高效、低损耗消毒周转；提供优质的服务，输出安全的产品，筑牢院感防控底线，确保患者安全。

　　2. 建议　本规范颁布已 7 年，随着消毒供应行业专业技术的发展，口腔器械品种规格的不断增加及更新，科学处置、精细化管理要求随之提高，希望本规范再次组织修订完善，在更多细节处体现指导。

（徐艳　王宇群　鲍文丽　王晓茜）

6 践行规范，守口有责

————WS 506—2016《口腔器械消毒灭菌技术操作规范》
（南京大学医学院附属口腔医院）

 一、执行标准的背景

　　南京大学医学院附属口腔医院创建于 1947 年，1949 年后成为政府重点建设的 5 所全国中心城市口腔医疗机构之一，是一所集医、教、研、防并重的三级甲等口腔专科医院。临床诊疗服务在省内居于首位，拥有规模、设施均居于全国前列的现代化口腔专科消毒供应中心。2022 年获批江苏省医院感染管理专职人员培训基地、南京市消毒员实操培训基地。《口腔器械消毒灭菌技术操作规范》于 2016 年正式颁布，成为国内指导医疗机构口腔诊疗器械消毒灭菌工作的重要依据。南大口腔在践行规范的过程中认真学习标准、严格贯彻标准、积极宣传标准。自 2011 年起医院就参与该规范的调研工作，近年来多次举办该标准的各类培训会议，依托基地培训学员超千余人次，有效发挥了行业引领作用，为推动全省口腔临床医疗安全作出了积极的贡献。

　　口腔科诊疗侵入性操作多，诊疗过程中需使用高速涡轮机、超声洁牙机、扩大针、车针等品类繁多的口腔器械，该类器械直接接触患者的唾液、血液、破损黏膜或者进入人体无菌组织，如消毒灭菌处置不规范，存在较大的院内交叉感染风险。严格按标准规范处理口腔器械是切断病原微生物传播的重要环节。本次标准执行以 SWOT 矩阵分析为基础，发挥优势补齐短板，力求严格执行标准，保障医疗安全。

二、执行标准的计划

通过基线调查发现：临床使用的口腔器械污染严重，器械清洗消毒灭菌质量合格率低。为彻底解决该问题，南京大学医学院附属口腔医院组建了由感染管理科、护理部、医务处、设备科、基建科等多部门联合项目推进工作组。通过头脑风暴，拟定活动计划表，利用鱼骨图和柏拉图进行分析，找到主要因素，制定项目改进目标，力求有效提升口腔器械清洗消毒灭菌合格率（图1）。

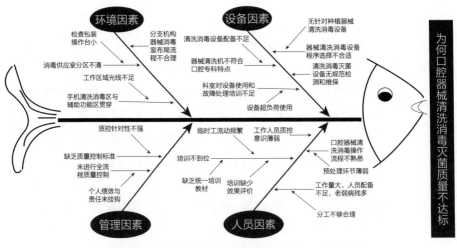

图1 口腔器械清洗消毒灭菌质量不达标原因鱼骨图

三、执行标准的过程

医院以口腔器械消毒灭菌技术操作规范为指引，针对分析出的主要因素，采取有效应对策略。

对策一：针对消毒供应中心面积小，布局流程欠合理的问题，由院领导牵头，多部门联合推进，根据前期论证调研结果，召开多次专题工作会议，以新建诊疗大楼为契机，划分一整层楼新建消毒供应中心，合理布局流程，完善功能分区（图2）。新建成的消毒供应中心功能齐全，动线合理，充分

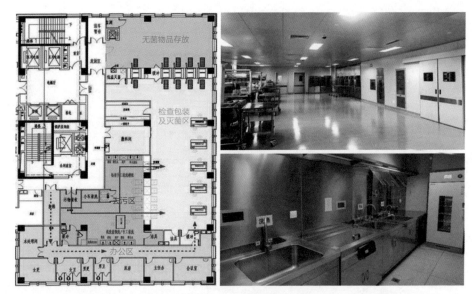

图 2　平面布局、包装间、清洗间

体现口腔专科特色，实现了全院口腔诊疗器械的集中消毒供应。新的消毒供应中心成为新诊疗大楼的建设亮点，外围还设立了参观通道，建成以来接待全国各地口腔专科医院管理者及广大市民参观超 5 000 余人次。

对策二：针对清洗消毒灭菌设备陈旧，维保缺失的问题，南京大学医学院附属口腔医院不计成本投入 1 500 余万元，采购先进的口腔清洗消毒灭菌设施，制定规范的设备维保制度，医工联动，专人管理，完善设备故障应急预案。感染管理科将消毒灭菌设备的日常维保、定期维保质量，故障处置知晓情况等指标纳入科室质控考核内容，落实常态化管理。对策实施后设备故障发生率显著下降，设备运行效率显著提升（表 1，图 3，图 4）。

表 1　清洗消毒设备列表

设备名称	数量
全自动口腔器械清洗消毒机	5 台
减压沸腾清洗消毒机（种植及管腔类器械）	1 台
大型清洗消毒机（污染器械转运箱）	1 台
牙科手机自动注油机	9 台

续表

设备名称	数量
双开门低温等离子灭菌器（不耐高温器械）	1台
压力蒸汽灭菌器	5台
超声清洗机（精密细小类器械）	2台
低温真空干燥柜（管腔类器械）	1台
医用封口机	3台
绝缘检测仪	1台
生物监测快速阅读器	1台
手工清洗池	2组

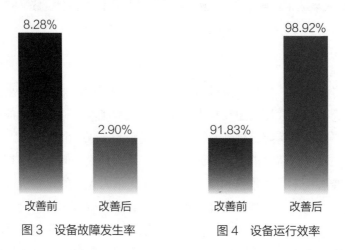

图3　设备故障发生率　　　图4　设备运行效率

对策三：针对工作人员配备不足，操作不规范的问题进行调整。

高质量的人才队伍对于打造团队核心竞争力有着重要的决定作用，南京大学医学院附属口腔医院注重消毒供应中心人员的配置，精心挑选专业能力强、素质过硬的精兵强将，35岁以下人员比例占比大于70%，研究生及本科以上学历人员占比大于50%，科室分工明确、职责到人、弹性排班、奖罚分明。医院根据标准严格执行人员培训和考核制度，分类培训、因岗施教。培训有标准，有考核，有评价，打造专业技能过硬的消供团队，显著提升了工作人员的专业知识和实践能力（图5，图6）。

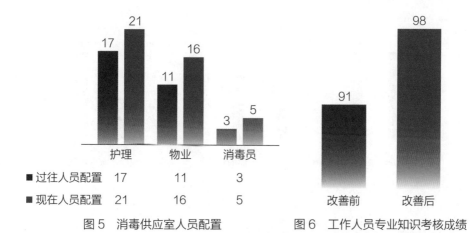

图 5　消毒供应室人员配置　　图 6　工作人员专业知识考核成绩

对策四：针对消毒供应中心质控管理机制不完善的问题，推进标准化管理模式。

南京大学医学院附属口腔医院根据口腔器械的特点制定了院内清洗、消毒、包装、灭菌、监测操作流程和质控标准 10 项，采用院科两级督查制度，实现自我质控、日常监管和督导检查相结合的质控体系，促进了流程标准化的建设。在此基础上加强信息化建设，建立了完善的质量追溯系统、采用数字化信息系统对消毒供应室进行全流程质量控制，确保质量控制落实到每个操作环节（图 7）。

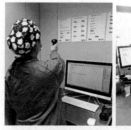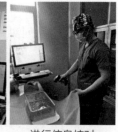

录入回收器械信息　　进行信息核对

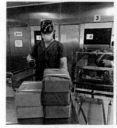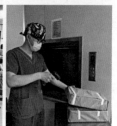

灭菌前信息录入　　灭菌后信息录入

图 7　追溯系统实现信息化管理

医院以质控体系完善为抓手，以技术创新为手段，以问题为导向，抓重点、攻难点。针对超声洁牙器械、牙科小器械、口腔种植器械等高危口腔器械结构复杂，清洗质量不达标的问题，开展 MDT 讨论、多部门协调合作，精准提升工作质量，围绕标准的执行发明了多种口腔器械清洗栏架，显著提高了口腔器械清洗消毒灭菌合格率（图 8）。

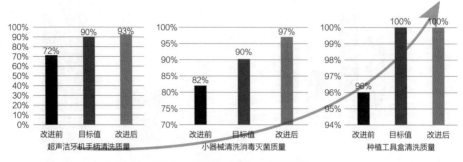

图 8　口腔器械清洗消毒灭菌

四、执行标准的成效

　　经过一系列对策的实施，南京大学医学院附属口腔医院口腔器械清洗消毒灭菌标准化建设取得了一系列成效。全院口腔器械实行了集中处置供应，所有口腔器械当天完成清洗消毒灭菌，实现了全流程标准化、信息化闭环管理。南京大学医学院附属口腔医院六个分支机构也统一流程、统一标准、统一培训与考核，实现了同质化管理。2019 年，南京大学医学院附属口腔医院作为省、市口腔质控中心挂靠单位，积极组织省内口腔感控专家制作各类口腔器械清洗消毒标准操作流程图及教学视频，下发至全省各医疗机构参照执行（图 9）。近年来南京大学医学院附属口腔医院自主研发口腔器械清洗器具 4 项，建立操作考核标准 10 项、获得多项标准相关竞赛奖项，发表论文、课题、专利多项，参与国家口腔质控中心口腔感控工具书的编写。

　　在做好院内质量提升的同时，为充分彰显公立医院的公益属性及社会责任，南京大学医学院附属口腔医院组建了一支优秀的标准宣贯师资团队，深入基层一线，手把手地进行标准的理论和实操培训，实现全市 12 个区 900 多家医疗机构全覆盖，参加学员 2 000 多人次。创建了省级口腔感控学组，制定省级考核标准，高效推进标准在全省规范执行，建立了全省口腔感控微信群，近 7 年来针对标准的执行累计答疑 600 余条。开展了标准实施的督查与指导，与各质控中心及卫生监督部门联动，全面提升了基层医疗机构标准执行的规范性。多次举办国家级继续教育学习班，积极进行标准宣贯，内容丰富、实用性强，学员辐射全国各省市。新冠病毒感染疫情期南京大学医学院附属口腔医院针对特殊时期标准执行要点，组织全省线上 + 线下口腔专科

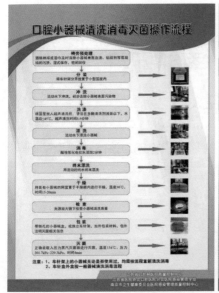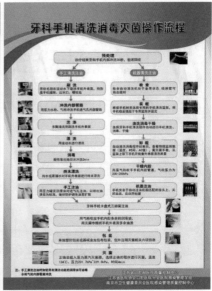

图9　标准操作流程图

培训 8 场次，受到省内同行的广泛好评！

五、执行标准的总结

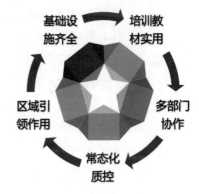

图 10　五位一体

执行标准过程中我们深刻体会到：立足标准是基础、硬件设施是保障、培训教材是指引、人员配备是重点、顶层设计是关键，多部门协作、常态化质控才能坚持如一，结合标准勇于推广、敢于创新才能实现区域引领（图 10）。

在执行标准过程中也发现有部分问题需进一步攻克、研究，我们将继续以科学的工作方法、严谨的工作态度、高度的社会责任心、创新的工作模式来执行标准、宣贯标准、推广标准，为保障临床医疗安全，促进我国医疗事业标准化建设作出积极的贡献。

（杨旭东　王莉蓉　卢策　李淑媛）

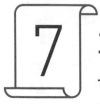

立足标准，争创标杆
——坚守医院感控大门

——WS/T 591—2018《医疗机构门急诊医院感染管理规范》
（浙江大学医学院附属第二医院）

一、执行标准的背景

浙江大学医学院附属第二医院（以下简称"浙大二院"）始建于1869年，是全国首家"三甲"医院，是中国医院协会医院感染管理专业委员会副主委单位、感染防控能力建设专项培训基地，获得全国医院感染管理先进集体等荣誉。具有医院书记带头倡导"人人重视，人人参与"的感控文化。

随着全球新发传染病的暴发，国家卫健委多次发文指出：需要重视医院感控！浙江大学医学院附属第二医院应对突发公共事件的挑战，严格执行门（急）诊感染管理规范，不断健全院感防控制度、夯实重点风险环节的感控基础，落实精准防护策略。医院高标准配备门（急）诊感控人员，层层把关确保感控标准落地生花。切实避免院感相关不良事件的发生，保障了患者和员工的安全，促进医疗质量迈向新台阶。

二、执行标准的计划

门（急）诊是患者诊疗过程的首要环节。医护人员及患者在其中起到了重要的载体作用，手卫生操作、口罩佩戴、医疗器械消毒灭菌等，是感控的关键。浙大二院院感科、护理部、质管办联合行动，对门（急）诊区域进行现况调查，结果显示：环境管理、器械消杀、手卫生、院感监测仍有改进空间。浙大二院门（急）诊区域空间小，人流量大，年门（急）诊量超达 640 万人次，日最高门诊量达 3.5 万人次。门诊区域有创操作器械多，短时工作人员多，管理难度大；发热门诊候诊区域性小，布局需优化。同时一项包含全国 1 480 家医疗机构调查结果显示：医务人员手卫生执行率 79.54%，正确率 82.77%，感控之路任重而道远。面对挑战团队的最终目标是：门（急）诊感控相关不良事件零发生，门（急）诊医务人员零感染，医院感染零发生。针对重点风险环节，对照标准，找差距、拟对策、修制度，制定了详细的执行标准甘特图（图 1）。

时间\步骤	2018年			2019年				2020年				2021年				2022年				2023年	负责人
	二季度	三季度	四季度	一季度	二季度	三季度	四季度	一季度	二季度	三季度	四季度	一季度	二季度	三季度	四季度	一季度	二季度	三季度	四季度	一季度	
学标准																					范清秋
找差距																					卢彬
拟对策																					俞琦
修制度																					阮红芳
行标准																					陆萍
效果确认																					王钰炜
检讨改进																					厉敏

图 1　执行标准甘特图

三、执行标准的过程

　　针对重点风险环节，结合浙大二院实际情况，进一步从优势、劣势、威胁、机遇进行了 SWOT 态势分析，构建了以下五项执行标准策略。

（一）策略一：完善组织架构、制度及标准

　　门（急）诊构建了四级医院感染管理架构。包括科主任、护士长、感控医生、联络员及护士联络员，共计 328 人，为落实门（急）诊感控措施创造良好的基础。修订完善感控制度 17 项，新增制度 1 项，新增操作流程 13

项。有效落实员工培训，门（急）诊感控小组每年制定培训计划，并依据工作人员的岗位特点，开展有针对性培训。通过视频培训、实地培训、网络培训等方式开展多元化培训。门（急）诊全员感控培训参与率100%，考核合格率100%，学分达标率100%。

（二）策略二：三人小组夯实网格化管理

医院成立以院领导统领，实施十大功能组和单元三人小组为特色的疫情防控体系。单元三人小组以科主任 – 党支部书记 – 护士长组成，采用网格化管理手段，为履行三人小组职责提供有力保障。三人小组覆盖全院所有员工，工作职责为每日健康检测，员工每日上报钉钉健康状况；每日汇总所属成员健康情况，发现异动及时追踪。

（三）策略三：夯实发热门诊感控基础

医院改建发热门诊，调整布局，扩充诊室22间，增设CT室、药房及负压隔离病房、建立三区两通道，为实现闭环管理创造有利条件。工作人员在穿脱防护用品时，实施多元化"两员两监督"，一方面通过专人监督和可视窗管理，即时提醒在防护用品使用时的风险行为；另一方面依托网络远程监控，实现统一管理，有效降低感染风险。IPAD实时监督，提高员工穿脱防护用品时两员两监督措施执行率，多措并举有效降低员工感染风险。针对发热门诊区域以外的患者，设置呼吸道传染病患者院内专用通道，专人护送，通过电子化信息转诊至发热门诊；分流发热及非发热患者，最大限度地降低交叉感染（图2）。

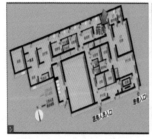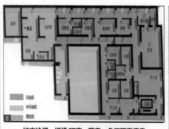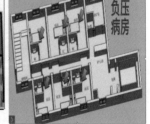

图2　发热门诊改建后布局

（四）策略四：门（急）诊精准防护

浙大二院通过在门诊入口处设置重点提醒；多途径健康宣教；护士／志愿者每 30 分钟巡查；间隔 10 分钟语音播报提醒；每日随时调取各区域监控界面，查看口罩佩戴情况，及时督导反馈提高门（急）诊区域内人员口罩正确佩戴率。手卫生是院感防控最简单有效的措施，浙大二院门（急）诊区域设施设备随处可及。通过加强宣传力度，利用"智慧眼"等信息化设备实时监控医护人员洗手过程，记录洗手次数；院感科每月督查，院网实时公布，手卫生执行率与正确率稳步提升。

浙大二院依托智慧医疗，实现分时段就诊，精准提供预约候诊时间；对门诊空间进行重组，增加单人诊间数量，提高门诊就诊效率，减少患者滞留时间；积极推行便捷结算，诊间结算率高达 90% 以上；同时优化流程开启"云"绿色通道，实行先诊疗后付费，减少患者来回跑动，大大缩短院内滞留时间。门（急）诊有创操作器械洗消质量一直是感控的难点；浙大二院门诊增设按照手术室标准集中处置门（急）诊有创操作的区域；将门诊有创诊疗器械纳入供应室统一消杀灭菌；做到管理同质化、人员一体化，最终实现消毒标准及质控过程的双向统一。通过综合信息平台实现质量追溯，确保器械清洗合格率 100%。

（五）策略五：平战结合，快速反应

浙大二院制定应对突发公共卫生事件的应急预案及流程，并多次演练。通过 5G 技术助力急诊防控，做到病人未到，信息已到。基于 5G 架构院前院内协同救治平台，真正做到了筛查分诊前移，实现急诊快速建档，提起启动靶向科室，优化检查和救治流程，实现院前院内联动，真正做到上车即入院。

为了应对患者骤增，统筹调配优化流程，设立多个"一站式"预检分检点位，分区管理，快速分流。增设 24 小时呼吸综合门诊，按病人流量调整出诊医生人数，有序分流；同时，发热门诊 5 倍扩容，统筹调配人力支援，发热门诊月平均就诊人数达 3 万余人。全院增设重症过渡病房多个，提供危重患者临时救治点，创新打造患者急救链。动员全院力量，启动应急梯队，调整工作职责、增设操作岗位，最大限度发挥医护人员作用（图 3）。

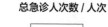

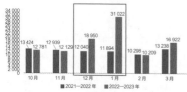

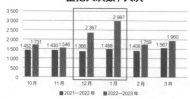

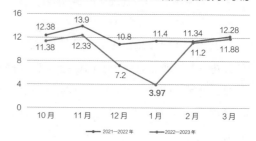

急诊服务量大幅上升，滞留时间 **3.97** 小时

图 3　5G 助力急诊防控成效

四、执行标准的成效

在多方共同努力下，通过贯彻落实感控标准和持续质量改进，门（急）诊感染管理标准在浙大二院扎根落地。2020—2023 年，每年的一季度，连续追踪门（急）诊区域的院感指标，结果显示：门（急）诊患者陪护口罩佩戴正确率由原有的 88.85% 上升至 98%。门（急）诊患者滞留时间由原来的 71 分钟下降至 19 分钟。门（急）诊手卫生执行率由原来的 91.7% 上升至 96.3%，正确率由 97.3% 上升至 99.4%。门（急）诊器械清洗预处理合格率 100%，全体员工院感防控知识不断增强，员工"知、信、行"行为调查得分 98.3%。最终实现门（急）诊感控相关不良事件零发生（图 4）。

科学防控成就科研成果，获省厅级科研基金项目 9 项，共发表论文 9 篇，出版著作《新冠疫情爆发下的医院应对策略指南》，被翻译为 28 种语言全球发布。浙大二院多次参与援鄂、援疆、援冀等，将浙大二院感控管理模式推广至全国。

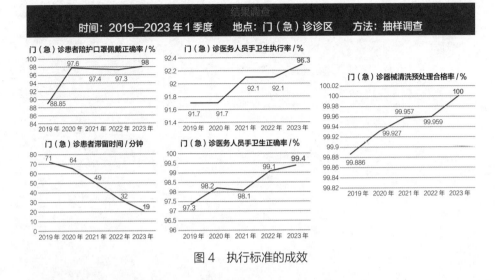

图 4　执行标准的成效

五、执行标准的总结

院感防控如逆水行舟，不进则退，浙江大学医学院第二附属医院严格贯彻 WS/T 591—2018《医疗机构门急诊医院感染管理规范》，全院参与，科技助力，笃行感控措施，护航医患感控之门；人人都是感控的推行者，继续践行门（急）诊医院感控管理规范，共同谱写现代化医院管理新篇章。

（范清秋　兰美娟　宋剑平　徐彩娟）

第三章

全国赛攀登案例

降低 ICU 患者多重耐药菌感染发生率

————WS/T 509—2016《重症监护病房医院感染预防与控制规范》

（宁波市第二医院）

多重耐药菌（multi-drug resistant organism，MDRO）指的是对常用的 3 类或 3 类以上抗菌药物同时呈现耐药的细菌。重症监护室（intensive care unit，ICU）收治的患者，大多病情危重，侵入性检查和治疗多，且多使用广谱抗菌药物，常伴有多种潜在疾病以及药物引起的免疫损害、营养不良和脓毒症等，这些普遍存在的危险因素使得 ICU 患者的多重耐药菌发生率明显高于普通病房的患者。患者感染多重耐药菌后，由于治疗 MDRO 感染可选择的抗菌药物有限，使感染后治疗难度增加，住 ICU 时间和总住院时间延长，其病死率明显上升，治疗费用也相应增加。有效减缓多重耐药菌的产生，阻断多重耐药菌传播，至关重要。

 一、执行标准的背景

（一）活动目的

本次小组活动希望通过对 ICU 患者多重耐药菌感染发生率高进行分析，探索相应的有效对策，以期降低 ICU 患者多重耐药菌感染发生率。

（二）机构简介

宁波市第二医院始建于 1843 年，最早西医医院之一；占地面积 18 万 m²，床位 2 290 张；是一家三级综合甲等医院；拥有 15 个省市医学重点学科和特色专科，2 个市医疗卫生品牌学科，8 个市质控中心（含院感）和 2 个市慢病防治中心。重症医学科是全国首批建立的重症监护病房之一，现有床位 50 张，拥有负压病房。基于充分总结院感防控政策、措施及实践经验，创新设计，是国内较早采用单间病房为主、全新风空气处理系统的 ICU。

（三）基础条件——SWOT 分析

1. 优势　①健全的医院感染管理组织架构；②较完善的医院感染管理制度；③医院感染管理信息化；④院感科、药剂科等多学科团队合作；⑤丰富的重症禽流感、甲流等诊治经验；⑥宁波市院感质控中心挂靠单位；⑦ICU 分为监护一区、监护二区和术后监护，建筑布局洁污分区合理；⑧智能化轨道小车（污车和洁车）物流，替代工勤人员运送 ICU 各种检验标本、物品及药品。

2. 劣势　①医院感染监测细菌培养所需时间较长导致结果不能实时反馈；②感控数字化处于起步阶段；③抗菌药物管理仍存在很多不确定性；④承担大量的规培生、实习生、进修生的教学工作，人员多、层级复杂。

3. 机会　①拥有 GMP 级细胞实验室；②搭建院士远程会诊中心；③浙东感染病精准诊断中心；④医院规模大，收治疾病范围广，能够在感控实践中积累更多的经验；⑤医院规模大，收治疾病范围广，2019 年，全院门（急）诊 177.3 万人次，出院 9.6 万人次，住院手术 4.37 万例，收治重症患者 1 800 余人，能够在感控实践中积累更多的经验。

4. 威胁　①护工清洁工普遍知识水平较低；②感控意识薄弱，流动性大，管理难度大；③老年患者及疑难杂症患者日趋增多潜在感染风险增大；④细菌耐药形势严峻。

（四）全面贯标

全面贯彻《重症监护病房医院感染预防与控制规范》国家标准。

1. 职业防护 ①医务人员规范采取标准预防；②科室配备充足的防护用品，置于无菌库房便于取用的位置。

2. 清洁消毒 ①固定卫生专员，专门负责床单位清洁消毒；②使用季铵盐消毒湿巾或含氯消毒毛巾一天两次擦拭消毒物表；使用床单位臭氧消毒机和一次性消毒器专用床罩消毒；利用等离子空气消毒机对病房空气进行消毒。

3. 环境卫生质量监测 ①科室院感质控员每月随机抽查 25 个物体表面监测环境卫生，市疾控中心每季度采样监测；②每月对化药间、库房和病房进行空气培养；③院感科及时反馈检测效果，同时也可自行查询检测效果，如检测不合格需进行 PDCA 改善。

4. 手卫生 ①配备足够的非手触式洗手设施和速干手消毒剂；②手卫生图示清晰并置于洗手设施醒目位置；③每月监测工作人员手卫生情况以及手卫生用品消耗量。

5. 中央导管相关血流感染预防和控制 ①操作时严格遵守无菌技术操作流程，首选锁骨下静脉，采取最大无菌屏障；②皮肤消毒使用有效含量 ≥2g/L 氯己定消毒液；③输液接口使用酒精棉片消毒时长 ≥15 秒。

6. 导尿管相关尿路感染预防和控制 ①每日评估拔管指针，尽早拔除导尿管；②使用防逆流集尿袋，防止反流；③改良引流管固定方法，防止滑脱，保持尿道口及会阴清洁。

7. 呼吸机相关性肺炎预防和控制 ①床头抬高 30°~45°；②每 4 小时测量气囊压，保持压力在 25~30cmH$_2$O；③每 6 小时使用有效含量 ≥2g/L 的氯己定口腔护理液进行口腔护理。

8. 日常质量核查 院感质控小组成员每月随机进行抽查，发现问题及时给予指导、反馈并整改。

在全面贯标的基础上不断优化感控流程，并且将院感敏感指标作为科室的重点监测项目。监测的过程中发现 2019 年多重耐药菌感染 6.00% 超出阈值 6.31%，并且第四季度呈现上升趋势（图 1）。

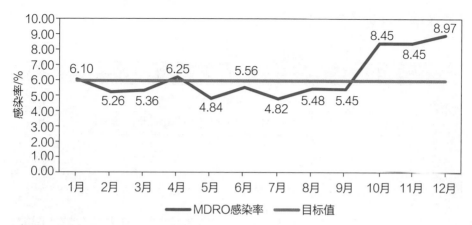

调查时间: 2019 年 1 月 1 日—2019 年 12 月 31 日
调查方法: 每月根据院感信息软件收集数据
调查人: 陈培服
调查结果: 2019 年 10~12 月多重耐药菌感染率持续上升, 超过阈值

图 1 院感监控

二、执行标准的计划

(一) 确定主题

1. 降低 ICU 患者多重耐药菌感染发生率。

2. 计算公式:

$$多重耐药菌感染发生率 = \frac{每月多重耐药菌感染例数}{每月 ICU 收治患者总人数} \times 100\%$$

(二) 活动小组简介

三级管理架构: 院感科 – 科室负责人 (许兆军主任、王婳副主任、陈瑜护士长) – 科室质控员 (陈培服副主任医师、陈洁琼主管护师) – 质控小组成员共同组成的院感质控团队, 共 9 人。

（三）活动计划（图2）

活动计划	What	When												How	Who
	月份	2020年												方法	负责人
	实施项目	1月	2月	3月	4月	5月	6月	7月	8月	9月	10月	11月	12月		
P	主题设定	····												组员讨论	许兆军
	活动计划拟定	····												甘特图	田清翠
	现状把握		········											查检表统计图	陈培服
	目标设定			····										条形图	王婳
	要因分析				····									头脑风暴鱼骨图	蔡琴琴
	拟定对策				········									创意思考	陈瑜
D	对策实施					············								PDCA	陈洁琼
C	效果确认									············				检查表统计表	许兆军
A	体会和建议											········		标准作业书	周依依

········：计划线　　——：实施线　　制图人：周依依　　制图日期：2020.2.2

图2　活动计划

（四）目标设定

1. ICU 患者多重耐药菌感染发生率从 6.31% 下降至 4.5%。

2. 制定理由　①参考循证资料；②结合科室 2019 年多重耐药菌感染发生率指标制定。

（五）原因分析（图3）

（六）执行标准的策略（图4）

（七）执行标准的技术路线（图5）

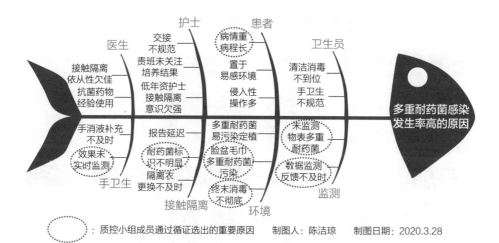

图 3　多重耐药菌感染发生率高的原因分析

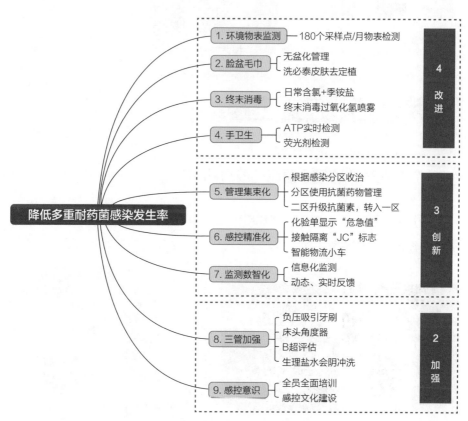

图 4　小组成员根据重要原因，运用思维导图拟定相应的改善对策

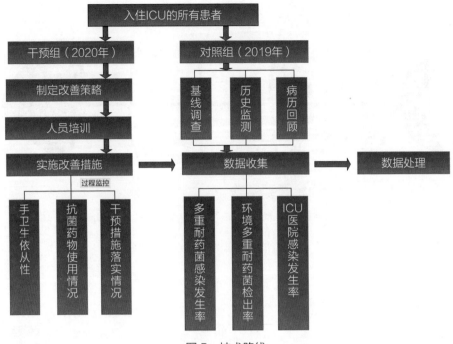

图 5　技术路线

三、执行标准的过程

（一）针对物表未监测多重耐药改进的措施

每月采样 180 个物表，监测环境中多重耐药菌污染定植的情况，以指导清洁消毒工作（图 6）。

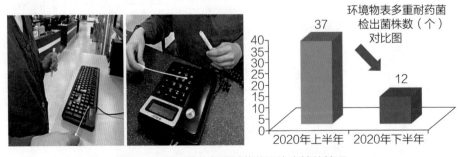

图 6　监测环境中多重耐药菌污染定植的情况

（二）针对患者脸盆毛巾污染问题的改进措施

开展专项研究，污染率 31.81%，本市首先推出无盆化管理，患者多重耐药菌阳性检出率从 10.97% 降至 6.95%（图 7）。

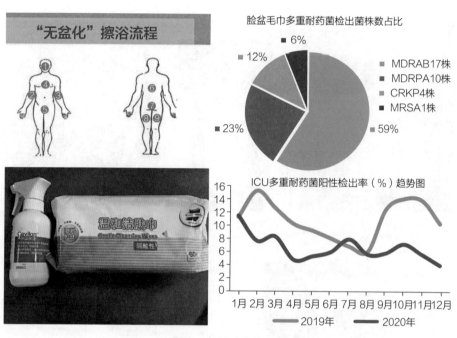

图 7　多重耐药菌监测

（三）针对多重耐药菌病房终末消毒不彻底改进的措施

在使用季铵盐消毒湿巾擦拭消毒的基础上，加用过氧化氢喷雾消毒。消毒结果存在统计学显著差异（$P < 0.001$）（图 8）。

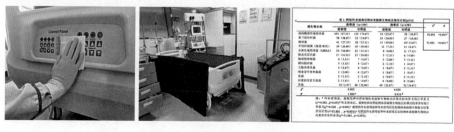

图 8　多重耐药菌病房终末消毒

（四）针对手卫生效果未实时监测改进的措施

利用 ATP 检测仪及荧光进行及时、科学的监测，15 秒显示手卫生的效果，改善后手卫生执行率及正确率明显提高（图 9）。

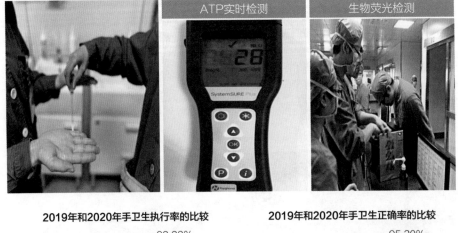

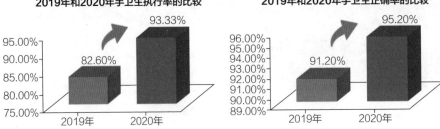

图 9　手卫生监测

（五）针对患者置于易感环境的创新管理

1. 根据患者感染情况，实施分区管理。①ICU-1 收治重症感染患者；ICU-2 收治普通感染患者；②两个区域设备独立、人员独立，物理隔离。工作服颜色区分，更好地进行人员管理。

2. 分区限制抗菌药物使用级别　①二区限制抗菌药物，升级抗菌药物迅速转入一区；②邀请感染科、药学部、微生物室专家进行抗菌药物点评；③特殊使用级抗菌药物使用前需专家钉钉线上审批。

（六）针对多重耐药菌信息化的创新措施

1. 升级 HIS。
2. 多重耐药菌危急值提醒。
3. 微生物实验室电话二次确认。
4. 升级改造了耐药菌相关的标识（JC- 接触隔离）提醒医护人员做好接触隔离，保护患者隐私。

（七）针对监测反馈不及时的创新措施

1. 全面升级院感监控软件，实施信息化精准管控。
2. 数智化感控平台，动态、实时、信息共享，明确感控重点。
3. 自行设计电子表单，实现床旁核查，节约时间，利于院感监督管理。

（八）针对三根导管，在集束化管理的前提下的加强措施

1. 降低呼吸机相关性肺炎发生率　使用冲洗式牙刷进行口腔护理，自行设计制作床头角度器提高床头提高落实率。
2. 降低中央导管相关血流感染发生率　中央导管置管前加用洗必泰湿巾皮肤消毒，使用 B 超评估、定位。
3. 降低导尿管相关尿路感染发生率　改良会阴清洁的方法，每日使用生理盐水进行会阴冲洗。

（九）深入人心的院感文化建设

连续举办九届院感知识竞赛，共有 1 000 多人次参与大赛，另外院感金点子大赛、院感之星、院感情景剧等评选活动，学习院感知识，营造积极感控氛围。

四、执行标准的成效

（一）多重耐药菌感染发生率

经过改善，ICU 多重耐药菌感染发生率从改善前 6.31% 下降至改善后 3.99%，目标达成率 128.18%（图 10）。

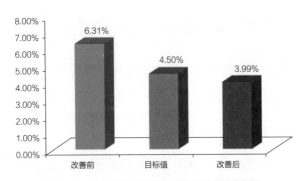

图 10　ICU 多重耐药菌感染发生率对比图

（二）其他感染指标

医院感染率、Ⅰ类切口手术部位感染率有了明显的下降，导尿管相关尿路感染、呼吸机相关性肺炎以及血管导管相关感染维持着较低的感染率（图 11）。

（三）提高院感防控意识和能力

ICU 医护人员多重耐药菌防控之"知、信、行"效果评价有了明显的提升（图 12）。

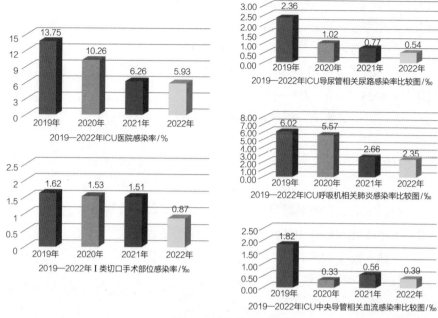

图 11　其他感染指标

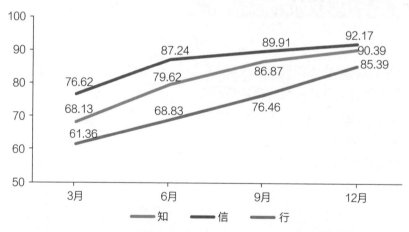

图 12　ICU 医护人员多重耐药菌防控之"知、信、行"效果评价 /%

（四）科研成果

1. 开展市自然基金"集束化干预措施防控 ICU 多重耐药菌医院感染的效果评估"/ 省医药卫生科技计划基金"重症监护病房中心静脉导管多重耐

药菌监测与感染评估"课题 2 项。

2. 发表院感相关论文 15 篇。

3. 获得院感防控相关的国家发明专利 2 项，实用新型专利 5 项。

4. 举办国家级继教班《ICU 多重耐药菌感染预防与控制实践学习班》项目编号：2023-14-05-425（国）。

5. 荣获市级医院感染管理控制标准执行竞技赛：一等奖。

（五）宣传推广

1. 在国家级、省级继教班以及院感会议分享院感管理经验。

2. 每年接待省内外 100 余人交流分享院感防控经验。

3. 帮扶 8 家下级单位做好院感案例讨论、院感 PDCA 改进、院感防控授课、院感论文撰写投稿等院感相关工作。

五、执行标准的总结

单间隔离阻病原，科学管理控人员。
物表消毒无盆化，数智防控精准化。
改进创新七大项，院感文化两加强。
全面贯标融入心，多重耐药无遁形。
生命至上担使命，守正创新赢未来。

（陈瑜 许兆军 王娵 陈洁琼）

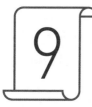

9 感控守"门"员

——WS/T 591—2018《医疗机构门急诊医院感染管理规范》
（首都医科大学宣武医院）

⚖ 一、执行标准的背景

新冠病毒、SARS病毒和禽流感病毒等呼吸道传染病的流行和传播对人类的社会发展、经济秩序产生了严重影响。其较高的传播效率极易在人群中引发聚集性感染甚至暴发。这也决定了在抗击呼吸道传染病的"战斗"中，医疗机构门诊和急诊必然会成为感染风险最高、防控压力最大、系统管理最难的一线"阵地"。医疗机构门（急）诊区域由于人员密度大、患者流动性强、诊疗操作多等原因，是医院感染的高风险区。其防控质量是影响医院感染暴发的直接原因。新冠病毒疫情暴发以来，各地门（急）诊特别是发热门诊已经发生过多起医院感染事件，造成了疫情的播散和反复。

2018年国家卫生健康委员会发布了《医疗机构门急诊医院感染管理规范》，从人员管理、培训、监测与报告、物品管理等方面对门（急）诊的医院感染防控作出了具体的要求。新冠感染疫情暴发后，为有效应对呼吸道传染病对门（急）诊医患健康的威胁，首都医科大学宣武医院执行《医疗机构门急诊医院感染管理规范》，利用创新管理工具，提升门（急）诊呼吸道医院感染防控质量和防控能力。

首都医科大学宣武医院始建于1958年，开放床位1 643张，门（急）诊共设有诊区20个，日均接待患者8 000余人次。以神经科学和老年医学为重点的三级甲等综合医院，是我国神经科学初创基地和人才培育的摇篮之一。承载着国家神经疾病医学中心、中国国际神经科学研究所、国家老年疾病临床医学研究中心，形成了以综合实力为主体，以神经科学和老年医学为两翼的"一体两翼"发展格局。拥有国家重点培育学科1个，国家临床重点专科 6 个，国家级研究平台 9 个，北京市级研究平台 10 个。牵头建立了 24 个专科联盟，实现了全国的 31 个省份覆盖。

首都医科大学宣武医院的医院感染管理处是国家卫生健康标准委员会医院感染控制标准专业委员会和中国医院协会医院感染管理专业委员会副主任委员单位；北京预防医学会医院感染控制专业委员会和北京医院协会医院感染管理专业委员会主任委员单位。现有专职医院感染管理人员 9 名，经过多年的发展，已经成为一个专业搭配合理，管理能力突出的优秀团队。

二、执行标准的计划

本案例以医疗机构门（急）诊医院感染管理规范为基本指引，以促进门（急）诊呼吸道医院感染防控能力和意识的双提升为目标，利用风险评估 +PDCA 的创新管理工具，形成了一套更具系统性、定量性、层次性和持续性的"4S 标准执行模式"。执行标准的步骤分为"风险评估工具的设计""风险评估的实践"和"PDCA 法质量改进"三部分。

三、执行标准的过程

风险评估工具的设计紧扣标准内容，组建了由门诊临床医师、护士和相关管理人员共计 29 人组成的研究小组，利用文献荟萃法、头脑风暴法，结合既往首都医科大学宣武医院日常医院感染监督检查实践经验构建风险因素池，再利用专家咨询和层次分析法筛选出风险类别 4 类，风险点 18 项（表 1）。研究专家组经过大量文献的研究，结合相关规范文件，对评估体系内的每一项风险点设计了个性化的量化评分指标，包括单项选择、多项选择和比值指标三种类型。单项选择类指标是指专家组对风险点预设了等级性风险选项，分别对应 1 ~ 5 分，门诊科室根据实际选择相符的选项，风险点得分即为所选选项的对应分值；多项选择类指标是指专家组对风险点预设了等分值的风险选项，门诊科室每符合一个选项即获得 1 分，风险点得分为所选

表 1 门（急）诊呼吸道医院感染风险点

风险类型	权重	风险因素	权重
A 诊疗过程	0.263 0	a. 就诊患者密度过高	0.034 1
		b. 患者病情危重，呼吸道感染识别困难	0.091 2
		c. 平均接诊时间过长	0.023 0
		d. 接诊患者涉及呼吸道病变	0.036 4
		e. 诊疗过程中包含呼吸道近距离（或喷溅）操作	0.124 1
		f. 预检分诊规范性不足	0.064 6
		g. 手卫生依从性低	0.060 5
B 环境和布局	0.187 4	h. 诊室空气流通不符合相关要求	0.040 7
		i. 日常环境卫生清洁消毒规范度不高	0.033 9
		j. 患者候诊区面积不足	0.024 3
		k. 不符合"一医一患一诊室"要求	0.040 4
		l. 日常环境卫生清洁消毒效果不合格	0.043 4
C 人员防护	0.381 8	m. 医护人员感染防控知识培训参与率低	0.022 1
		n. 医护人员感染防控知识考核合格率低	0.024 3
		o. 接诊医师正确佩戴口罩率低	0.120 7
		p. 患者佩戴口罩依从性低	0.105 7
		q. 医护人员本年度流感免疫接种率低	0.040 9
D 应急处置	0.167 8	r. 呼吸道传染病应急处置能力不足	0.113 7

选项的分值之和。比值类指标是指专家以风险点相关诊疗数据间的比值作为该风险点的得分。风险点及其配套的量化评分指标构成了本案例的风险评估工具，可以实现风险点防控质量的量化评估（表 2）。

利用量化风险评估工具对门（急）诊呼吸道医院感染防控的质量进行评估，一方面可以将全部诊区的呼吸道医院感染风险划分为高、中、低三个等级（表 3），以利于分级防控，另一方面则可以精准高效地发现防控漏洞和质量问题，结合风险点权重设计并执行精准的质量改进方案。高风险科室的高权重风险点应优先改进，可设计含软硬件改造在内的高成本改进方案；中低风险科室和中低权重风险点则以优化制度与流程的改进方案为主。这样的改进策略可以兼顾质量提升和成本控制两个方面的现实需求，提高门（急）

表2　门（急）诊呼吸道医院感染量化评分表

风险类别	风险点	计算公式及选项				
		A（1分）	B（2分）	C（3分）	D（4分）	E（5分）
	就诊患者密度过高		本周接诊患者人次数/本周出诊医师人次数			
	患者病情危重、呼吸感染识别困难	病情稳定，呼吸感染相关问诊、鉴别时间充足				病情危重，呼吸道感染相关问诊、鉴别时间不足
诊疗过程	平均接诊时间过长		本周出诊医师总时数（min）/本周接诊患者人次数			
	接诊患者涉及呼吸道病变	不涉及		不能排除带有呼吸道相关疾病可能		诊疗范围以呼吸道相关疾病为主
	诊疗过程中包含呼吸道近距离（或喷溅）操作	无	长时间抵近头面部的检查（>10min）	口鼻腔内短时间检查（<10min）	口鼻腔内长时间检查/操作（>10min）	口鼻腔内有气溶胶喷溅可能的检查/操作
	预检分诊规范性不足		观察期内规范的预检分诊次数/观察期内总预检分诊次数			
	手卫生依从性低		观察期内医护人员手卫生次数/观察期内医护人员应手卫生时机数			
环境和布局	诊室空气流通不符合相关要求		空气流通符合要求的诊室数/科室周平均使用中诊室数			
	日常环境卫生清洁消毒不规范	环境清洁次数不达标	擦拭消毒方法不正确	消毒剂超出有效期使用	消毒剂配制浓度不正确	不熟悉污染点消毒操作要点
	患者候诊区面积不足		候诊区面积/本周平均日接诊患者数			

风险类别	风险点	计算公式及选项				
		A（1分）	B（2分）	C（3分）	D（4分）	E（5分）
环境和布局	不符合"一医一患一诊室"要求	日平均符合要求诊室数／日平均开放诊室数				
	日常环境卫生清洁消毒效果不合格	优秀	良好	可接受	一般	差
人员防护	医护人员感染防控知识培训参与率低	科室院级感控知识考核参与率				
	医护人员感染防控知识考核合格率低	科室院级感控考试合格率				
	接诊医师正确佩戴口罩率低	接诊期间未正确佩戴口罩的医师人次数／观察期出诊医师人次数				
	患者佩戴口罩依从性低	观察期内未规范佩戴口罩就诊人次数／观察期内全部就诊人次数				
	医护人员本年度流感免疫接种率低	本周出勤医护人员流感免疫接种人次数／本周出勤医护人次总数				
应急处置	呼吸道传染病应急处置能力不足	不熟悉发现甲类（按甲类）呼吸道疾病患者的处理流程	不熟悉发现疑似传染病患者时的应急防护提升标准	不熟悉发现甲类（按甲类）呼吸道传染病患者后的应急接种要点	不熟悉甲类（按甲类）呼吸道传染病患者的终末消毒要点	不熟悉发热患者的分诊要求和消毒措施

表 3　门（急）诊呼吸道医院感染风险等级

科室	原始得分	标化得分	风险等级
急诊科	0.634 0	0.618	高风险
儿科	0.585 9	0.599	高风险
口腔科	0.584 4	0.587	高风险
耳鼻喉－头颈外科	0.583 9	0.579	高风险
呼吸与危重症医学科	0.582 4	0.573	高风险
中医科	0.571 8	0.568	中风险
康复科	0.558 9	0.563	中风险
神经外科	0.558 2	0.559	中风险
胸科	0.556 2	0.555	中风险
血液科	0.554 7	0.552	中风险
普外科	0.546 4	0.548	中风险
血管外科	0.546 1	0.545	中风险
骨科	0.545 7	0.541	中风险
眼科	0.542 4	0.538	中风险
内分泌科	0.530 5	0.534	低风险
消化科	0.530 4	0.531	低风险
神经内科	0.526 8	0.527	低风险
心脏科	0.525 4	0.523	低风险
皮肤科	0.524 7	0.520	低风险
功能神经外科	0.520 5	0.515	低风险
疼痛科	0.517 0	0.511	低风险
泌尿外科	0.515 6	0.506	低风险
肾科	0.500 2	0.499	低风险
风湿科	0.487 6	0.492	低风险
妇产科	0.477 1	0.480	低风险

诊医院感染管理的能力与水平。新冠肺炎疫情初期，量化风险评估结果显示，急诊等 5 个科室属于高风险等级，另中风险科室 9 个、低风险科室 11 个，首都医科大学宣武医院共推进完成高成本质量改进 3 项，低成本质量改进 5 项。

以个人防护和空间布局两项风险点的改进为例。个人防护方面，量化评估指标"个人防护规范率"均值为 65.7%，主要存在防护过度与防护不足并存的问题。空间布局方面则主要存在诊区局促，人员易聚集的问题，急诊尤其明显，其量化评估指标"诊区平均人员密度"达到了 31.2 人次 /（$m^2 \cdot d$），显著高于其他科室，再加上急诊的高风险分级，存在较大的交叉感染风险。

根据风险评估 +PDCA 管理工具的改进原则，个人防护方面以制定和执行基于岗位的分级防护方案为主，高风险的急诊、呼吸科门诊，医务人员需穿戴工作服、医用防护口罩、帽子、手套等防护用品，遇喷溅操作加穿隔离衣和面屏（图 1）。低风险的血液科等门诊，医务人员则需穿戴工作服、外科口罩、帽子即可，同时根据呼吸道传染病的流行强度进行动态调整和管理（图 2）。空间布局方面则调动全院资源和力量，对高风险的急诊科优先开展空间改造，扩充急诊面积，增设隔离观察区、隔离抢救室、急诊核酸采样区和预检分诊专区，根据急诊患者新冠病毒感染风险进行分区安置和诊疗。隔离观察区主要收治和分流明确存在感染风险的患者（图 3），隔离抢救区则主要收治感染风险不明，需要边抢救边筛查的危重患者。预检分诊专区由临时方舱搭建而成，以通道式流程化的预检分诊将呼吸道传染病的识别关口前移（图 4）。

质量改进措施执行后，门（急）诊量

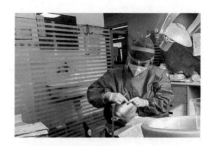

图 1　高风险门诊个人防护标准

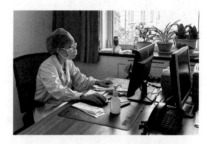

图 2　低风险门诊个人防护标准

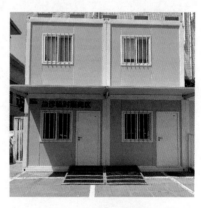

图 3　急诊隔离观察区

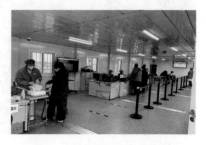

图 4　通道式预检分诊专区

化评估指标"个人防护规范率"均值提升至93.5%，我们还根据疫情流行态势更新了四次人员防护标准，有效控制了防控成本（图5）。急诊量化评估指标"诊区平均人员密度"指标由改造前的31.2降至21.5人次/（m²·d），低于了指标得分均值线，有效控制了感染风险的外溢（图6）。在PDCA管理的最后阶段，为确保执行效果不走样，标准意识入人心。院感处与医务处、门诊部、护理部等多部门开展了多轮联合巡查（图7、图8），结合标准执行经验新增和修订了多部管理制度，形成了全员学标、对标和贯标的浓厚氛围（图9、图10、图11）。

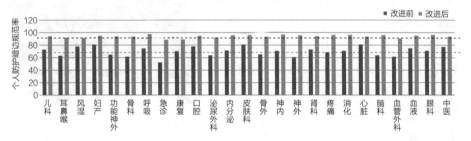

图5　个人防护规范率改进效果对比

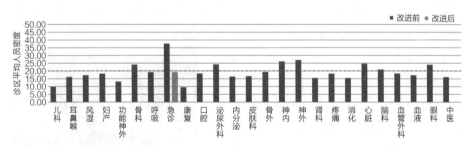

图6　诊区平均人员密度改进效果对比

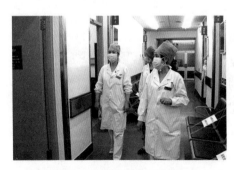

图7　多部门联合巡查

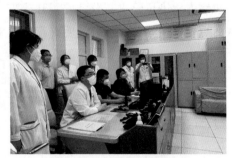

图8　院领导带队视频督查

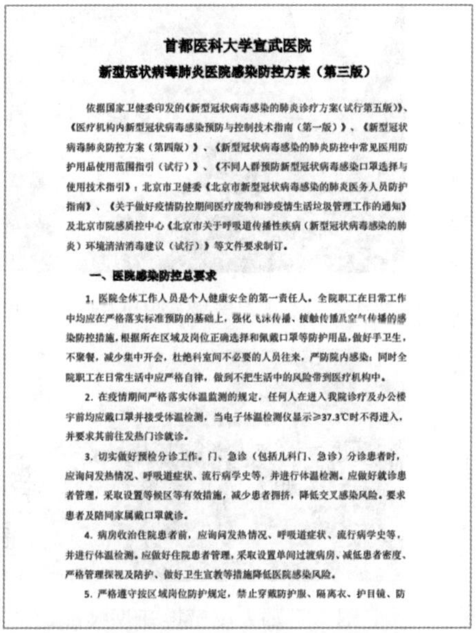

首都医科大学宣武医院
新型冠状病毒肺炎医院感染防控方案（第三版）

依据国家卫健委印发的《新型冠状病毒感染的肺炎诊疗方案(试行第五版)》、《医疗机构内新型冠状病毒感染预防与控制技术指南(第一版)》、《新型冠状病毒肺炎防控方案(第四版)》、《新型冠状病毒感染的肺炎疫情防控中常见医用防护用品使用范围指引(试行)》、《不同人群预防新型冠状病毒感染口罩选择与使用技术指引》北京市卫健委《北京市新型冠状病毒感染的肺炎医务人员防护指南》、《关于做好疫情防控期间医疗废物和涉疫情生活垃圾管理工作的通知》及北京市疾病预防控制中心《北京市关于呼吸道传播性疾病（新型冠状病毒感染的肺炎）环境清洁消毒建议(试行)》等文件要求制订。

一、医院感染防控总要求

1. 医院全体工作人员是个人健康安全的第一责任人。全院职工在日常工作中应在严格落实标准预防的基础上，强化飞沫传播、接触传播及空气传播的感染防控措施。根据所在区域及岗位正确选择并配戴口罩等防护用品、做好手卫生，不聚餐、少集中开会，杜绝科室间不必要患者往来，严防院内感染；同时全院职工日常生活中应严格自律，做到不把生活中的风险带到医疗机构中。

2. 在疫情期间严格落实体温监测的要求，任何人员在进入我院诊疗及办公楼宇前应做口罩并接受体温检测。当电子体温测仪显示≥37.3℃时不得进入，并要求其前往发热门诊就诊。

3. 切实做好预检分诊工作。门、急诊（包括几科门、急诊）分诊患者时，应询问发热情况、呼吸道症状、流行病学史等，并进行体温检测。应做好就诊患者管理，采取设置等候区等有效措施，减少患者拥挤，降低交叉感染风险。要求患者及陪同家属戴口罩就诊。

4. 病房收治住院患者者，应询问发热情况、呼吸道症状、流行病学史等，并进行体温检测。应做好住院患者管理，采取设置单间/过渡病房、减低患者密度、严格管理探视及陪护、做好卫生宣教等措施降低院感风险。

5. 严格遵守区域岗位防护规定，禁止穿戴防护服、隔离衣高、护目镜、防

图 9　首都医科大学宣武医院新型冠状病毒肺炎医院感染防控方案（第三版）

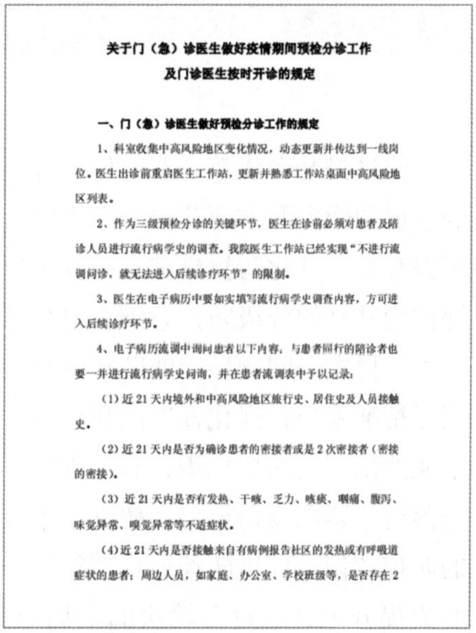

关于门（急）诊医生做好疫情期间预检分诊工作
及门诊医生按时开诊的规定

一、门（急）诊医生做好预检分诊工作的规定

1. 科室收集中高风险地区变化情况，动态更新并传达到一线岗位。医生出诊前重启医生工作站，更新并熟悉工作桌面中高风险地区列表。

2. 作为三级预检分诊的关键环节，医生在诊前必须对患者及陪诊人员进行流行病学史的调查，我院医生工作站已经实现"不进行流调问诊，就无法进入后续诊疗环节"的限制。

3. 医生在电子病历中要如实填写流行病学史调查内容，方可进入后续诊疗环节。

4. 电子病历流调中询问患者以下内容，与患者同行的陪诊者也要一并进行流行病学史询问，并在患者流调表中予以记录：

（1）近21天内境外和中高风险地区旅行史、居住史及人员接触史。

（2）近21天内是否为确诊患者的密接者或是2次密接者（密接的密接）。

（3）近21天内是否有发热、干咳、乏力、咳痰、咽痛、腹泻、味觉异常、嗅觉异常等不适症状。

（4）近21天内是否接触来自有病例报告社区的发热或有呼吸道症状的患者：周边人员，如家庭、办公室、学校班级等，是否存在2

图 10　首都医科大学宣武医院关于门（急）诊医生做好疫情期间预检分诊工作及门诊医生按时开诊的规定

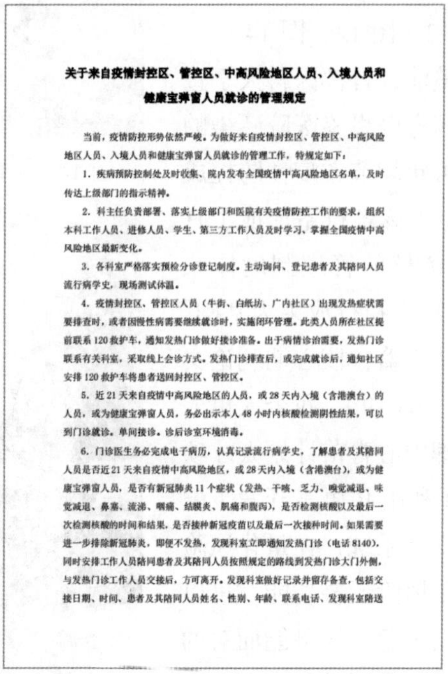

关于来自疫情封控区、管控区、中高风险地区人员、入境人员和
健康宝弹窗人员就诊的管理规定

当前，疫情防控形势依然严峻。为做好来自疫情封控区、管控区、中高风险地区人员、入境人员和健康宝弹窗人员就诊的管理工作，特规定如下：

1. 疾病预防控制部处及时收集、院内发布全国中高风险地区名单，及时传达上级部门的指示精神。

2. 科主任负责部署、落实上级部门和医院有关疫情防控工作的要求，组织本科工作人员、进修人员、学生、第三方工作人员及时学习、掌握全国疫情中高风险地区最新变化。

3. 各科室严格落实预检分诊登记制度。主动询问、登记患者及其陪同人员流行病学史，现场测试体温。

4. 疫情封控区、管控区人员（牛街、白纸坊、广内社区）出现发热症状需要排查时，或者因慢性病需要继续诊时，实施闭环管理。此类人员所在社区提前联系120救护车，通知发热门诊做好接诊准备。出于病情治的需要，发热门诊联系有关科室，采取线上会诊方式。发热门诊排查后，或完成就诊后，通知社区安排120救护车将患者送回封控区、管控区。

5. 近21天来自疫情中高风险地区的人员，或28天内入境（含港澳台）的人员，或为健康宝弹窗人员，务必出示本人48小时内核酸检测阴性结果，可以单间接诊。诊后诊室环境消毒。

6. 门诊医生务必完成电子病历，认真记录流行病史，了解患者及其陪同人员是否近21天来自疫情中高风险地区，或28天内入境（含港澳台），或为健康宝弹窗人员，是否有新冠肺炎11个症状（发热、干咳、乏力、咳痰减退、味觉减退、鼻塞、流涕、咽痛、结膜炎、肌痛和腹泻），是否接种新冠疫苗以及最后一次检测核酸的时间和结果，是否接种新冠疫苗以及最后一次接种时间。如果需要进一步排除新冠肺炎，即便不及时，发现疑似立即通知发热门诊（电话8140），同时安排工作人员及其陪同患者及其陪同人员按照规定的路线到达发热门诊大门外侧，与发热门诊工作人员交接后，方可离开。发现核酸阳宝做好登记并留存备查，包括交接日期、时间、患者及其陪同人员姓名、性别、年龄、联系电话、发现核酸阳宝

图 11　首都医科大学宣武医院门诊部关于来自疫情风控区、管控区、中高风险地区人员、入境人员和健康宝弹窗人员就诊的管理规定

四、执行标准的成效

质量提升看成效。本案例在标准执行的意识和能力两方面获得了双丰收。在意识提升上，细化防控措施，树立了以风险评估为基础的分级防控意识；坚持从实践出发，树立了问题导向的防控意识，瞄准痛点精准发力；强化标准的权威性，树立了从严从紧的防控意识，有力保障标准执行落地。紧跟疫情形势，树立了持续改进的防控意识，促进防控质量持续提升。在能力提升上，通过多轮次的培训与考核，巩固了含保洁员、保安员等人员在内的医院全口径工作人员的呼吸道医院感染防控能力；以演练为抓手，提升呼吸道传染病应急处置能力（图 12、图 13、图 14）。

在防控政策调整前，首都医科大学宣武医院实现了新冠病毒医患零医院感染的总目标，精准防控可年均节省疫情防控成本约 24.3%。门（急）诊各科室形成了日巡查、月自查、季考核的管理制度体系（图 15、图 16）。以标准执行成果为基础，我们发表了 SCI 论文 1 篇，核心期刊论文 2 篇（图 17、图 18、图 19）。我个人也入选了北京市医院管理中心青苗计划人才项目（图 20）。我们还利用 R 语言开发了配套的防控管理决策支持系统，在量化风险评估的基础上增加了风险预警功能，可以实现基于医疗机构门（急）诊可能面对的呼吸道感染风险，提前一周进行预警和干预（图 21）。

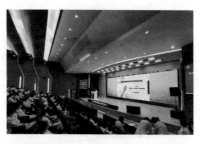

图 12　医务人员感控知识技能培训

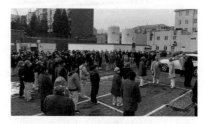

图 13　工勤人员感控知识技能培训

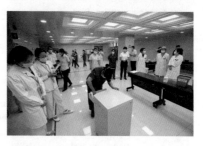

图 14　工勤人员消毒技能竞赛

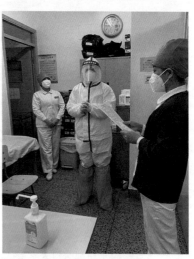

图 16　科内考核

医院感染防控检查工作台账

检查点位	检查日期	检查时点	检查人/点评人	检查/点评部门	检查形式 视频/现场	问题详述/正确操作描述点评	问题归类 重点环节/个人防护/预检分诊/人员聚集/清洁消毒/其他	整改措施	整改期限	整改责任人
急诊 ICU	20221121	16:00	赵中昌	院感处	视频	未见护士擦拭治疗车	重点环节	告知护士长，加强整改	立即整改	梁潇
急诊 ICU	20221121	22:16	赵中昌	院感处	视频	保洁员擦拭消毒不规范	重点环节	告知护士长，加强整改	立即整改	梁潇
神内 ICU1	20221124	13:50	杨洋	院感处	现场	擦拭消毒记录不规范	清洁消毒	加强培训，如实记录消毒记录	立即整改	刘芳
神内 ICU1	20221124	13:55	杨洋	院感处	现场	抽查环境卫生学系统频次合格，符合要求	—	—	—	—
神内 ICU2	20221124	14:30	杨洋	院感处	现场	抽查环境卫生学系统频次合格，符合要求	—	—	—	—
心脏 ICU	20221125	14:10	王允琮	院感处	现场	擦拭消毒记录不规范	清洁消毒	加强培训，如实记录消毒记录	立即整改	刘马超
神外 ICU2	20221125	14:15	王允琮	院感处	现场	保洁六步洗手法不规范	重点环节	告知护士长，加强整改	立即整改	纪媛媛
功能神外 ICU	20221126	16:09	韩叙	院感处	现场	抽查环境卫生学系统频次合格，符合要求	—	—	—	—
神内 ICU1	20221127	9:20	杨洋	院感处	视频	护士擦拭治疗车不规范	—	—	—	—
重症 1 病区	20221127	9:28	杨洋	院感处	视频	护士擦拭治疗车规范	—	—	—	—
重症 2 病区	20221127	9:38	杨洋	院感处	现场	人员规范防护、环境物表消毒及记录规范	—	—	—	—
呼吸 ICU	20221128	11:15	韩叙	院感处	现场	人员规范防护、环境物表消毒及记录规范	—	—	—	—
普外 ICU	20221129	16:20	王允琮	院感处	现场	抽查环境卫生学系统频次合格，符合要求	—	—	—	—

图 15 巡查台账

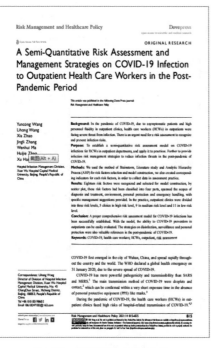

图 17　案例相关 SCI 论文

图 18　案例相关核心期刊论文 1

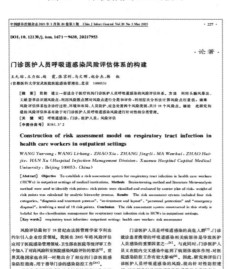

图 19　案例相关核心期刊论文 2

图 20　以案例相关内容为基础获批
"青苗"计划人才项目

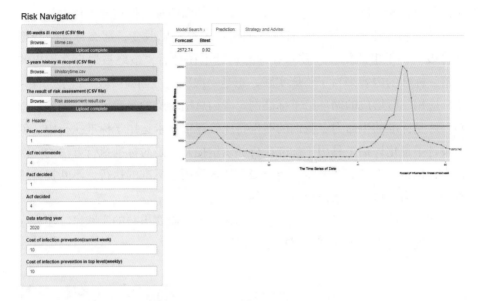

图 21　自主编写的门（急）诊呼吸道医院感染防控管理决策支持系统

五、执行标准的总结

习近平总书记曾指出：标准助推创新发展，标准引领时代进步。标准已经成为医疗行业发出中国声音、参与国际竞争、保障人民健康的重要发力点。

如何更好地在临床诊疗中执行标准，知行合一是保证执行质量的关键，也是一切标准所要求的内容能够不打折扣地在医疗机构中落实的关键保障。要做到知行合一，一方面要通过培训和演练等过程将标准的要求介绍给每个医务工作者，更重要的是要让他们看到因为执行标准而获得的实实在在的效果，从内心深处认同标准的要求；另一方面是要完成从被动监管到主动执行的跨越，在内心认同的基础上，首先利用他人的监管将执行标准的措施逐步规范化和标准化，最终形成行为习惯，脱离他人监督转为自主执行，真正让标准执行的意识在医务人员心中落地生根。

"守成"赋予标准以基础，"创新"则赋予标准以生命力。执行标准的要义在于将专家形成的一致的建议和要求不折不扣地运用于临床医疗工作，以对标准内容的严格的"守成"追求临床诊疗的高质量。但这并不代表执行标准就应该墨守成规，如果所有标准的执行者都不思改变，那么标准本身则必将被一日千里的新医疗技术和理念远远甩在身后，最终被遗忘在历史的角落。标准的内容来自于临床实践，正是一次次的"创新突破－经验总结－推广应用"所形成的循环给了标准制定者们总结凝炼的经验宝库，因此"创新"才是标准的生命力。我们的案例将风险评估技术运用于标准执行中，创新设计了量化评估工具用于标准执行和质量提升，是对标准执行方法的一次探索，也希望未来会有更多的新方法新技术运用于标准的执行，不断提升感控管理能力，也不断增强标准本身的生命力。

伟大的时代需要广泛的参与者，伟大的事业需要勇毅的实践家，愿人人都是标准践行者，人人都是感控守"门"员！

（王允琮 杨洋）

10 门诊网格化防控实践，严守患者就医安全线

——WS/T 591- 2018《医疗机构门急诊医院感染管理规范》
（四川大学华西医院）

医院感染管理是确保医疗质量、患者安全的重要保障，门诊部作为医院窗口部门，每日接待大量患者及家属，诊疗服务项目多，院感管理具有其特殊性。2019 年，突发的新冠疫情更是对门诊院感管理带来了巨大挑战。本章选择《医疗机构门急诊医院感染管理规范》作为执行标准。

一、执行标准的背景

（一）新冠感染疫情

2019 年 12 月新冠感染疫情暴发，我国各地启动重大突发公共卫生事件一级响应，WHO 宣布 COVID-19 构成国际公共卫生紧急事件。

新冠感染疫情具有高度传染性，容易在人际接触中传播，使得其传播速度较快；疫情的流行范围广泛，几乎全球范围内都受到了影响，对经济发展和社会稳定造成了重大影响；由于病情的突发性和难以预测性，防范和控制措施面临挑战，对国家安全构成了威胁。

（二）门诊及时开诊面临巨大挑战（图 1）

1. 门诊人流量大 每天接待大量的患者及家属，使得防控工作更加复杂和困难。

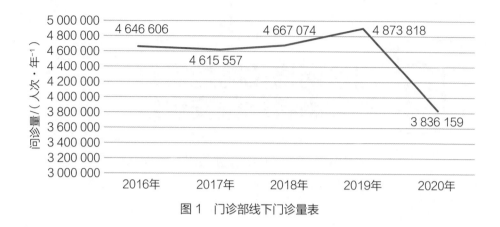

图 1　门诊部线下门诊量表

2. 门诊的患者来源复杂　涉及各种疾病和病情，需要进行精细的分类管理和防控措施。

3. 门诊环节较多　包括挂号、候诊、就诊等，每个环节都需要严格的防护。

4. 门诊具有较高的人员密集度　患者与医务人员、患者之间的接触频繁，使得防控更加困难。

5. 门诊具有较大的流动性　患者来去自由，增加了防控的难度。

（三）执行标准的基础条件 SWOT 分析

1. 优势（strength）

（1）全院明确防控组织构架，组织高度重视。

（2）医疗、院感、护理、检验等专业基础强，可保障科学防控。

（3）人力、医疗物资等资源相对较优。

（4）医院大力开展互联网医院业务，可助力疫情防控。

（5）院感标准既往有较好的执行基础。

（6）公众重视度高，防控意识较为普及。

2. 劣势（weakness）

（1）时间紧迫，需按原计划正常开诊。

（2）门诊量大，最高达 2 万，疫情筛查询问范围广，预检分诊工作量大。

（3）人流量大，门诊空间相对不足，人员密集度高。

（4）门诊区域广，与住院楼相连，出入口及电梯分布广，集中管控难。

（5）疫情防控常态化，作战时间长，员工筛查压力大。

3. 机会（opportunity）

（1）国家、省市层面对疫情防控高度重视：党中央统筹推进新冠疫情防控，制定防控战略，疫情早期四川省启动重大突发公共卫生事件一级响应，构建联防联控、群防群控体系。

（2）国家政策利好互联网医院业务，可助力疫情防控。

（3）社会广泛的宣传教育与积极的舆论引导，公众团结。

4. 威胁（threats）

（1）患者来自国内外，流动性强，筛查难度大，对各环节防控要求高。

（2）新冠病毒传染性强，对新病毒了解尚不全面，工作人员心理压力大。

（3）疫情防控＋常规诊疗同步进行，防控挑战大。

二、执行标准的计划

（一）执行标准名称

1. 标准名称　医疗机构门急诊医院感染管理规范。

2. 标准编号　WS/T 591—2018。

（二）执行标准目标

1. 及时发现、快速处置新冠感染患者。

2. 疫情防控与正常诊疗双轨制。

3. 院内零感染。

4. 疫情防控标准引领与推广。

（三）执行标准的技术路线

明确标准——现状调查——落实措施——跟踪评价——持续改进

三、执行标准的过程

（一）完善组织构架

建立医院感染管理制度。

1. 医院疫情防控小组工作内容　更新医院感染管理制度、制定针对新冠的管理制度《四川大学华西医院防治新型冠状病毒感染的肺炎应急预案》《四川大学华西医院新冠病毒感染防控方案》《关于进一步加强我院疫情期间医院感染防控工作的通知》等。

2. 医院感染管理部　及时发布《新冠肺炎流行病学史一二三四原则及中高风险区更新》，要求对门诊患者家属筛查时遵循"一聚集二症状三来自四接触"的原则询问流行病学史及症状。

3. 门诊管理小组　以《医疗机构传染病预检分诊管理办法》为基准，结合卫生健康委新冠疫情防控文件精神、医院管理制度、医院感染管理部新冠防控要求，在《门诊传染病预检分诊实施细则》的基础上，制定三级预检分诊措施，制定了《门诊新冠病毒防控工作》《门诊患者就诊须知》《门诊患者就诊流程图》，各级人员严格按照三级预检分诊执行。

4. 门诊院感小组　在疫情防控工作中，贯彻落实院感标准，增强院感防控意识和能力，完善院感防控体系和制度，规范院感防控流程和行为，提升院感防控效果和水平。

（二）动线规划调整

四川省卫生健康委关于印发《普通病区管理制度》等 3 个制度的紧急通知中《医疗机构出入管理制度》，建立"三通道"（图 2）。

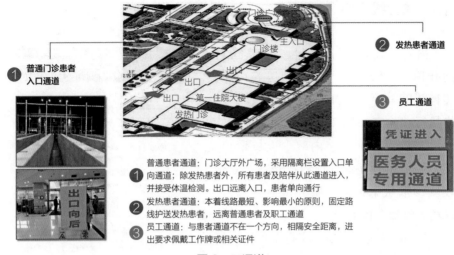

图2　三通道

（三）创新院前预检

内容：严格执行《医疗机构传染病预检分诊管理办法》的规定，根据本机构的服务特性建立相应的预检分诊制度；落实三级预检分诊，实施三通道，单进单出；一级分诊处更新体温筛查设备；结合新冠特点制定流行病学史等询问内容，明确各级分诊处筛查内容，严格执行；送发热门诊标准为体温≥37.3℃。

1. 院前预警　通过大数据锁定风险人员，在患者来院前完成流行病学史调查、提醒及追踪。

2. 一级预检分诊　在门诊入口，测温、亮码、确认身份信息。

3. 二级预检分诊　在候诊区入口复测体温，筛查流行病学史及相关症状。

4. 三级预检分诊　诊间接诊医生核查患者体温，按照院"一二三四"原则询问流行病学史及相关症状，在电子病历记录后才能进行专科疾病诊治。

（四）线上线下结合

内容：大力推行在线诊疗，实现自助开单、在线预约、药物配送等功能，实行就医全预约，推广分时段就诊，严格执行“一室一患”管理规定；楼宇外增设自助设备，楼宇内减少人员聚集；线上线下相融互促，预约挂号率、分时段就诊依从率、线上服务量显著提升，现场人流量大幅下降。

1. 调整预约周期，实行全预约，仅针对老年人、特殊患者现场挂号（图3）。

2. 宣传分时段就诊，减少聚集（图4）。

门诊关于全面实行预约挂号的通知

根据国家关于推进预约诊疗服务相关要求，结合目前新冠肺炎疫情防控需要，为了缩短患者在医院等待时间，降低交叉感染风险，经医院研究决定，于2020年4月3日起，我院门诊将全面施行"非急诊预约挂号服务"模式。现将相关注意事项通知如下：

1 所有门诊患者原则上均需提前预

2 医院不再提供当日挂号，未预约

3 取消人工挂号窗口，同时增设人

4 普通专科门诊将并入各专科门诊后就诊；

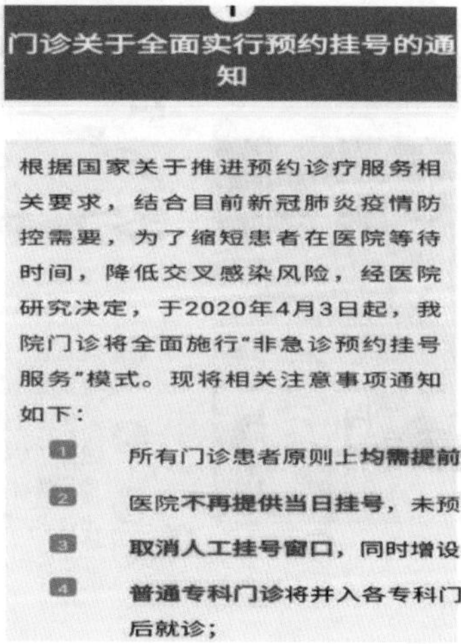

图3　门诊通知

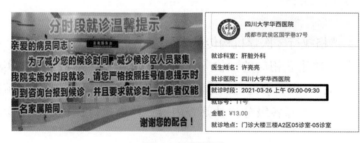

图4　温馨提示

3. 严格控制陪伴人数（图5）。

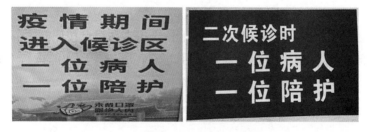

图5　控制人数

4. 上线华西互联网医院（图6）。

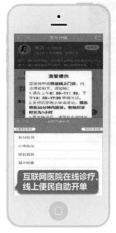 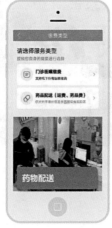 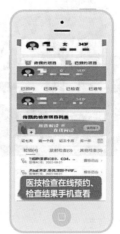 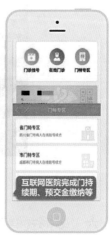

图6　互联网医院

（五）全员分类培训

内容：工作人员参加医院感染管理相关知识和技能培训，开展手卫生依从性监测，根据标准预防的原则选用个人防护用品（图7，图8）。

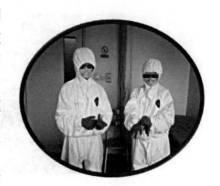

1. 培训内容　手卫生、血源性病原体职业防护、个人防护用品的正确选择与使用、标准预防、医疗废物管理等。

2. 培训频次　每年至少一次；根据情况及时培训，如秋冬季节流感、登革热等。

图7　培训1

3. 培训效果　理论操作考核合格率100%。

4. 培训成果　对全员进行了分类分层培训，线上开展新冠肺炎、不明原因肺炎、流感等疾病的防护技能和理论课程40余次，线上线下累计培训100余次，考核合格率100%。培训还辐射到100多家社区，近5 000名医务人员，培训质量达到同质化、规范化、标准化。

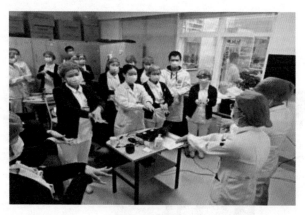

图 8 培训 2

（六）多形式健康宣教

内容：对患者和家属、陪同人员开展了多种形式的科普宣教，增强公众防护意识，线上线下累计受众 6 000 多万人次（图 9）。

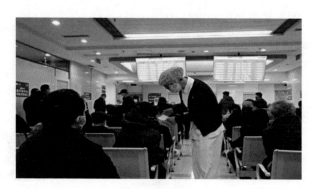

图 9 健康宣教

1. 宣教形式 网络、电视、广播、纸质资料、口头宣教：新冠防控知识、手卫生、口罩佩戴；呼吸道卫生 / 咳嗽礼仪等；工作人员巡视，指导患者规范佩戴口罩；开展在线诊前准备、疫情防控、线上健康讲堂等（图 10）。

2. 宣教内容 常见疾病知识、医院就诊流程。

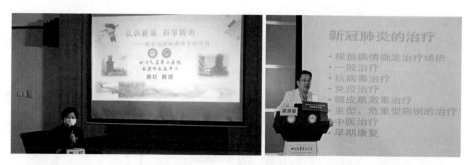

图 10　线上讲堂

3. 宣教效果　新冠防控相关知识教育受众达 234 万人，线上线下累计受众 6 000 多万人次，增强了公众防护意识。

（七）成立防控团队

内容：加强发热患者闭环管理，规范工作流程（图 11）。

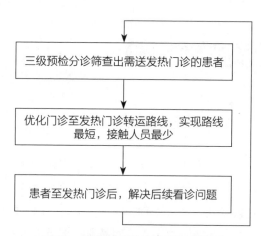

图 11　规范院感防控流程和行为图

（八）建立督查机制

内容：遵循标准对医疗器械、污染物品、物体表面、地面和空气等进行清洁与消毒，开展环境卫生学监测。

1. **现状调查**　自助挂号机 100 余台；共享轮椅 57 辆；共享充电宝 15 组 360 台；8 个门诊单元涉及自助设备，涉及区域广；共享设备消毒规范缺失，潜在风险大（图 12）。

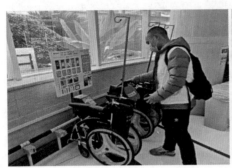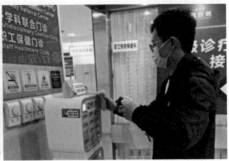

图 12　现状调查

2. **落实措施**　明确共享设备消毒规范：500mg/L 含氯消毒液擦拭 4 次 / 天，做好登记；定期开展门诊环境监测。

四、执行标准的成效

（一）及时发现、快速处置新冠患者

新冠疫情暴发至今，通过全员奋斗，取得了丰硕的成果。疫情至今送发热门诊患者 2 676 例；均由护士陪同送至发热门诊，无一例人员流失；各级分诊处均发现新冠患者共 3 例并及时送发热门诊。保障了门诊在 2020 年大年初四如期开诊，未因疫情停诊 1 天，对 3 500 多万人员进行了筛查，保障了 2 000 多万患者正常就诊。

（二）疫情防控与正常诊疗双轨制

未因疫情停诊 1 天，保障近 600 万患者正常就诊，对上千万人员进行流行病学史等筛查；患者满意度：94%，关注后续看诊问题，关注脆性人群，注重人文关怀；医生满意度：100%，患者及家属进入诊间前，一二级筛查率100%；迎接世界卫生组织、国家、省市、院内检查，获得高度肯定（图13）。

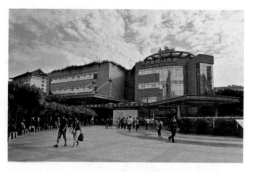

图13 双轨制

（三）院内零感染

送发热门诊患者7 000余例，无一例人员流失，确诊6例新冠患者，实现了院内患者、家属及员工零交叉感染；四川大学华西医院荣获全国抗击新冠肺炎疫情先进集体（图14）。

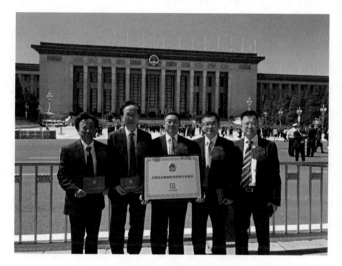

图14 获奖情况

（四）引领与推广

四川省医学会门诊管理专委会发布我院门诊牵头制定的《新冠肺炎疫情期间医疗机构门诊防控举措释疑》，全省推广；多项工作举措、标准为四川省管理规范提供参考；医联体与多院区推广；四川省卫健委发文推广我院三级预检分诊成功经验，全国20余省，30多个市，100多家医院来我院参加学习；发表新冠相关论文9篇，为各级医院门诊疫情防控提供参考，为医院、社区体温筛查提供依据；参编书籍 2 部（《新型冠状病毒肺炎护理管控实用手册》《新冠肺炎防控医院护理工作指南》），申报新冠相关课题 4 项（基于"物联网 + 虚拟转运管路"方案建立门诊疑似 COVID-19 患者的院内转运模式、以医院为基础的新发重大传染病预警、应对和运营优化、突发公共卫生事件应急管理中门诊医师排班系统服务优化研究、基于 5G 微信新媒体的新冠肺炎应急防控科普）。

五、体会和建议

（一）建立"四全"网格化应急管理体系

通过精准择标，深度解标，有力贯标、落实三通道、三级预检、三级督查"三三原则"，形成了全组织、全过程、全流程、全要素的四全网格化管理体系，保障标准执行与措施落实，保障了医疗质量与安全，促进医院高质量发展，助推健康中国目标实现。

（二）围绕传染病传播三个关键环节制定措施

1. 控制传染源 严格执行三级预检分诊，及早发现感染患者。
2. 保护易感人群 医务人员严格按照要求穿戴防护物品；患者规范佩戴口罩；疫苗接种，群体免疫。
3. 阻断传播途径 互联网助力门诊人员分流，减少聚集；优化送发热门诊患者转运路径，减少人员接触；严格按照要求进行环境、物体表面消毒，避免交叉感染；医务人员严格按照要求穿戴防护物品、勤洗手；患者家属进入诊间消毒双手；指导患者规范佩戴口罩。

（何晓俐　赵淑珍　周亮　宋洪俊）

11 禁疫求净，精益求精
——提高精密器械管理质量

——WS 310.2—2016《医院消毒供应中心第 2 部分：清洗消毒及灭菌技术操作规范》

（南昌大学第二附属医院）

⚖ 一、执行标准的背景

（一）基本保障

南昌大学第二附属医院是一所集医疗、教学、科研、预防保健、急救、康复为一体的现代化大型三甲综合医院，是国家重大疫情救治基地，开放床位 3 945 张，年门（急）诊量 300 万余人次，年出院患者 16 万余人次，年手术台次手术 5.83 万台。医院消毒供应中心拥有东湖、红角洲两大工作院区，东湖院区 2011 年 7 月投入使用，红角洲院区 2020 年 6 月投入使用，消毒供应中心建筑面积共 3 000 余平方米（图 1）。中心的整体设计风格基于医院大楼一体化的设计风格，同时体现消毒供应中心作为独立科室的特殊

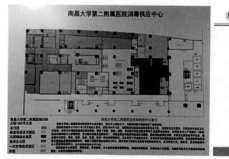
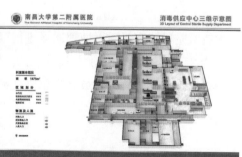

图 1　消毒供应中心两院区建筑布局平面图

性，达到整体统一，局部合理区分的设计要求，将消毒供应中心内的生活区、去污区、检查包装及灭菌区、无菌物品存放区等功能区域区分开，建成了一个现代化、智能化、规范化、人性化的功能科室。承担着医院临床科室等 160 余个部门所有可重复使用诊疗器械、器具和物品的集中管理及供应，被称为"医院的心脏"，是感染防控的重要部门，以"严格规范，保质保量，服务临床"为工作宗旨。

（二）行标引领

2016 年 12 月 27 日，国家卫生计生委正式颁布的 WS 310.2—2016《医院消毒供应中心第 2 部分：清洗消毒及灭菌技术操作规范》中明确了精密器械是指结构精细、复杂、易损，对清洗、消毒、灭菌有特殊方法和技术要求的医疗器械，如机器人器械、软式内镜、硬式内镜、显微器械等。2020 年 2 月 13 日中华护理学会消毒供应中心护理专业委员会发布的疑似或确诊新冠肺炎患者复用器械消毒供应专家共识就疑似或确诊新冠肺炎患者复用医疗器械、器具和物品处置流程以及工作环境、人员防护等方面提出了建议方案。

（三）管理现状

工欲善其事，必先利其器，随着精准医疗及微创手术的迅猛发展，精密器械已快速渗透至各个专业领域，如何提高精密器械管理质量已成为消毒供应的重点难点。2017 年中华护理学会消毒供应专业委员会对全国的 30 个省共 616 所不同等级医院进行调查，发现精密手术器械的处理问题主要集中在清洗欠规范流程上。2019 年 6 月 1 日—2019 年 12 月 31 日期间南昌大学第二附属医院对精密器械再处理质量进行回顾性分析，发现精密器械再处理合格率为 93.89%，尚存在较大提升空间。同时疫情之下进一步加大了精密器械的处理难点以及医护人员处理精密器械的风险。

二、执行标准的计划

（一）制定总目标

针对精密器械种类繁多、精密易损、贵重、基数少、周转快等特点，结合疫情大环境，通过执行国家标准及共识，从人员、设施、制度、流程等方面着手优化工作模式，以达到实现精密器械精准管理、确保精密器械再处理质量、有效保障医疗质量及患者安全的目标。

（二）制定具体目标及计划

1. 根因分析　通过查检表、鱼骨图等质量改善工具，对精密器械再处理不合格原因进行分析，发现不达标原因主要为清洗不合格及回收不合格（图2）。查询众多循证依据，如中华护理学会新冠专家共识、美国指南、亚太指南等，明确清洗是首要也是最重要的步骤（图3）。对清洗质量不合格原因的鱼骨分析发现主要有未设置处置专区、未系统培训、设备清洗工具相对不足等问题；对回收质量不合格的鱼骨分析发现主要有预处理不到位、防护意识薄弱、未细化操作流程等问题。

原因	数量/件	构成比	累计构成比
清洗不合格	896	41.14%	41.14%
回收不合格	875	40.18%	81.32%
包装不合格	119	5.46%	86.78%
检查与保养不合格	97	4.45%	91.23%
分类错误	49	2.25%	93.48%
发放不合格	43	1.98%	95.46%
灭菌方法不正确	39	1.79%	97.25%
干燥不彻底	28	1.29%	98.54%
储存不合格	19	0.87%	99.41%
消毒不合格	13	0.59%	100.00%

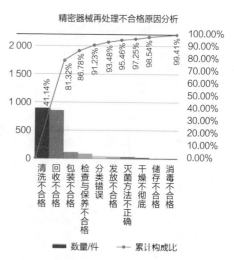

图2　精密器械再处理不合格原因分析

内容	证据等级	推荐级别	来源
1. 在任何消毒或灭菌过程中，清洗是首要也是最重要的步骤；	Level 1c	A 级	2015 年，美国食品和药品监督管理局《医疗护理中的医疗器械再处理方法及说明指南》
2. 工作人员必须熟悉医疗器械，以便知道清洗的方法是恰当的，以及如何适当地清洗每一个特定的设备；	Level 1b	A 级	2018 年 ESGE-ESGENA《清洗消毒操作指南》
3. 消毒供应中心为医院医疗仪器及医疗器械提供消毒灭菌，确保对员工提供适当的培训；	Level 1b	A 级	2017 年 2 月，亚太感染控制协会（APSIC）《医疗器械消毒灭菌指南》
4. 在进行任何洗消处理之前，使用后的器械应在临床器械产生点进行预处理，以确保它们的安全运输和对消毒供应中心工作人员最低风险；	Level 5	B 级	2016 WHO & PAHO 指南《卫生保健机构医疗器械的洗消与复理》
5. 器械用后应保持湿润和清洁；	Level 1c	A 级	2017 年 2 月，亚太感染控制协会（APSIC）《医疗器械消毒灭菌指南》
6. 在进行回收过程中，需要做好个人防护措施；			2020 中华护理学会疑似或确诊新冠肺炎患者复用器械消毒供应专家共识
7. 消毒供应中心应使用"特殊感染器械"专用密闭回收容器单独线路回收；			医疗机构内新型冠状病毒感染预防与控制技术指南

图 3   循证依据

2. 具体目标   通过根因分析，确定提高精密器械的清洗及回收合格率的目标。并制定指标及设定目标值：精密器械清洗合格率为 98.80%，精密器械回收合格率为 98.82%。

3. 执行计划   为有序推进标准的落实，根据实际情况拟定活动计划，针对目标多措并举制定相应策略，包括优化人员、优化培训、优化硬件、优化流程等方面，并绘制了活动计划甘特图及技术路线图（图 4）。

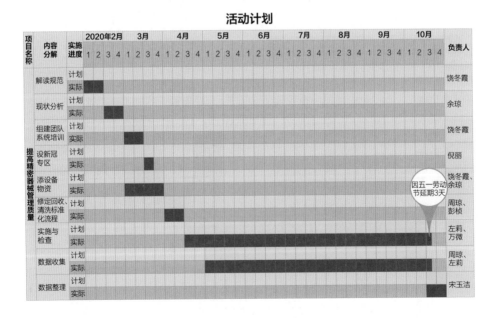

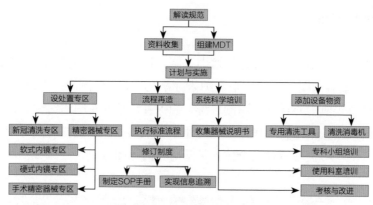

图4　活动计划及技术路线图

三、执行标准的过程

（一）优化人员

组建 MDT 团队。医院高度重视并成立消毒供应管理委员会，由分管院长主导，职能部门及临床科室各司其职。科室成立精密器械专科小组（图5），组员分工明确，按照规范做事，促使工作专科化、精准化、精细化。

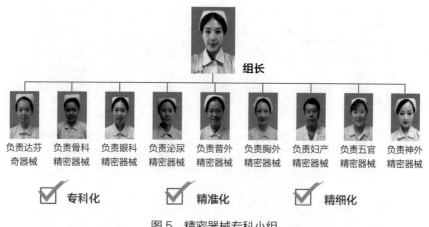

图5　精密器械专科小组

（二）优化培训

通过多元化学习对人员进行培训，制订精密器械优化培训 PDCA 计划：

1. 收集器械图谱、说明书等纳入标准化管理，完善相关图谱，将图谱上传至消毒供应中心计算机追溯系统，确保各环节均有图谱对照，以降低人员出错的概率；拍摄相应操作视频与建立二维码以便人员扫码观看学习，并制定统一的学习资料留存供全体人员随时查阅（图 6）。

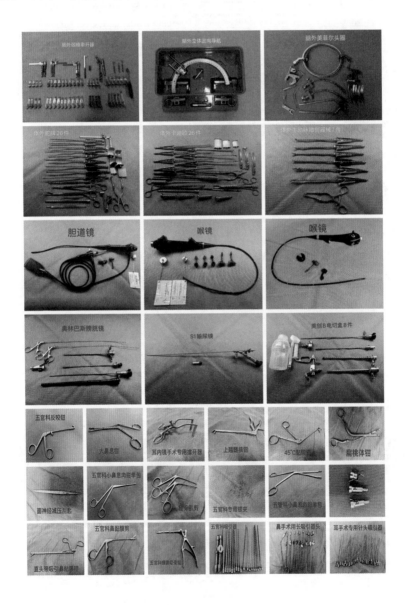

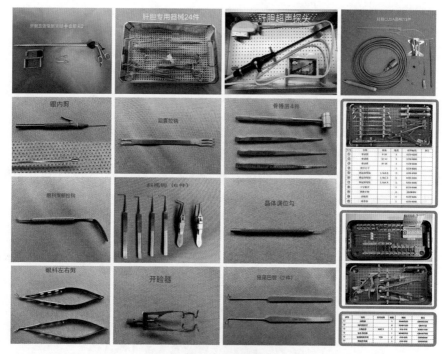

图6　精密器械图谱及说明书

2. 组织学习精密器械国家规范及相关新冠专家共识，如软式内镜集中式清洗消毒及灭菌技术操作指南、硬式内镜清洗消毒及灭菌技术操作指南等。

3. 邀请相应工程师及科室组长进行培训，通过现场演示、线上线下视频教学、网络自学等各种培训方式开展培训，并成立考评小组，培训后不定期提问，发现薄弱环节督促加强学习，定期进行相应考核（图7）。

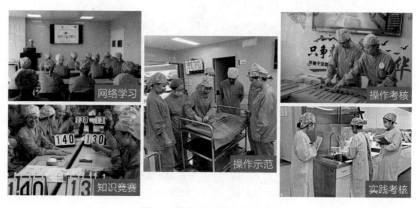

图7　精密器械培训及考核

通过培训持续改进后，全体护士理论及操作考核结果显著提升，培训效果良好。

（三）优化硬件

根据实际工作情况，进行小组会议讨论，总结意见，确定改进方案：

1. 设置精密器械处置专区，配备精密器械专用用品（图8），如保护垫、保护套、各种密纹框、标识牌、特制精密器械转运车、清洗毛刷、目镜参照物、不同颜色包装材料等。

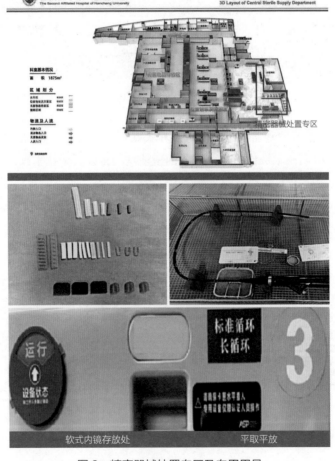

图8　精密器械处置专区及专用用品

2．增添相关设备，如全自动软镜清洗机、负压清洗机等，设置新冠专用清洗消毒机、灭菌器（图 9），确保工作的安全高效运转。

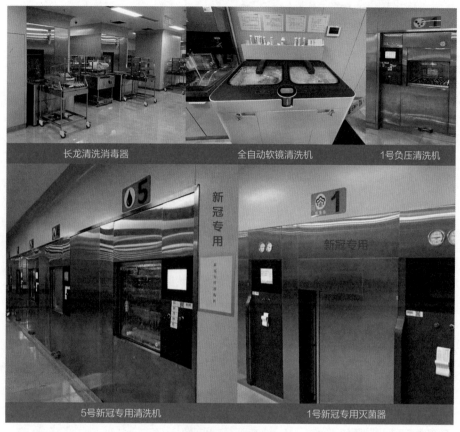

长龙清洗消毒器　　　全自动软镜清洗机　　　1号负压清洗机

5号新冠专用清洗机　　　　1号新冠专用灭菌器

图 9　新添置设备

3．划分精密器械专区如手术器械专用清洗区、软式内镜专用清洗区、腔镜专用清洗区、外来器械专用清洗区等，实现对不同器械更有效、更安全、更精细的处理（图 10）。

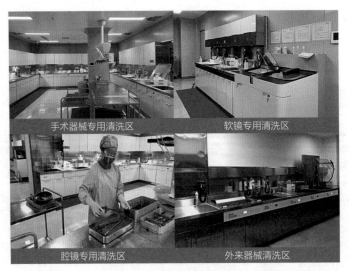

图 10 精密器械处置专区

（四）优化流程

1. 规范制度、标准、操作，制订精密器械回收 PDCA 计划。

（1）成立新冠精密器械处置小组，讨论回收相关注意事项，制定回收流程，强调专人、专车、专框、专路线回收。落实要求，强调在使用现场按规范进行预处理；使用者应双层封闭包装并在包装外注明"新冠"标识，由消毒供应中心单独回收处理（图 11）。

预处理
使用现场按规范进行预处理

回收
使用者应双层封闭包装并在包装外注明"新冠"标识，由消毒供应中心单独回收处理。

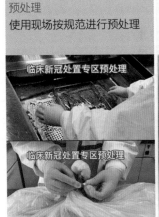
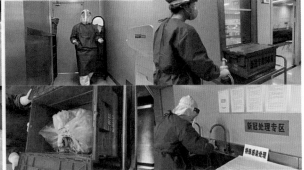

图 11 新冠精密器械回收要求

（2）精密器械回收流程制定：强调避免交叉感染及环境污染，根据具体情况进行细分，形成标准流程图（图12）。

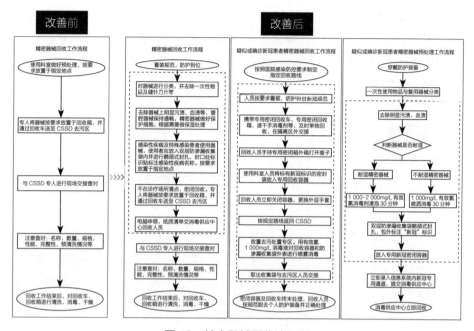

图 12　精密器械回收流程图

（3）增加回收专用设备及工具：专用密闭车、设置高温、低温分类密闭回收箱、防渗透收集袋等。

（4）小组人员进行回收个人防护演示，全体人员进行相应考核。

（5）组织全体人员学习回收相关知识与技能，并依次进行考核。

持续改进后精密器械的预处理合格率及回收合格率均得到了有效提升，全体人员的防护意识、防护理论及操作都有明显的提高。

2. 完善制度、流程、用物，制订精密器械清洗 PDCA 计划。

（1）组建多学科团队，与职能部门、临床科室多渠道有效沟通，如微信群、实地观摩学习等。加强多学科协作：①发现器械损坏、性能不良、配件缺失等问题，及时通过电话及相关微信群等与临床科室进行沟通协调。②无偿为手术室提供保湿剂，指导使用后及时的预处理及器械维护。③选择接受能力和责任心强、能主动加强业务学习、工作细心的人员进行专科培训，到使用科室和手术室跟台，了解精密器械部件的功能及污染情况，熟悉器械彻底拆卸和清洗要点，正确装配。④器械封包前将配装后的情况拍照发至小组群，进行小组自查。⑤问卷收集临床科室反馈意见，及时改进不足，并对改善措施的落实进行监督和检查。

（2）制定精密器械手工清洗及机器清洗流程（图13）、建立操作考核制度并不断完善。落实要求，根据器械物品材质、精密程度等进行分类处理：①污染评估，清点名称、规格、数量，检查功能完好、零件齐全。②发现问题与相关人员沟通记录。③使用器械保护垫、密纹框。

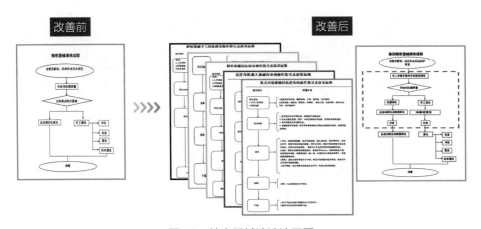

图 13　精密器械清洗流程图

（3）制定精密器械清洗查检表，每周质控小组根据查检表内容随机抽查，并针对问题进行小组讨论，分析原因，制定措施，总结归纳。

（4）增加多功能清洗消毒站及各类密纹框、标牌、清洗标牌等工具。

（5）清洗采用个性化、精细化，执行专科器械操作流程，耐湿、耐热器械选用新冠专用清洗消毒机处置（图14）。

（6）组织全体人员学习相关知识与清洗技能、职业安全防护训练，并进行相应考核。

持续改进后精密器械的清洗合格率有显著的提高。

3. 规范精密器械检查保养要求（图15）。

（1）以目测为主，辅以带光源放大镜检查，重点检查精密器械的性能、数量、功能、清洗质量等。在检查过程中发现器械有锈迹，及时返洗进行处理，若发现器械性能不佳或有严重锈蚀及损毁严重，及时通知使用科室报废或找专人维修。并定期进行 ATP 清洗质量监测。

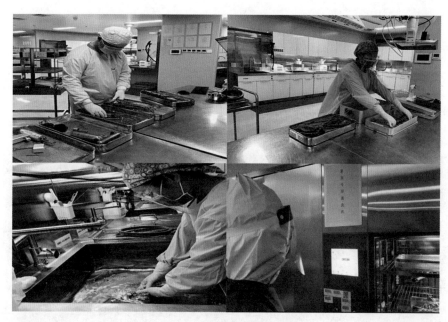

图 14　精密器械清洗操作

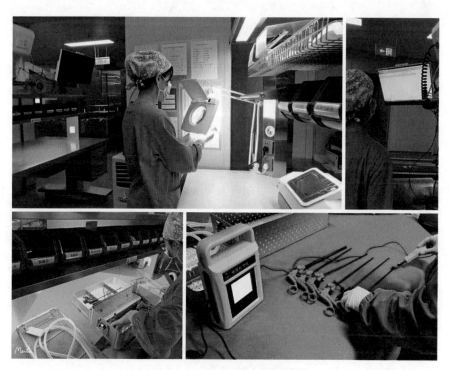

图 15　精密器械检查保养

（2）不使用液体石蜡等非水溶性的产品作为润滑剂，应重点润滑保养活动节点、轴节、螺帽、螺纹、阀门等部位。

（3）带电源器械使用绝缘检测仪进行绝缘性能等安全性检查。

4．质量的持续改进一直贯穿在平时的工作中，并体现在日常监测，组内检查和定期抽查等方面（图16）。

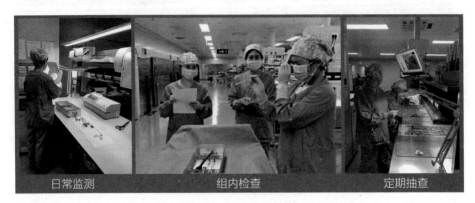

图16　质量持续改进

5．执行标准过程中的难点。

（1）需多部门与临床科室配合，推动难度大。

（2）由于新型冠状病毒的特点，存在气溶胶传播的可能，防护要求高。

（3）医院内使用的精密器械数量大、品种多、处理复杂。

（4）培训内容多，工作人员学习接受时间长。

四、执行标准的成效

（一）规范的操作指引

小组制定了相关精密器械标准操作规程，如达·芬奇机器人器械清洗，软式内镜清洗，硬式内镜清洗，疑似或确诊新冠肺炎患者精密器械回收、手工清洗、机械清洗等操作流程，遵循行标制定精密器械SOP，规范操作程序，以提高器械再处理质量（图17）。

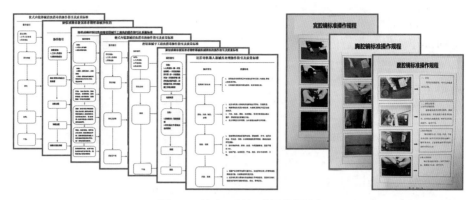

图 17　精密器械标准操作规程

（二）执行标准的前后变化

1. 组员相关能力显著提升（图 18）。执行标准前组员相关专业知识储备不足，不能通透地理解一些知识间的相关性，对 QCC 等相关的管理工具不熟悉，加大了组员间的沟通协调的难度，影响组员开展项目的积极性。通过培训后，组员相关专业知识水平都有明显的提高，之间能更融洽地相处，对于遇到的问题能从不同的角度分析，并运用正确的逻辑推理进行判断。能力的提升使得每个人都能在项目中发挥出自身的作用，显著提高了组员的积极性及荣誉感。

编号	评价项目	标准应用前		标准应用后		趋势
		总分	平均分	总分	平均分	
1	专业知识	31	3.1	41	4.1	↑
2	提出问题的能力	32	3.2	43	4.3	↑
3	逻辑思维	33	3.3	40	4.0	↑
4	积极性	29	2.9	37	3.7	↑
5	沟通协调	33	3.3	39	3.9	↑
6	荣誉感	34	3.4	45	4.5	↑
7	QCC手法	33	3.3	42	4.2	↑

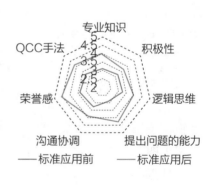

图 18　组员相关能力

2. 完善沟通反馈制度后，临床科室对精密器械使用满意度显著提升（图 19）。

3. 合适的处理工具、规范的操作流程、先进的处理设备等延长了器械的使用寿命，取得了良好的经济效益。

4. 图谱的应用，加深了工作人员对手术器械的理解与记忆，有效缩短了器械的处理时间，加快了器械的周转；工作人员对照图谱在不同手术器械的清洗中可采取对应的处理流程，有效减少了清洗、消毒不合格等情况的发生，提高了工作人员的工作效率。

5. 增加的各类回收、清洗工具基数满足了日常的工作需求；增添的清洗设备设施加快了器械的周转；对人员的多方面培训使得个人防护到位、器械预处理达标；划分各类器械处置专区使得器械的处理更有条理、更为安全；完善相关制度、细化操作流程、明确岗位设置，实现了对全流程的监督保障。通过各项改善措施的实行，精密器械的清洗合格率（图20）以及回收合格率（图21）均有显著的提高，且近年来维持效果良好（图22）。

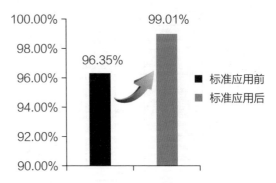

图19 临床科室对精密器械使用满意度

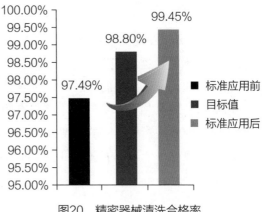

图20 精密器械清洗合格率

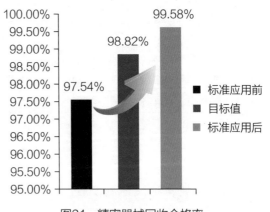

图21 精密器械回收合格率

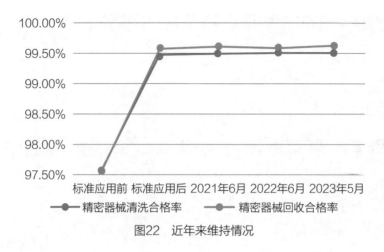

图22　近年来维持情况

（三）执行标准的具体成果

1. 立足"强化内涵建设，提升社会效益"，组织并开展了国家级继续教育学习班多场，辐射多家医院。举办"走进消毒供应，揭秘器械之旅"的推广活动（图23）。

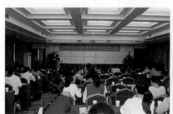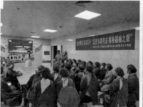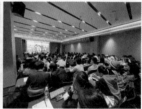

图23　推广活动

2. 参加各类比赛，并取得诸多荣誉。近几年南昌大学第二附属医院在护理质量管理方面也取得了很大的成效，如2020年荣获"护理管理创新奖"卓越奖，2021年荣获第五届中国护理质量大会"护理质量提灯奖"金奖（图24）。

3. 主持课题多项，撰写发表论文多篇，申报专利多项，项目负责人参与国家指南的编写。

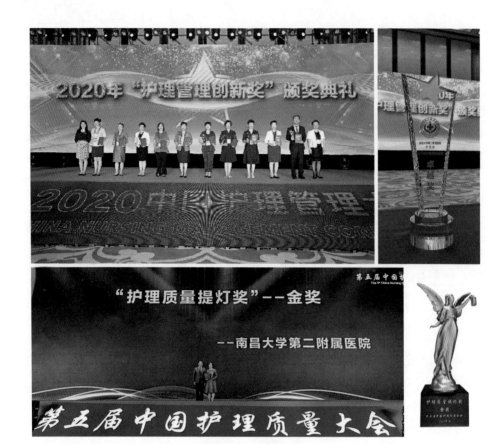

图24 荣誉奖项

五、执行标准的总结

　　行标引领，执行有力。南昌大学第二附属医院严格贯彻 WS 310.2—2016《医院消毒供应中心第2部分：清洗消毒及灭菌技术操作规范》的要求，制定标准操作流程，不断加强操作流程中的细节处理，有效强化每一个环节的管理质量。实行手工清洗和机器清洗相结合等措施，延长器械使用寿命，节约器械成本开支，减少管理的盲区，不断提高精密器械管理质量。

　　对精密器械按照各自特点进行分类并制定相应的清洗SOP，对流程中的重点环节和难点进行细化和优化，使操作人员在操作时有据可依，达到操作的统一化、标准化，质量的同质化，确保精密器械的清洗效果与功能状态完好。

全程进行质量追溯达到精准化的管理。运用质量追溯系统记录何时、何处、何人做了何事，实现及时的追踪调查以及分析数据，确保精密器械使用期间的安全性；进行流程控制，按照标准流程在关键步骤上进行审核；进行权限控制，实行专人专岗负责制，明确岗位职责，分工操作，进而更好地服务临床，提升消毒供应质量的满意率。

通过规范化、标准化和精细化的管理措施对精密器械进行管理，将各项工作进一步细化、落实、量化、改进，确保各项改善措施在各个环节得以全面落实，实现质量的持续改进，进而提高精密器械再处理质量，保障供应安全和患者安全，为实现消毒供应中心的高质量发展添砖加瓦！

（饶冬霞　余琼　彭桢　左莉）

12 火速践行标准，保障民众健康

—— WS/T 511—2016《经空气传播疾病医院感染预防与控制规范》

（厦门大学附属翔安医院）

一、执行标准的背景

经空气传播疾病严重威胁民众健康。2020 年 1 月新冠病毒感染疫情暴发，世界卫生组织于 3 月 11 日宣布该疫情流行特征为"全球大流行"，传播速度极快、防控难度非常大。基于疫情大流行的背景，加强经空气传播疾病的院感预防与控制至关重要，国家高度重视疫情防控，各级卫生行政部门层层推进院感管理及规范化建设。

国家卫生和计划生育委员会于 2016 年 12 月 27 日发布 WS/T 511—2016《经空气传播疾病医院感染预防与控制规范》（后文均简称"标准"），标准规定了患者识别、转运与安置要求，培训与健康教育，清洁、消毒与灭菌，工作人员经空气传播疾病防控要求五方面内容，为应对突发公共卫生事件和保障民众健康筑起了坚实的堡垒。

厦门大学附属翔安医院为一家集医疗、教学、科研、预防为一体的综合性临床研究型医院，为厦门大学唯一的直属附属医院，于 2019 年 4 月 6 日正式运营开业，秉承厦门大学"自强不息、止于至善"的校训，坚持"医术至精、仁心至善"的建院理念。总建筑面积 15.2 万平方米，规划床位 3 000 张，已开放 600 张。厦门大学附属翔安医院为厦门市唯一拥有人体肝脏、肾脏移植执业资质的医院，目前已完成肝移植手术 168 例，肾移植手术 177 例；为厦门市首家中国医学救援协会航空医疗救护培训基地、福建省紧急医学救援基地，和美国心脏协会（American Heart Association，AHA）心血管急救培训中心；为首批国家临床教学培训示范中心（福建省仅2家）。

医院高度重视感染控制工作、发热门诊建设，开业前已构建院感防控体系，规划发热门诊区域达1 100余平方米，初步确定诊室、留观室、采血室、药房、X线胸片室等功能区域。院领导精心部署专业人才梯队，医院具备优秀的领导和人才队伍，以及一批出色的感染性疾病专业管理人员、临床医生和护理团队。

医院始终坚持"高起点、严标准、大目标"定位，切实践行国家颁布的各项规范。由医院牵头、感染科组织，反复研读标准，进行SWOT分析（Strength，Weakness，Opportunity，Threat），我们发现在制度流程、建筑分区布局、患者安置、设备配置、培训宣教等多方面环节存在不足，此次通过火速践行标准，力图达到"标准成为习惯，习惯符合标准，结果达到标准"的预期目标，以有力保障民众健康。

二、执行标准的计划

1. 制定总执行目标 "工欲善其事，必先利其器"，为更好地践行标准，我们深入研读标准内容，制定总目标。期望通过落实标准，达到布局合理，标识清楚；制度流程高效、可行；患者能被快速识别、转运、妥善安置；宣教到位、保障民众健康；规范人员培训，感控指标达标，壮大感控队伍；优化医院管理，提升感控质量与水平的总目标。

2. 制订具体执行目标及计划

（1）状况分析：结合标准，从管理、患者识别与转运、患者安置、培训与宣教、清洁消毒、工作人员要求这六个方面，全面分析要实现总体目标所要采取的细节，并绘制鱼骨图（图1）。

（2）选定内容：经过多次开会讨论，从关键环节、重点区域、重点人群，全方位、立体化质控，根因分析查摆问题和薄弱点，通过绘制柏拉图（图2）最终选定需要重点改善、提高的薄弱环节，主要包括健全制度，完善流程，合理布局，明确分区，严格预检分诊，设负压病房及隔离病房，强化工作人员培训考核、标准分级防护。

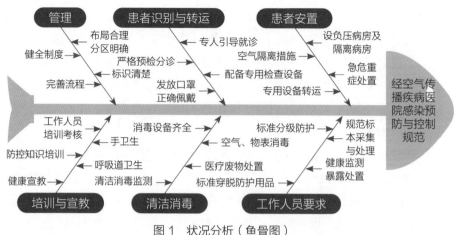

图 1　状况分析（鱼骨图）

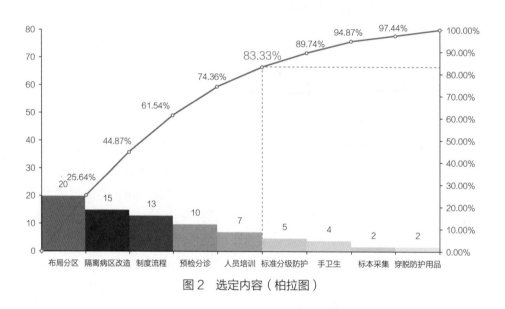

图 2　选定内容（柏拉图）

（3）制订计划：为有序推进标准的落实和实施，进行整体安排和计划，精心绘制甘特图和路线图（图 3、图 4），采用 PDCA（Plan-Do-Check-Action）工具循环实现持续改进。

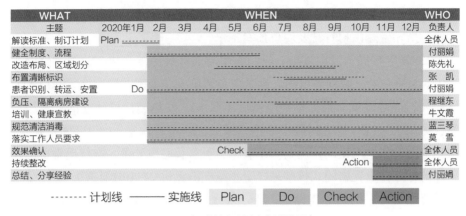

图 3　标准执行计划（甘特图）

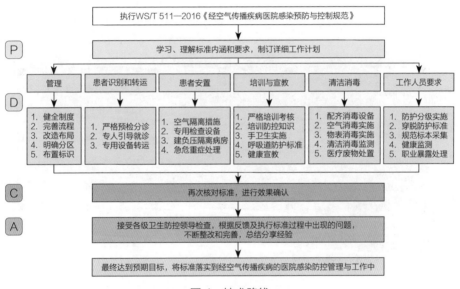

图 4　技术路线

三、执行标准的过程

1. 强化管理，团队协作。新冠肺炎疫情来势汹汹，医院迅速反应，快速筹备，设立疫情防控领导小组、感染管理委员会，下设 38 个感控小组，精准监控、科学管理。院领导组织各小组成员认真研读标准内容，健全、完善制度及流程，重要制度、流程制作成宣传板悬挂上墙，方便工作人员参考学习，指导发热门诊日常及应急预案工作。

2. 改造布局，筑牢阵地。厦门大学附属翔安医院发热门诊总占地面积为1 145平方米，院领导组织后勤队伍及传染病学专家共同改造发热门诊整体布局、规范设置。根据标准改造后（图5），发热门诊设独立的清洁缓冲间、污染缓冲间，设2间医生诊室，保证"一患一诊室"；设2间留观室，留观室内设独立卫生间，配备1张病床、吸氧及心电装备、空气消毒机、及紫外消毒灯；设置密闭式核酸采样室（空气消毒机24小时消毒）、专用采血室、传递窗口；明确各类标识，严守候诊一米线；安装监控、门禁等设备，进一步避免交叉感染风险；设"三区两通道"，三区即清洁区、潜在污染区、污染区，两通道即患者通道、医护通道。发热门诊诊治全程闭环管理。

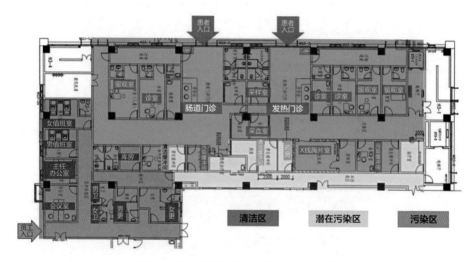

图5 发热门诊改造后建筑布局平面图

改造隔离病房、新建负压病房（图6），总建筑面积达860平方米，共建1间标准负压病房（满足病房与外界压差为负30Pa、缓冲间与外界压差为负15Pa的标准），7间隔离病房，设置"三区两通道"，所有病房设有缓冲间，符合综合医院"平疫结合"可转换病区。

3. 早期识别，规范安置。医院设置唯一综合入口，预检分诊设置社会车辆、本院车辆、行人3处，本院职工及车辆出示职工卡、车辆通行证。测体温、询问流行病学史、出示健康码，未佩戴口罩者发放口罩，指导正确佩戴口罩，体温异常或有流行病学史者，由专人立即开专用转运车送至发热门诊就诊。疑似或确诊呼吸道传染病患者，启动预案，迅速采用负压转运车转至定点医疗机构诊治（图7）。

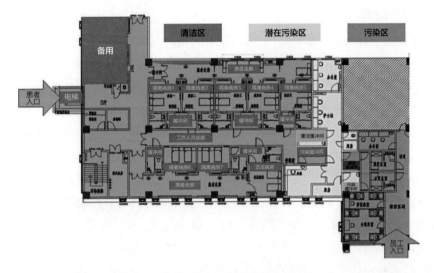

图6　隔离病区改造后建筑布局平面图

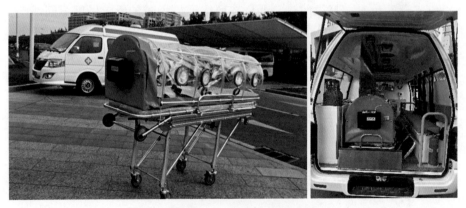

图7　负压转运车转运疑似或确诊患者

4. 全员培训，严格考核。

（1）对工作人员进行经空气传播疾病的感染防控相关流程、制度、防护用品穿脱操作、手卫生等培训；理论和实践培训后，进行现场考核并如实登记，并纳入绩效考核。

（2）对医院各部门员工及就诊患者定期开展经空气传播疾病防控知识培训。并受邀对机场、交警、保安、村医等其他单位人员进行感染防控知识培训。

（3）对轮转发热门诊工作人员、医院重点部门员工经常开展手卫生、呼吸道防护标准培训及防护用品正确选择及佩戴、消毒规范、职业暴露处置等防控培训，并通过"随手拍"、暗访等形式提高大家的感控意识和依从性。

（4）对全院工作人员及患者不定期开展经空气传播疾病的健康宣教，包括线下、线上、海报、手册等多种宣传形式，进一步提高全民感控意识。

5. 清洁消毒，保障安全。根据标准配备所需全部消毒设备，更换感应式手消，改造可消毒墙面，对所有物表实施规范消毒、监测、规范处置医疗废物。标本采集、消毒处理、转运等严格依照《临床实验室生物安全指南》执行。根据标准配备空气清洁消毒机、屋顶固定及移动式紫外灯等各类消毒设备，将所有按压式手消毒装置改为自动感应式，将所有粉刷墙面改造为可喷洒、擦拭消毒的乳胶漆、PVC 墙面。发热门诊、隔离病房均装独立的集中空调新风系统，每个房间配备空气清洁消毒机，实时空气消毒；保洁员每天监测消毒液浓度，对所有物表进行消毒，做好各种消毒设备工作记录；按标准处理医疗废物，做好相关记录。

6. 落实标准，持续改进。严格按照标准分级防护要求做好不同部门、工种的工作人员的防护，并配监督员随时检查，不合格者立即指导整改，直至全部合格达标。全院职工闻令而动，严格执行各个环节标准，开展每日全员软件健康上报，迅速处置意外暴露；各部门各司其职，高效运转，定期总结与改进；人人都是标准的践行者和监督者。

🏅 四、执行标准的成效

千淘万漉虽辛苦，吹尽狂沙始到金，经全院全体员工群策群力、同心协力之下，标准得以贯彻落实，取得了良好的成效，收获了累累硕果。

1. 建章立制，落实标准。厦门大学附属翔安医院根据标准建设了标准负压病房、隔离病房，消毒设备、负压转运车、专用 CT 设备等配备齐全，全面完善了院感防控制度，规范了各项工作流程。经严格执行标准，医护对经呼吸道传播疾病的知晓率达100%，全院工作人员院感防控意识和能力显著提升，全院疫情防控效果和水平大幅度提高，重点部门如发热门诊工作人员防护用品穿脱、手卫生等培训均达预期理想目标（图8），疫情期间院内感染率为0%。标准实施计划稳步完成，反复对标标准，接受各级卫生行政

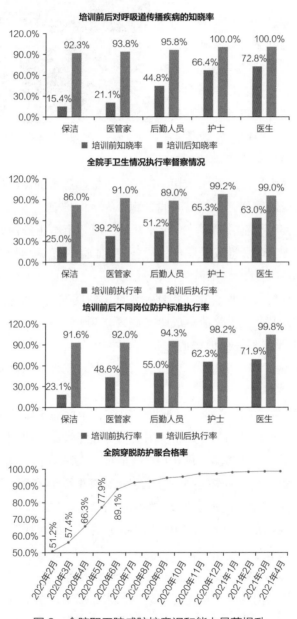

图 8　全院职工院感防控意识和能力显著提升

部门层层检查，均符合标准要求，最终汇编成册 22 项制度、26 项流程，为医院规范经空气传播疾病的防控提供了有力保障。

2. 急危重症，航空救援。通过践行标准，使得厦门大学附属翔安医院航空救援基地优势得以充分发挥（图 9）。医院配套建设直升机停机坪，救援网络覆盖福建省周边海域。医院与东海第二救助飞行队共建海、陆、空"三位一体"救治体系，打通高效、迅速、有序的救援通道，立体化医疗急救体系为医院和患者争取到宝贵的抢救时

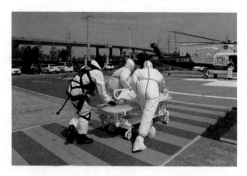

图 9 迅速、高效、有序航空救援

间，多学科、高水平的医护团队切实保障了急危重患者的救治成功率。救援综合能力位居全国前列，做到与时间赛跑，为生命护航。

3. 火速行动，抗击疫情。2021 年 9 月，厦门市本土疫情暴发，并呈蔓延趋势，厦门大学附属翔安医院作为后备定点救治医院，承担新冠病毒感染患者和无症状感染者治愈出院后的康复工作。全体医护人员枕戈待旦，精锐尽出。院领导统筹谋划、靠前指挥，各部门协同发力、高效运转，6 小时部署开放隔离病房，4 天改造落成康复病区，300 余名医护人员培训合格后火速进驻。51 天不分昼夜地精心守护，舍小家为大家，毅然冲到抗疫的最前线，充分彰显了"敬佑生命、救死扶伤、甘于奉献、大爱无疆"的崇高精神。

4. 践行标准，战胜考验。反复推演锤炼，全面完善院感防控体系，贯彻落实标准，实现科学防护，200 余例新冠肺炎患者康复出院，实现全员零感染，经受住了疫情的考验（图 10）。这是对"人民至上"价值观的最好诠释，更是"生命至上、举国同心、舍生忘死、尊重科学、命运与共"的伟大抗疫精神浓缩在厦门大学附属翔安医院的满分答卷。"医术至精，仁心至善"的院训是滋养我们茁壮成长的沃土；"健康所系、性命相托"的誓词是支撑我们阔步前进的信念。

5. 科研成果丰硕，助力疫情防控。在践行标准，完成疫情防控工作的同时，立足科研能力提升，取得了丰硕的成果，新冠攻关立项 5 项，发表文章 13 篇，其中 SCI 9 篇，IF 达 88 分。注重科研成果转化，申请实用新型专

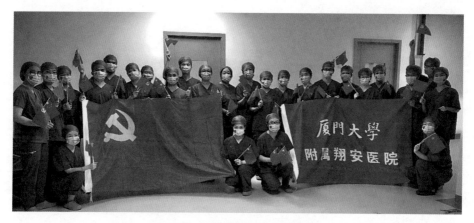

图 10　隔离病房抗疫胜利合影

利 2 项，录制疫情防控慕课，远至西藏地区，近至高校课堂，深入推广，做到共同提升，切实助力疫情防控。

五、执行标准的总结

标准就像灯塔，指引着正确的方向，只有高标准才能有高质量，标准的建立和执行促使工作制度和流程标准化、医疗卫生设施及服务规范化，有力增强医护工作者责任意识，对提升全院感控能力起关键作用。综合性医院提升经空气传播疾病的感染预防与控制水平挑战更多、意义重大，建立"平疫结合"病区尤为重要，非疫情时期，隔离病房、负压病房应合理利用，收治感染科患者，避免资源浪费。本案例中应用 SWOT 分析、鱼骨图、甘特图、PDCA 等管理工具让标准落实和推进更加科学高效。执行标准任重而道远，需要实践中不断完善改进，让"标准成为习惯，习惯符合标准，结果达到标准"；传染病防控道阻且长，我们将继续不忘初心、牢记使命、砥砺前行！

（张凯　牛文霞　莫雪　肖尧生）

13 共守护，不轻"疫"

——WS/T 509—2016《重症监护病房医院感染预防与控制规范》

（四川大学华西医院）

一、执行标准的背景

重症监护病房（intensive care unit，ICU）是医院内治疗危重患者的医疗区域，为患者提供专业化的医疗护理和监护服务。在 ICU 进行监护的患者均为危重症，身体功能低下，免疫力下降，同时多伴有侵入性操作，极易受到感染。ICU 患者病情危重，对于诊治的需求多元化，需要医疗领域多学科参与，协作救治，在救治的同时 ICU 内医务人员人数也会相应增加；ICU 学科的进步涉及各亚专业领域的发展，承担了一定的教学任务，需要对来院学习人员进行临床教学和实践，从而增加了 ICU 医务人员人数；ICU 患者家属有多元化的探视需求，也让 ICU 人数进一步增加。结合以上三点，不难看出 ICU 病区内过多的人员人数，会导致院感防控行为难以管理，使院感防控屏障失效，增加防控压力。2016 年，国家卫生计生委颁布了 WS/T 509—2016《重症监护病房医院感染预防与控制规范》，其中提到了有关医务人员及患者家属的管理，要提升院感防控质量，应先控制 ICU 人员人数，再进行行为的督导，因此，ICU 人员管理是 ICU 院感防控的重点环节。在规范执行过程中，应根据医疗机构实际情况，总结出适用于现状的管理规范，并严格执行。

结合本次案例，院感科进行了一系列现状分析：因 ICU 区域空间有限，在医疗组进行床旁查房时，进入房间人数过多，提升了院感行为管控的难度；医务人员在就餐时，因各类人员众多，就餐室空间有限，存在拥挤的现象，如在呼吸道传染病流行时期，更容易导致院内传播，对医务人员健康不利；ICU 患者的救治需要多学科协作，据我科院内来访人员登记记录统计，协作科室每日来访人数高达 93 人次，在人员人数进一步增加的同时，各项专科诊疗、操作相应增多，增加了管控难度；通过与医院感染管理部联合试验，发现 ICU 环境中空气菌落数与人员人数和操作呈正相关；回顾我科手卫生依从性监测数据，ICU 人员人数与手卫生依从性呈负相关；患者家属等待区空间有限，等待区每平米人数高达 3 人，易导致人员聚集，增加病原菌传播风险。

二、执行标准的计划

根据现状，使用 SWOT 方法进行分析，优势在于：四川大学华西医院有充足的硬件支持，团队执行能力强，具备丰富的应急经验，医院全覆盖的门禁系统；机会在于：医院高度重视，医联网助力医疗行业，医疗环境不断改善；但劣势方面还存在：病室空间有限，人员易聚集，外院转入危重患者多，协作科室来访人员多，学员感控意识薄弱；在威胁方面存在：发生重大公共卫生事件时双线作战，援外守内，人力、物力的双重挑战，国内外公共卫生事件的形势严峻，医疗机构患者就诊量大，区域面广的问题。通过对以上四个方面进行分析整合，结合实际，拟定出各阶段目标，短期目标：制度的制定和修订，强化人员培训；中期目标：信息化助力，医患共赢；长期目标：形成常态管控，持续贯彻，持续优化。目前将短、中期目标作为管控的重点。根据目标内容，将人员管控分为医务人员、患者及家属管控两类，并分别拟定管控目标，医务人员管控：院感相关知识培训率达 100%，人员聚集下降 50%，协作科室人员人数下降 20%，限制每次查房人员数量下降至 3 人；患者及家属：家属满意度＞95%，患者谵妄发生率下降至 20% 以下，床旁常规探视率下降至 50%。

三、执行标准的过程

医务人员管控

1. 医务人员管理制度的制定与修订

（1）根据不同时期，临床科室应在上级方针、政策指引下，制定适宜于科室现状的管理制度。

（2）如突发重大公共卫生事件，应及时制定个性化医院感染防控方案，保证医疗安全。

（3）完善各项信息的收集，为后期制度修订提供依据。

2. 制定完善的管理架构

（1）医院层面

1）常态管控期：根据医院感染管理三级防控体系，常态落实医院感染防控巡查、督导工作。有报道指出，应针对法定传染病及不明原因传染性疾病建立监测预警机制，制定科学快速的风险评估方案，尤其是不明原因疾病时，要提高风险级别，引起上级部门的重视。

2）发生重大公共卫生事件时：应多部门联合，根据实际需求，组建院内院感防控管督察队伍，对管控重点环节进行督导和各项工作的开展。

3）根据管控重点，设计完善的管控督导表，督导小组应根据督导内容严格督察并协助各科室进行整改，督导过程中发现新的问题，应及时反馈给上级部门，修订核查内容，持续质量改进。

（2）科室层面

1）常态管控期：充分发挥科室医院感染管理小组职能，将感控工作层层落到实处，由科室领导，感控护士，护理骨干成立院感专项管理小组，根据院感防控相关规定常态自查。

2）发生重大公共卫生事件时：①人力调整：科室应根据现状考虑岗位工作量，必要时增加感控岗位人力，保证感控工作顺利开展。②工作量调整：重新梳理工作内容，结合常态和特殊管控时期工作内容，修订工作计划和监管内容，对院感重点环节进行督导。

3）责任层层下放，措施层层落实：践行人人都是感控实践者宗旨，从科室领导、医疗组长、护理组长等，各司其职，履行感控措施，牢筑感控屏障，防止院内感染的发生。

3. 优化培训模式

（1）培训形式

1）常态管控期：培训主要以线下为主，线下培训有助于更有效传递知识，培养技能和徐进交流。

2）发生重大公共卫生事件时：可开展多元化培训方式以适应现状，如：在线培训，实现让医务人员利用碎片时间随时、随地进行培训；移动培训：开发移动应用程序，提供感染管理知识，操作指南，案例分享等内容，医务人员可随时查阅和学习；模拟训练：建立仿真医疗环境，在真实的医疗设施中进行感染管理培训，让医务人员通过模拟情景练习应对感染事件，增强应急能力。

（2）培训内容

1）常态管控期：除基础知识培训外，职能部门还可对各科室进行培训需求调查，根据不同需求，制定不同的培训内容，进行分层培训。

2）发生重大公共卫生事件时：职能部门应立即对全院医务人员进行相关培训并考核，有效落实院感防控措施。

（3）培训后考核：培训后可开展多元化的考核形式，可通过笔试/在线测试、情景模拟、操作实验、案例分析、演示演练等形式进行考核，不同的考核形式可以增加培训的趣味性和参与度，帮助医务人员更好地理解和应用感染管理知识和技能。同时，这些形式也可以激发医务人员的创造力和团队合作精神。

4. 减少人员聚集和人数的管控

（1）减少科内人员聚集

1）查房：各医疗组在病区相对固定的区域使用移动电脑进行病例讨论，确定治疗方案，减少进入病房房间人数；床旁查房时进入房间人数不超过3人，责任护士进行督导，严格控制查房人数，减少聚集。

2）集体交班：常态管控期，所有人员在规定区域进行交班；发生重大公共卫生事件需减少人员聚集时，则骨干人员进行交班，并做好交班信息的传达。

3）就餐：实施错峰就餐和多点就餐形式。根据各类医务人员工作时段的差异性，错峰就餐，保持社交距离，提高用餐效率；增加就餐点数量，分散就餐人群，减少医务人员聚集。

4）减少操作观摩人数：①床旁操作示教：制定科学合理教学计划，分层培训，需要进行床旁操作示教时，根据相应年资的受众人群进行培训，减少人员聚集。②视频录制：将床旁示教过程录制下来，然后与需要观摩的人员分享录像。可避免过多人员的实时观摩，但仍能传达操作要点。③合理安排时间：尽量在操作低峰时段进行床旁示教，避免在繁忙的诊疗时段操作。

（2）控制人员人数

1）设置智能门禁系统：通过感应卡/人脸识别，有效控制非本院人员出入，减少进入病区人员数量。

2）来院学习人员管理：评估科室人员密度，合理控制来科学习人员人数，如一个科室分多病区，合理分配人员人数；分时段安排：将学习时间分成多个时段，避免人员集中在同一时间段到院学习，可减少人员拥挤，降低感染风险。

3）固定协作科室访视人数：制定院内来访人员登记本，统计来访人数，与协作科室沟通，评估科室来访人数必要性，联合相关职能部门共同制定ICU来访人员管理制度，常态执行。

5. 患者及家属管控

（1）需求调查：通过工具量表对患者及家属在ICU的需求进行调查，分析患者及家属的迫切需求，拟定对策，在保证医疗安全前提下，尽可能满足需求。

（2）优化患者及家属管理制度：根据不同时期，动态调整患者及家属管理制度，以适应当前现状。

（3）患者管控闭环管理：患者在入科、外出检查、出科时均扫码，填写信息，留存患者动向信息，确保医疗安全。

（4）优化患者健康教育形式：分为线下和线上两种形式。线下宣教：如讲座和线下培训，科室可根据情况定期进行有关ICU诊疗、护理方面的宣教，让家属了解更多信息；制作教育手册和宣传资料，提供书面的健康教育，家属可随时参考。线上宣教：制作视频教育和多媒体教材传递健康教育知识；搭建虚拟平台，患者家属可以在网络上获取相关信息，参与在线交流等。

（5）优化患者家属谈话流程：开展预约制谈话方式，医疗机构楼宇下设置门禁关卡，谈话前，医生与患者家属电话预约谈话时间，家属按时到达门禁关卡处，经医务人员同意后家属可上楼沟通，有效控制家属在病区内聚集和逗留。

（6）优化探视形式：有文献指出，在保证 ICU 环境洁净的前提下，应探寻多元化的探视方式，满足患者及家属的探视需求。因此，应根据不同时期灵活运用不同的探视方式，应评估 ICU 人员密度，根据现状制定科学、合理的探视制度。目前常用的探视形式有：限制型探视、预约制探视、线上探视等。可使用一种或多种探视形式相结合的方式优化探视，确保患者及家属满意度，减少患者谵妄发生率。

四、执行标准的成效

通过以上措施有效执行后，医务人员手卫生依从性从 73% 上升至 83%，医务人员防护用品正确穿戴率由 76.8% 上升至 95.6%，协作科室每日平均来访人数由 93 人 / 次下降至 68 人 / 次，医疗组进入房间查房人数由 10 人 / 次下降至 5 人 / 次；患者在 ICU 住院期间谵妄发生率由 24.6% 下降至 17.3%，患者家属床旁探视人数降至原有人数的 50%，患者及家属满意度由 98.22% 上升至 99.52%。

五、执行标准的总结

WS/T 509—2016《重症监护病房医院感染预防与控制规范》中，人员管控的内容包括制度的管理、督导与整改、培训与教育、医务人员防控的管理和探视者的管理内容。在本次案例实践中，为了减少人员接触和传播风险，应先控制人员人数，再进行环节管控，并且需要进行专项督察，加上信息化助力才能有效预防院内感染；要根据形式变化，不断更新完善规章制度及防控措施；在制定相应的标准流程和培训内容后，要建立质量过程管理体系，所有人员全覆盖，追踪考核，效果评价，可提高医务人员专业技术水平和应急处理能力；还需要利用信息化手段探索人员管理的新模式，达到预期效果。

通过此次实践，在执行标准过程中，有以下几点建议：规范可考虑建立突发公共卫生事件人员管理控制预案；建立重点科室院内来访人员管理体系；合理限制、科学分配来科学习人数，减少时间及空间上的人员流动；探索多元化的人员管理模式。

通过此次案例对应标准、执行标准、贯彻标准，对 WS/T 509—2016《重症监护病房医院感染预防与控制规范》有了进一步理解，临床实施的各项感控措施不仅要向大方向看齐，还需要根据自身现状优化措施的实施，科学合理使用各种质量管理工具，持续改进，并根据实施措施过程中遇到的困惑，提出建议，为规范的制定和修订群策群力。

（蔡琳　刘瑶　徐正英　潘华英）

14 "二标三问"科学改进，提升疫情防控能力

··

——WS/T 311—2009《医院隔离技术规范》、WS/T 367—
2012《医疗机构消毒技术规范》
（西安交通大学第一附属医院）

⚖ 一、执行标准的背景

西安交通大学第一附属医院是集医疗、教学、科研、康复和预防保健为一体的综合性三级甲等医院，医院感染科为委省共建国家传染病区域医疗中心、国家临床重点专科。承担陕西省新冠肺炎患者、外籍患者、危重症患者的定点救治任务。

2020年伊始，新冠病毒感染疫情暴发，1月20日西安交通大学第一附属医院接收首例武汉返陕患者，随着疫情进展，患者数量激增。在救治过程中，如何预防确诊患者传播给疑似患者及工作人员是工作最大的挑战。对此，西安交通大学第一附属医院立即成立由院长、书记带头，感染、控感、医疗和护理等组成院科两级疫情防控救治小组（图1），参照国家相关标准制定防疫策略。

应用SWOT管理工具分析后，明确了西安交通大学第一附属医院的优势为具备多学科救治危重患者的能力，定点科室感染科布局符合国家标准要求，感染科部分医生护士有"非典"抗疫经历，在个人防护、患者隔离管理和医疗救治等方面有经验。劣势为感染科无负压病房，41%医护人员为90后，没有参与过重大公共卫生事件，保洁人员防护意识薄弱、年龄大、文化程度低、培训难度大。

当时，国家尚未发布新型冠状病毒感染相关防控标准，西安交通大学第一附属医院参照WS/T 367—2012《医疗机构消毒技术规范》中第11.3条

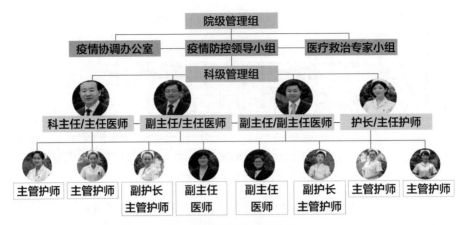

图 1　院科两级管理组架构

"突发不明原因的传染病时应执行国家届时发布的规定，没有规定时按病原体所属微生物类别中抵抗力最强的微生物确定消毒剂量，医务人员应做好职业防护"的要求和 WS/T 311—2009《医院隔离技术规范》相关规定，制定抗疫工作流程、标准、制度等，确定工作目标和策略。

在抗疫期间，我们发现 3 个明显问题，即 2 次经消毒后物表核酸阳性、1 个环境防护用具不符合标准。我们以问题为导向进行原因分析、科学改进，最终实现了患者零交叉感染，医护人员零感染的抗疫目标。

二、执行标准的计划

1. 对照标准，确定工作目标。对照 WS/T 311—2009《医院隔离技术规范》、WS/T 367—2012《医疗机构消毒技术规范》，从个人防护、患者安置、物表消毒效果监测、出院患者物品管理 4 个方面确定工作目标，包括 4 个过程目标、4 个结果目标（图 2）。

2. 制定目标计算公式（图 3）。

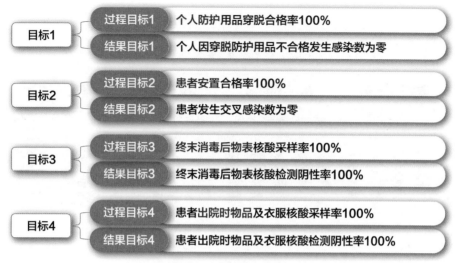

图 2　工作目标结构图

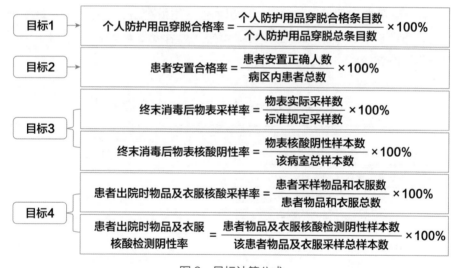

图 3　目标计算公式

3. 针对目标，制定实施策略。

（1）目标 1——"培、练、考、带"策略："培"即培训，成立医院抗疫人员培训考核小组（图 4），录制"穿脱防护用品培训视频"进行线上培训；"练"即练习，医护人员演示后自练，保洁人员分步讲解和一对一指导；"考"即考核，应用"穿脱防护用品操作评分表"进行全员考核，人人过关；"带"即带领，所有工作人员前三次进隔离病房，须由感控护士全程带领。

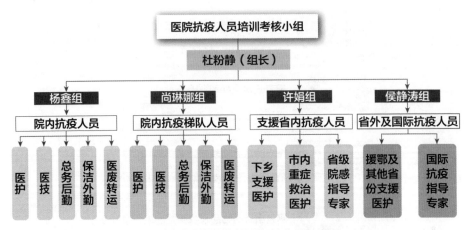

图 4　医院抗疫人员培训考核小组架构图

（2）目标 2——"1 定 5 管"策略："1 定"即患者定点安置，全科参与管理；"5 管"即管理患者戴口罩、不出病室、不借物品、不探视、不进外来饮食；病区护士长应用"新冠肺炎隔离病房患者安置查检表"（表 1）定期现场质控检查。

表 1　新冠肺炎隔离病房患者安置查检表

查检项目	"是"请打"√" "否"请打"×"
1. 确诊患者是否安置在感染科一楼病房	
2. 疑似患者是否安置在感染科二、三楼病房	
3. 疑似患者是否单间居住	
4. 患者是否全程戴口罩	
5. 患者是否离开病房	
6. 患者之间是否互相借用物品	
7. 患者是否有陪护或探视	
8. 患者是否进食家庭送餐或外来饮食	
查检人：	日期：

（3）目标 3——"145 消毒 + 采样"策略：即第"1"步先清洁再消毒；病室日常"4"小时消毒一次；自然通风、循环风紫外线、酒精湿巾、含氯

消毒剂或 75% 酒精、过氧化氢超低容量喷雾等"5"种消毒方法。终末消毒后进行物表核酸"采样"，每间病室不少于 30 个采样点，结果阴性方可收治患者。

（4）目标 4——"悬挂 – 登记 – 消毒 – 采样"策略：即入院时将患者物件及衣服悬挂，登记贵重物品，出院前 3 天进行终末消毒及物品表面核酸采样，结果阴性方可带出病房。

⇄ 三、执行标准的过程

1. 实施策略，发现问题。将 4 个目标作为每月质量检查内容，针对过程中发现的问题逐一改进。

（1）问题 1——在没有负压病房、全面型防护面罩的情况下，救治 1 例气管切开、呼吸机、ECMO、CRRT 治疗的危重型新冠肺炎患者，如何实现医务人员零感染、预防患者医院感染的目标？

2020 年 2 月 5 日，西安交通大学第一附属医院收治了一例危重型新冠肺炎老年患者，入院诊断为新型冠状病毒肺炎（危重型）；高血压病 2 级（很高危）。2 月 6 日，该患者因呼吸衰竭应用无创呼吸机辅助呼吸；2 月 9 日，因循环衰竭应用气管插管、有创呼吸机及 ECMO 治疗；2 月 11 日，因肾衰竭应用 CRRT 治疗。按照《医院隔离技术规范》经空气传播疾病的隔离病区应设置负压病室；为呼吸道传染病患者进行气管切开、气管插管等近距离操作，可能发生患者血液、体液、分泌物喷溅，应使用全面型防护面罩。

（2）问题 2——水龙头下弯处新冠病毒核酸检测阳性。

2020 年 4 月 1 日，一病室终末消毒后采样，30 个采样点中有一个点即水龙头下弯处新冠病毒核酸检测阳性，结果目标 3 终末消毒后物表核酸检测阴性率为 96.7%，未达标。

（3）问题 3——患者护照虽经 3 种方法消毒新冠病毒核酸检测依然阳性。

2020 年 11 月 12 日，一外籍患者因更换护照需将护照送出。对照标准并结合实际，对护照先后用含氯消毒湿巾擦拭、LED 紫外线照射、过氧化氢超低容量喷雾 3 种方法消毒，新冠病毒核酸检测仍为阳性。

2. 问题1改进过程

（1）拟定对策：科室疫情防控管理组成员，在深入学习"二标"的基础上，应用鱼骨图从人员、设施、管理、物资4个方面拟定对策17条，按照"5-3-1打分法"圈选出6条有效对策（图5）。

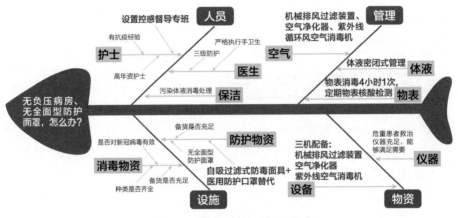

图5　问题1对策型鱼骨图

（2）实施对策：院科两级管理小组积极沟通，相互配合，购置消毒设备及耗材，督导人员防护及环境消毒，调配医生、护士、保洁人员等保证隔离病房工作顺利开展，促进改进策略的落实。具体对策如下：

对策一：空气消毒用三机（空气净化器、空气消毒机、带滤网排气扇）加强病室内空气处理，空气净化器24小时开放去除空气中的颗粒物、循环风紫外线消毒机每4小时消毒一次、带滤网排气扇24小时开放使空气向室外流动。

对策二：参照标准GB 2890—2009《呼吸防护　自吸过滤式防毒面具》，就地取材，应用"自吸过滤式防毒面具"叠加"医用防护口罩"代替全面型防护面罩。

对策三：对患者排泄物、引流液、呼吸机冷凝水、血液净化治疗废液等采用密闭式管理。

对策四：所有引流管、呼吸机管路、血液透析管路每4小时用含氯消毒湿巾擦拭消毒。

对策五：病室物品表面每4小时消毒一次。消毒前先用百洁布蘸去污粉摩擦式清洁，再用含氯或75%酒精消毒湿巾擦拭消毒。

对策六：每班设置专职感控督导岗位，检查个人防护、空气消毒、环境消毒、管路消毒等措施落实情况；负责病室环境物表的新冠病毒核酸采集、标本送检及结果追踪；负责工作人员的新冠病毒核酸采集、标本送检及结果追踪。

（3）改进效果：2020年5月9日，住院94天，应用呼吸机67天，ECMO 49天，CRRT 17天，气管插管26天，气管切开42天，经历6次抢救的危重患者最终治愈出院，住院期间未发生医院感染。参与患者救治的所有工作人员，包括保洁、医废转运人员，新冠病毒核酸检测均为阴性。该患者的成功救治受到了陕西广播电视台、华商报、中国新闻社等媒体的报道（图6）。

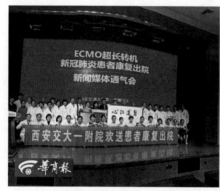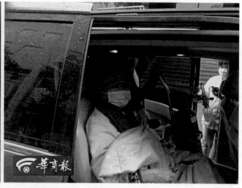

图6　媒体报道图片

3. 问题2改进过程　参照2020年2月21日发布的《新型冠状病毒肺炎防控方案（第五版）》"有肉眼可见污染物时，应先完全清除污染物再消毒"，但是如何清除？用什么清除？无具体描述。

（1）原因分析：管理小组成员应用鱼骨图（图7）从人员、制度、管理、物资4个方面进行原因分析，按照"5-3-1"评分法圈选出4个要因，分别为：无物表清洁质量标准；无物表清洁作业指导书；水龙头污渍未完全清除；未使用去污产品。

（2）对策拟定及实施：根据要因拟定对策，应用PDCA方法进行对策实施、评价及效果追踪。

对策一：使用百洁布蘸去污粉对水龙头处进行摩擦式清洁，并将此方法拍摄成视频（物表清洁方法视频），对护士及保洁人员进行培训。感控督导护士每天现场查看，护士长每周现场追踪查看，对策执行率为100%。

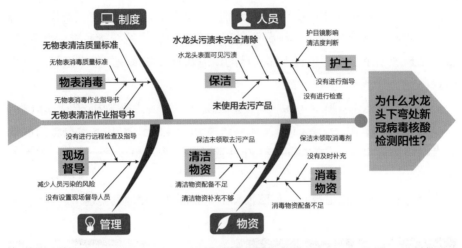

图 7 问题 2 原因型鱼骨图

对策二：管理小组讨论制定《隔离病房物表清洁质量标准及作业指导书》，细化操作方法，注重细节管理。

对策三：组织所有保洁人员、护士，对文件内容进行培训，并对培训内容逐一进行考核，感控护士每天现场查看，护士长每周现场追踪查看，对策执行率为100%。

（3）实施效果与追踪：经以上对策实施，再次对水龙头下弯处进行新冠病毒核酸检测，结果为阴性，当月结果目标3达标。

持续进行效果追踪，2020年5月～2023年1月，终末消毒后物表核酸检测阴性率始终为100%。此方法多次在外院、省级学术会议、省级专科护士培训班上推广，累计培训3 000余人。

4. 问题3改进过程

（1）原因分析：应用"5why"法进行原因分析（图8），护照为多层纸质折叠装订结构，含氯消毒湿巾擦拭、LED紫外线照射、过氧化氢超低容量喷雾3种方法消毒均无效，新冠病毒核酸检测均为阳性。

（2）拟定对策：参照《新型冠状病毒肺炎诊疗方案（试行第八版）》中"冠状病毒对热敏感，56℃，30分钟可有效灭活病毒"，结合西安交通大学第一附属医院发热门诊检验科对新冠病毒核酸检测标本灭活的方法，尝试应用"电热恒温消毒箱"消毒。

（3）对策实施：2020年11月14日，对患者护照应用"电热恒温消毒

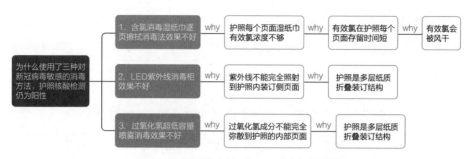

图8 护照消毒方法"5why"法分析图

箱，65℃，消毒3小时"后，再次逐页进行新冠病毒核酸检测，结果为阴性。

（4）效果验证：为进一步验证该消毒方法，将物表核酸检测结果阳性的，厚度≤2cm、厚度＞2cm的纸质书籍各12本，应用电热恒温消毒箱，65℃，分别消毒1小时、2小时、3小时，每个消毒时间不同厚度书籍各4本，消毒后进行物表新冠病毒核酸检测，评价消毒效果（图9）。

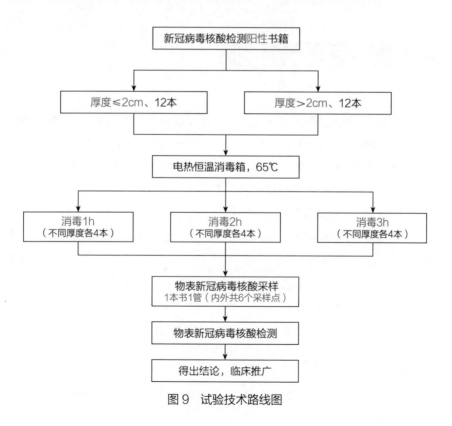

图9 试验技术路线图

试验结果（表2）：厚度≤2cm的纸质书籍，65℃，消毒2小时，物表核酸检测为阴性；厚度＞2cm的纸质书籍，65℃，消毒3小时，物表核酸检测为阴性。

表2　不同厚度、不同消毒时间物表核酸检测结果

分组	消毒前	消毒1小时	消毒2小时	消毒3小时
厚度≤2cm	＋	＋	－	－
厚度＞2cm	＋	＋	＋	－

（5）方法推广：此后对23名外籍患者的护照应用65℃、消毒2小时，核酸检测均为阴性。对新冠肺炎患者的出院病历应用65℃、消毒3小时，核酸检测均为阴性。此方法多次在外院、省级学术会议、省级专科护士培训班上推广。

四、执行标准的成效

1. 所有患者住院期间未发生医疗不良事件　从2020年1月20日接诊首例新冠肺炎患者到2021年3月22日，合计抗疫工作时间395天，收治确诊患者42例（危重型2例，重型5例、外籍27例），疑似患者467例（外籍141例），均未发生医疗不良事件。其中外籍患者的救治得到了陕西省人民政府外事办公室的高度赞扬（图10）。

2. 完善了院感防控体系和制度　修订、新增新冠病毒感染防控文件11项。

3. 规范院感防控流程和行为　成立了医院"感染性疾病专业组"，规范全院院感防控流程和行为。

4. 团队成员院感防控意识和能力得到明显提升

（1）2020年10月，8人完成省卫生健康委"县级公立医院医防结合能力建设项目"授课任务，上线累计139 227人次。

（2）2021年12月，5名骨干护士执行省卫生健康委"县级医院新冠疫

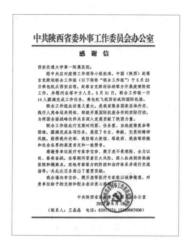

图 10　陕西省外事办感谢信

情防控对口帮扶"任务，指导疫情防控工作。

（3）2022 年获批"陕西省医疗救治能力提升项目——骨干医生和传染病护理专科护士培训基地"资格，完成两期 /100 余位基层医院护士的培训工作。

（4）28 名医生、护士先后参与国际、省外、省内疫情防控支援任务 8 次。

5. 提升院感防控效果和水平

（1）获国家"感染性疾病诊治平台能力提升项目"和"公共卫生和重大疫情防控救治体系建设项目"资金资助，购置急救设备。2022 年 7 月建成的负压病房已投入使用（图 11）。

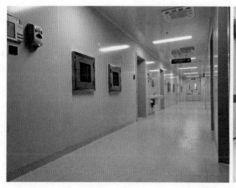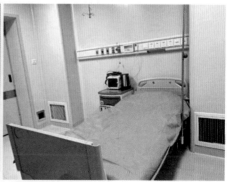

图 11　负压病房

（2）获批省级科研项目5项、实用新型专利8项，发表相关论文10篇，其中空气终末消毒和危重型新冠肺炎患者管理方面的文章引用频次较高。

五、执行标准的总结

以问题为导向，灵活应用风险评估、PDCA、鱼骨图等管理工具实现质量持续改进，让标准落实和工作推进更加科学高效。通过此案例的改进、实施过程，让我们对感染控制与管理工作有了新的思考和认识，实施过程中使我们对国家标准有了深入地学习和理解，对照标准结合自身实际情况制定切实有效的感控方案；通过完善的制度规范了医务人员的感控行为；使全员的感控意识和防控效果得到明显提升。通过多种手段保证临床人人参与，营造了学标、贯标、执标的文化，切实将对策落地，让人人都成为感控措施的实践者。

（杨鑫　许娟　杜粉静　郑鸽之）

清洁先行，物必有用
——环境物体表面清洁消毒规范执行

——WS/T 512——2016《医疗机构环境表面清洁与消毒管理规范》
（浙江大学医学院附属妇产科医院）

一、执行标准的背景

近十年来的循证证据表明，污染的医疗机构环境表面与医院感染（healthcare associated infections，HAIs）的暴发与流行存在密切关系，也是医务人员手污染病原微生物的重要来源。实施强化的环境表面终末消毒措施，可减少多重耐药菌和艰难梭菌感染发病 10%～30%，改善环境清洁消毒卫生质量可以控制或终止感染暴发。

基于医疗环境清洁对医院感染预防控制的重要性，2016 年国家卫生计生委颁布了首部医疗机构环境感染控制标准 WS/T 512—2016《医疗机构环境表面清洁与消毒管理规范》（以下简称《规范》），明确了医疗机构建筑物内部表面与医疗器械设备表面的清洁与消毒管理要求、清洁与消毒原则、日常清洁与消毒、强化清洁与消毒、清洁工具复用处理等要求，旨在改善医疗机构内环境清洁质量，降低 HAIs 的发生与暴发。

浙江大学医学院附属妇产科医院作为本规范起草单位之一，借助迎接等级医院复评的契机，从规范发布日起制定了详细的计划，严格执行《规范》中的标准要求。作为全国有较大影响力的三级甲等妇产科专科医院，浙江大学医学院附属妇产科医院高度重视医院感染管理工作，2003 年起成立独立的医院感染管理科，构建健全的医院感染三级管理体系，医院内感染发生率持续保持在极低水平。近年来院内极低/超低体重新生儿数量的急剧上升、新冠疫情全球性暴发的新形势，对医院内感染预防与控制中的环境物体表面清洁消毒提出了更高的要求，促使全院员工共同参与《规范》的执行，真正落实"人人都是感控实践者"的理念。在《规范》执行前，医院已经建立了完善的保洁人员遴选体系和医院感染防控专项资金，结合实验室检测技术的支持，给环境清洁消毒标准的执行奠定了扎实的工作基础。

二、执行标准的计划

（一）解读规范及现况调查

为保障规范的严格落实，医院感染管理科通过多种形式对《规范》开展详细的解读。在规范解读的基础上，对标规范关键点通过问卷调查、现场查看等方式开展现况调查，了解院内的实际情况，发现问题，深入分析，作为对策拟订的主要参考（图1）。

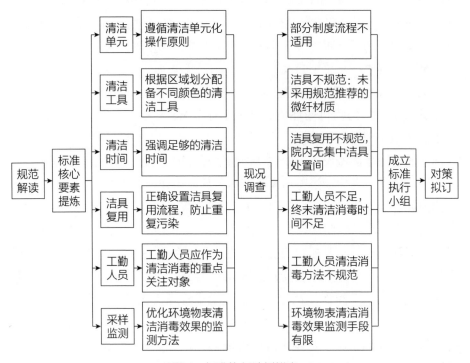

图 1　标准执行计划拟定

（二）成立规范执行小组

由医院感染管理科牵头，协同后勤保障部、医务部、护理部、医学检验科、质量管理部多个部门组成标准执行小组，小组成员主要由相应科室负责人协同1~2名业务骨干组成，反馈与解决标准执行过程中的具体问题（图2）。执行小组根据现况调查结果，分析讨论后拟定出具体的执行对策。为有序推进规范的落实，小组利用甘特图制订规范执行的具体计划（图3）。

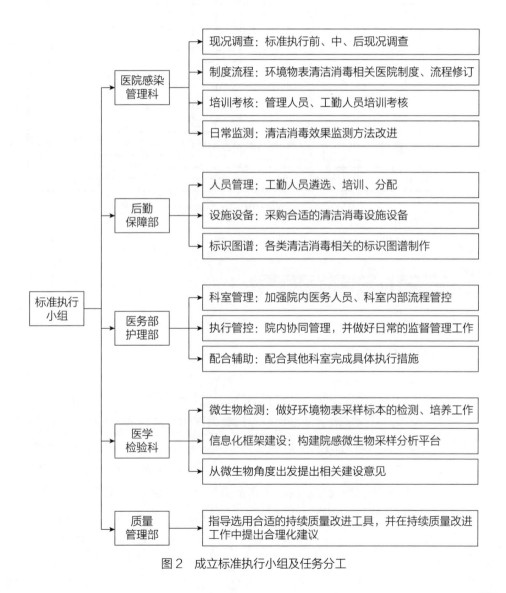

图2 成立标准执行小组及任务分工

主题	年份	2017年				2018年				2019年				2020年			
	时间	Q1th	Q2th	Q3th	Q4th	Q1th	Q2th	Q3th	Q4th	Q1th	Q2th	Q3th	Q4th	Q1th	Q2th	Q3th	Q4th
P	计划拟定	■															
	现况把握	■															
	量化指标确定		■														
	解析		■														
	对策拟定		■														
D	制度流程修订		■	■													
	洁具配备改善				■	■											
	洁具复用管理							■	■								
	工勤人员管理					■	■	■	■								
	消毒效果监测									■	■						
	重点环节改善									■	■	■	■				
C	效果确认											■	■	■			
A	持续质量改进			■	■	■	■	■	■	■	■	■	■	■	■	■	■

图 3　标准计划执行（甘特图）

三、执行标准的过程

（一）制度流程修订

制度是执行的尺度，流程是执行的路径，制度流程的修订是长效机制建立的基本途径，是保证清洁消毒规范在医院内同质化进行的重要手段。执行小组对标规范，对现有的制度流程进行梳理，对不适用、不符合规范要求的内容进行修改和完善。主要涉及三个方面：一是院级层面的相关制度修订，包含《医院环境物表清洁消毒工作指引》《床单位清洁与消毒制度》等；二是重要流程的修订，包含《床单位终末清洁消毒流程》《新生儿保暖箱清洁消毒流程》（图4）等；三是管理制度中涉及环境物表清洁消毒内容的再修订。

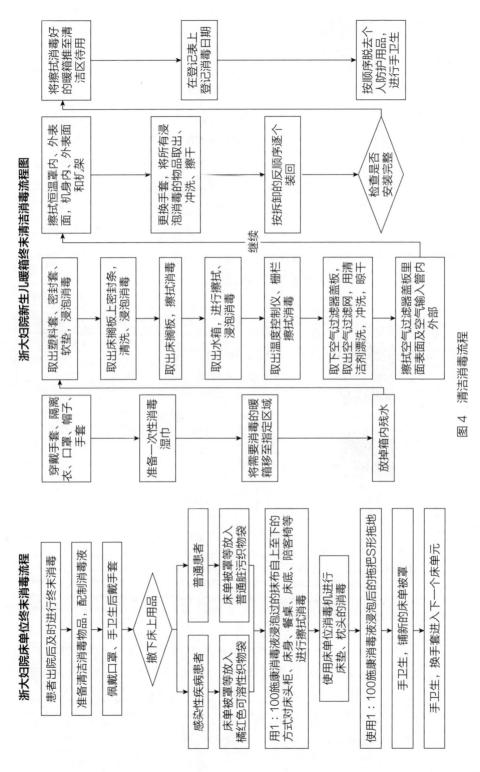

浙大妇院新生儿暖箱终末清洁消毒流程图

图 4　清洁消毒流程

浙大妇院床单位终末消毒流程

159

（二）洁具配备及管理

　　清洁工具是指用于清洁和消毒的设备，如擦拭布巾、地巾和地巾杆、盛水容器、手套（乳胶或塑料）、洁具车等。清洁工具管理作为医院环境清洁消毒工作中最为重要的一环，是保障环境物表清洁消毒质量的核心所在。根据规范要求，医疗机构清洁工具的配备管理不同于普通家居保洁，清洁工具应分区使用，实行颜色分类标记，推荐使用微细纤维材料来有效降低交叉感染的风险。为确保标准的规范化执行，执行小组在合理配备清洁工具的基础上通过多种方式管理清洁工具，并做到全院同质化。

　　1. 执行前，医院虽有基础的抹布颜色分类管理，但不够规范。执行小组根据医院风险等级划分重新确定抹布的颜色分类，并制定毛巾颜色分类一览表（图5），更加符合清洁消毒规范的要求。

分区	毛巾颜色	使用区域	消毒频次	消毒液浓度
轻度风险区域	绿色	办公室、注射室、值班室等	每日至少1次	日常500mg/L，有污染时1 000mg/L
中度风险区域	蓝色	病房、门把手、设备带等公共区域	每日1~2次，发生污染时立即消毒	
	白色	床单元		
	咖啡色	检查床		
	红色	卫生间马桶		
	粉色	卫生间台面		
高度风险区域	消毒湿巾	诊疗仪器及重点科室物体表面	每日至少2次	
备注：1. 诊疗环境中所有设备仪器表面均采用一次性消毒湿巾擦拭。 2. 重症监护病房、手术室、分娩室、新生儿科、急诊、新冠核酸采样点、PCR实验室、感染性疾病科、一体化病房等重点科室主要以一次性消毒湿巾为主。				

图5　浙大妇院毛巾颜色分类一览表

　　2. 颜色分类管理同样适用于拖布管理。标准执行前，院内拖布颜色分类管理环节多、易出错，且普通拖布头存在消毒后变色、不易干燥易霉变、难清洗等缺点。根据《规范》要求，我们将以前不可脱卸的普通拖布头全部统一更换为可拆卸的微纤维拖布。相对于传统的拖布，微纤维拖布使用时省时省力，能够有效地防止交叉感染，且极大地降低了使用成本。

3. 清洁推车是清洁工具定位摆放、工勤人员日常清洁消毒工作的重要工具。在执行前，医院使用的清洁推车存在着清洁工具位置不固定、各类容器标识不明确等问题。标准执行过程中，我们统一更换成新型清洁推车，并划分为上、中、下三层，洁污区分，定位摆放清洁工具、标识明确，有效提高清洁效率的同时，降低了交叉污染（图6）。

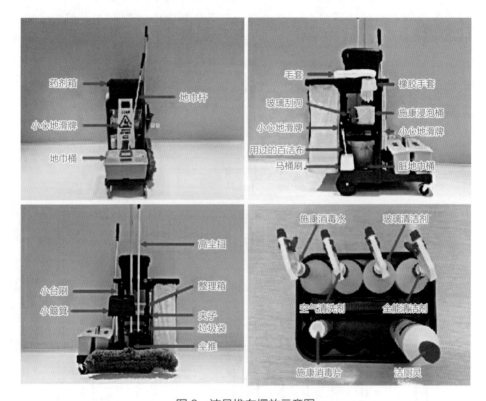

图6　洁具推车摆放示意图

4. 一次性消毒湿巾以无纺布为载体，吸附消毒液或消毒液＋表面活性剂，利用对环境表面的擦拭过程释放消毒因子。相比普通的抹布擦拭消毒，一次性消毒湿巾减少了清洁和消毒过程中因抹布反复使用造成的交叉污染，同时提高了消毒效果。利用新冠疫情的契机，标准执行过程中在全院范围内大力推广使用一次性消毒湿巾。结合院级层面消毒湿巾零成本核算等鼓励措施，实现 ICU、NICU、新冠核酸采样点、PCR 实验室、感染性疾病科、手术室等重点科室消毒湿巾使用全覆盖。

（三）洁具复用管理

清洁工具的复用处理指对可重复使用的清洁工具，在其使用后或污染后进行有效地清洗与消毒的处置过程。根据《规范》要求，推荐对复用的洁具，如抹布、地巾等，宜采取热力清洗消毒。在标准执行前，医院洁具复用清洗消毒以外送为主，院内无统一的洁具处置中心，清洗消毒质量难以把控。在执行小组的共同努力下，医院建立了洁具集中处置中心（图7），并制定洁具复用的标准化流程，包括回收、分类清点、消毒浸泡、机械清洗、热力消毒、机械干燥、分类保存、发放等。洁具处置间的建立，不仅改善了医用抹布、地巾的清洗消毒方式，避免了细菌滋生，还降低了工勤人员的职业暴露风险。

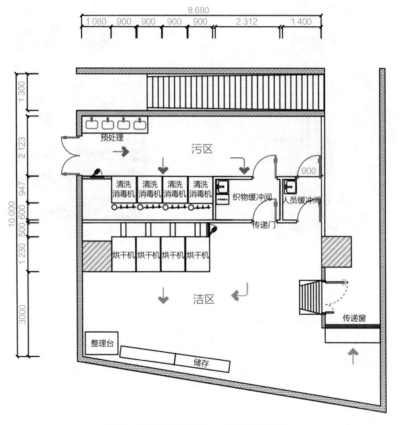

图 7　医院洁具处置中心建造示意图

（四）提高工勤人员感控认知和技能

　　工勤人员作为标准执行的主体人物，在医院环境物表清洁消毒工作中发挥重要作用。我们首先建立了工勤人员入职培训筛选考核机制，制定《外包公司管理办法》《外包公司考核管理办法》《工勤人员入职培训考核制度》等，严格把好入职岗前关口，从源头提高工勤人员的感控意识。其次，通过编制《工勤人员应知应会》手册、制定《医院感染管理手册》（图8）、完善标识、拍摄操作视频等方式为工勤人员提供学习资料。

　　此外，加强工勤人员培训及考核也是本次标准执行的重要手段。标准执行前，工勤人员培训以大课堂的理论授课方式为主，培训效果不够理想。为

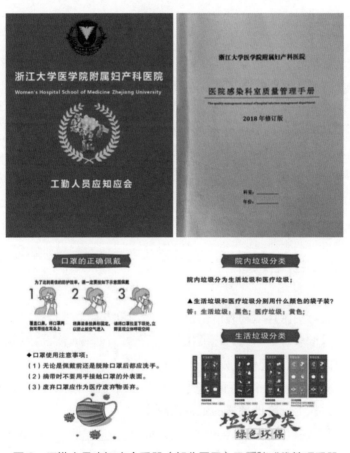

图8　工勤人员应知应会手册（部分展示）及医院感染管理手册

提高工勤人员的主观能动性，我们依托新建的技能中心，将培训小课堂化，采用现场演示为主、理论授课为辅的多元化教学，围绕清洁单元、手卫生、标准预防、抹布分类、消毒液配制、擦拭方法、终末消毒、个人防护、针刺伤处置、医疗废弃物收集等要素板块化进行现场培训并考核。为激发工勤人员工作热情，增加趣味性，我们每年组织工勤人员技能比武大赛，将理论与实践相结合，达到了以赛促学的目的。

在培训的基础上，我们建立了多部门联合督察考核机制，制定《环境物表清洁消毒考核标准》，强化日常监督，尝试利用信息手段实现重点科室清洁消毒记录追溯信息化管理，让日常床单位终末消毒过程有记录、可追溯，让监督考核落到实处。

（五）优化环境物表清洁消毒监测方法

环境物表清洁消毒效果监测是评价环境清洁消毒是否合格的重要手段，也是标准执行措施是否落实到位的重要评判，因此优化监测方法、提高监测质量对标准的执行至关重要。根据《规范》要求，我们在不同场景分别采用目测法、荧光标记法、ATP法及微生物培养法，并改善采样工具，使用一次性采样管、规格板，引进一次性海绵采样拭子，增加采样的捕获率，同时增加5种显色平板用于特定多重耐药菌检测。此外，为规范采样送检流程，我们建立了采样送检信息化流程管理，实现了电子开单、模板保存、条码打印、扫描送检的信息化、同质化。

（六）加强重点环节管理

执行小组对医院环境物表清洁消毒工作的重点环节进行梳理，强化薄弱环节管理，采取多种措施助力标准执行。

1. 增加工勤人员配备，确保床单位清洁消毒时间。

2. 针对重点科室环境表面易受多重耐药菌污染/定植，制定环境物表去定植方案并执行，降低环境的定植菌浓度。

3. 构建织物智能设备、集中清点管理流程，以减少对环境的污染。

4. 针对产科患者容易发生血液体液渗漏，率先投入使用防渗保护床单，提高了床垫的清洁度。

5. 优化多重耐药菌信息化管理流程，将多重耐药菌纳入医院"危急值"管理，以缩短隔离处置时间，降低环境交叉污染风险。

四、执行标准的成效

（一）医院感染发生率逐年下降

通过标准执行，我们建立了完善的环境清洁消毒制度流程、完备的清洁工具及复用管理流程、实践化的培训管理模式、可量化的考核评价体系，完成了全院环境物表清洁消毒的同质化、规范化管理，为医院感染控制奠定了坚实的基础。随着标准执行措施的夯实，医院环境物表清洁消毒效果显著提升，监测数据显示在标准执行后床单位终末清洁消毒 ATP 监测合格率由之前的 22.00% 提升到 92.31%、环境物表细菌培养不合格率由之前的 2.55% 降至 0.00%。环境物表清洁消毒整体质量的提升对降低医院感染起到了积极的作用，随着标准的逐步落实，浙江大学医学院附属妇产科医院医院感染发生率也呈现逐年下降的趋势，在面对近年来极低 / 超低体新生儿数量的急剧上升，医院感染形势严峻的情况下，正是规范的标准化落实为母婴健康保驾护航。

（二）感控理念深入人心

标准的执行过程是感控文化建立传播的过程，也是全院全员的感控理念逐渐转变的过程。此次标准执行涉及多个部门，在标准执行的过程中，全院全员的感控理念也在逐渐转变，从以前的"强理念、守底线、保安全"到如今的"人人都是感控践行者"。在标准执行的后期，全院很多科室自发地参与到标准执行的过程中来，做了很多相关的持续质量改进项目，如放射科关于铅衣清洗消毒的改进创新、手术室环境物表清洁消毒质量改进、产科关于潜在肺结核患者床单位终末消毒等。正是这种感控文化让工作人员将感控理念与日常诊疗工作融为一体，自觉、有效和规范地推动感控工作。

五、执行标准的总结

中国感控发展已经有三十多年的历史，形成了较为系统的管理模式，包括基础感控、循证感控、临床感控、精准感控等。不管感控模式如何发展，基础感控永不过时，它是降低医院内感染发生的重要手段，也是防止传染病传播的有效措施。在环境清洁消毒标准执行的过程中，我们发现标准执行的策略看似简单，但真正落到实处却很难，要形成常态化就更难。因此，标准的执行不仅需要各项措施的落实，更需要建立常态化和多部门协作的管理机制才能不断巩固标准执行的成效。此外，标准的执行需要每个人的参与，人人都是感控实践者，感控文化的建立才是标准执行的根本保障。

（林蓉　张瑞）

16 不让标准迟滞柳叶刀

···

——WS/T 511—2016《经空气传播疾病医院感染预防与控制规范》

（首都医科大学附属北京积水潭医院）

⚖ 一、执行标准的背景

2020 年新年伊始，新冠病毒感染疫情来势汹汹，成为 1949 年以来发生的传播速度最快、感染范围最广、防控难度最大的一次重大突发公共卫生事件。医院作为识别感染患者的重要场所之一，在治病救人的同时，更要落实防控规范，避免院内感染。

新冠病毒的主要传播途径为呼吸道、飞沫和密切接触传播，在相对封闭的环境中，长时间暴露于高浓度气溶胶的情况下，存在感染风险。首都医科大学附属北京积水潭医院根据 2016 年国家卫生计生委发布的推荐性卫生行业标准 WS/T 511—2016《经空气传播疾病医院预防与控制规范》中的要求："10.1 诊治疑似或确诊经空气传播疾病患者时，应在标准预防的基础上，根据疾病的传播途径采取空气隔离的防护措施。10.2 医疗机构工作人员防护用品选用应按照分级防护的原则"，及时指导规范临床医务人员的诊疗工作，对新型冠状病毒在医院内传播进行控制。

作为国家骨科医学中心、北京市烧伤创伤急救中心，首都医科大学附属北京积水潭医院急诊无时无刻不在迎接来自全国各地的急救伤患。而在接诊急诊手术患者时，患者进院后的每一刻都是在和"时间赛跑"，有些手术如果不能立即施行，患者轻则有外观或功能的损伤，重则会危及生命，这种紧急情况下往往无法获取足够多的信息以排除新冠病毒感染，且手术和麻醉的过程需要和患者近距离和长时间的接触，甚至会开放气道，在急诊手术室这样的密闭空间内很容易有气溶胶形成，这给手术台上的医护人员带来较高的职业暴露的风险。如果不能让手术团队成员得到科学保障，势必会影响到手术患者的治疗。

经空气传播疾病传播力强，同时高风险操作也给医疗机构和医务人员带来更大的挑战，因此从技术和行政管控上，对收治患者的风险评估有更严格的要求。如何不让标准迟滞柳叶刀，使标准执行更好地服务于急诊手术，成为摆在我们院感人面前急需解决的问题。

二、执行标准的计划

为了兼顾诊疗和疫情防控需求，进一步贯彻落实《经空气传播疾病医院预防与控制规范》，我们计划从以下四方面执行标准。

1. 科学的利用多种管理工具分析　经过查阅文献、对现有标准及诊疗、防控方案的学习，我们运用 SWOT 法分析执行标准的内外部环境，鱼骨图设立执行标准的重点环节及目标，绘制技术路线对执行标准进行动态评估。为有序推进标准的落实，需要对推进的进度进行整体的安排，使用甘特图划立各项任务完成的时间节点（图 1，图 2）。

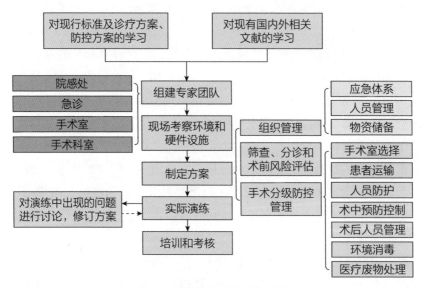

图 1　标准执行的技术路线图

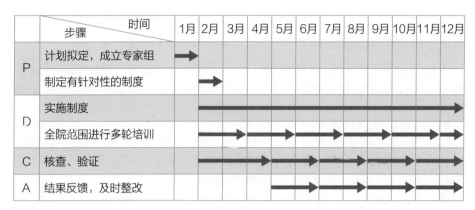

图 2　标准执行的甘特图

2. 建立手术患者风险评估体系　成立院级专家团队，多部门协同联动，考察环境及硬件设施，探讨手术患者评估体系及接诊流程。结合新冠肺炎防控指南，在经空气传播疾病医院感染预防与控制规范的基础上，初步建立应急预案。

3. 实操性极强的制度流程　联合相关科室开展实地演练，检查执行情况是否符合计划的预期效果，确保兼具指导性及实操性。通过不断的整改修订，形成《急诊手术感染防控应急预案》，把成功的经验标准化。

4. 着眼于落实的督查机制　采用多种培训方式，开展全院各类人群培训包括医护人员、卫生员、护工、保安及其他第三方人员等，实现无死角培训。同时通过科室自查、行政部门巡查、院领导巡查等多级巡查监督模式，确保培训效果落实到每一个人。在巡查过程中注意进行跟踪评价，若发现问题则进入下一个 PDCA 循环，保证措施持续改进。

三、执行标准的过程

1. 制定《新冠疫情期间急诊手术应急预案》　为了满足诊疗和疫情防控需求，进一步贯彻落实《经空气传播疾病医院感染预防与控制规范》，在新冠肺炎疫情之初，首都医科大学附属北京积水潭医院迅速集合院感处、医务部、急诊科、手术室、麻醉科等相关管理及业务科室的专家及工作人员组建专家组，分析确定新冠疫情下该标准执行的难点及要点，并考虑到首都医科大学附属北京积水潭医院急诊手术量大的专业学科特点，在经空气传播疾病医院感染预防与控制的基础上结合新冠肺炎防控指南，共同建立了首都医科大学附属北京积水潭医院新冠疫情期间急诊手术感染防控应急预案的初稿。

2. 应急预案的具体要点　该预案根据患者的三个风险点进行动态评估，首先是流行病学史，作为传染性疾病的重要特征，需要重点关注患者是否接触过有风险的人群及环境；其次是临床表现，如发热、干咳、乏力等，第三是手术麻醉是否开放气道，开放气道往往意味着容易产生气溶胶，职业暴露的风险会增加。基于风险评估后将手术对医务人员的风险分成三个级别，而实施操作的医务人员的防护级别则对应基础级、加强级和严密级，指导医护人员在不同防护下开展手术，做到了在科学防护的前提下降低手术过程中新冠肺炎的传播风险。

基本级防控手术按急诊手术日常流程开展，按普通日常手术穿戴防护用品，即刷手衣、无菌手术衣、医用外科口罩、帽子和一次性无菌手套。

加强级防控手术首选在负压/感染手术间内进行，手术上台医护在刷手衣的基础上，外套一次性无菌手术衣，戴医用防护口罩，护目镜或防溅屏，一次性工作帽，双层无菌手套和鞋套。巡回护士和麻醉医生穿戴医用防护口罩，护目镜或防溅屏，一次性工作帽，一次性隔离衣，鞋套。手术室环境物表消毒、医疗废物处置、重复使用医疗器械、医用织物和患者转运流程按日常流程开展。

严密级防控手术在负压/感染手术间内进行，精减参加手术人员，手术上台医护穿戴一次性工作帽、医用防护口罩、护目镜或防溅屏、一次性防护服外套无菌手术衣、双层无菌手套和鞋套，巡回护士和麻醉医生穿戴一次性工作帽、医用防护口罩、护目镜或防溅屏、一次性防护服外套一次性隔离衣、双层乳胶手套和鞋套。杜绝参观人员进入该手术间，尽量减少手术间内物品（图3，图4）。

3. 预案的培训及推进　新冠疫情期间急诊手术应急预案形成后，采用面授、视频、演练等多种培训方式，针对不同科室内不同类别人员（医生、护士、总务处管理人员、护工、卫生员、供应室人员、洗衣房人员等）有侧重地开展专项培训，并在培训结束后开展相应的考核及督导，及时反馈给临床科室，巩固强化其对本预案知识点的掌握程度，增强培训效果。从而保障

手术患者风险评估及分级

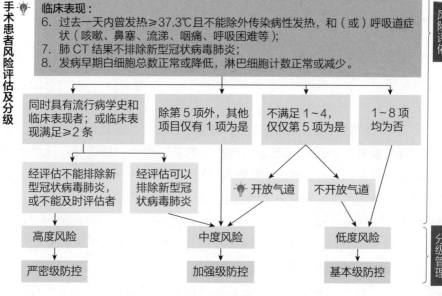

💡 **流行病学史（根据官方公告随时调整）：**
1. 发病前 14 天内有国内高、中风险地区，政府部门宣布的特殊疫情相关区域，境外，或有病例报告社区的旅行史或居住史；
2. 发病前 14 天内与新型冠状病毒感染者（核酸检测阳性者）有接触史；
3. 发病前 14 天内曾接触过来自国内高、中风险地区，政府部门宣布的特殊疫情相关区域，境外，或有病例报告社区的发热或有呼吸道症状的患者；
4. 周围有聚集性发病情况（2 周内在小范围如家庭、办公室、学校班级等场所，出现 2 例及以上发热和 / 或呼吸道症状的病例）；
5. 除以上情况，因各种原因处于居家或集中隔离观察期内（包括并不限于：健康码提示等）；

💡 **临床表现：**
6. 过去一天内曾发热≥37.3℃且不能除外传染性发热，和（或）呼吸道症状（咳嗽、鼻塞、流涕、咽痛、呼吸困难等）；
7. 肺 CT 结果不排除新型冠状病毒肺炎；
8. 发病早期白细胞总数正常或降低，淋巴细胞计数正常或减少。

风险评估

同时具有流行病学史和临床表现者；或临床表现满足≥2 条 ｜ 除第 5 项外，其他项目仅有 1 项为是 ｜ 不满足 1~4，仅仅第 5 项为是 ｜ 1~8 项均为否

经评估不能排除新型冠状病毒肺炎，或不能及时评估者 ｜ 经评估可以排除新型冠状病毒肺炎 ｜ 💡 开放气道 ｜ 不开放气道

高度风险 ｜ 中度风险 ｜ 低度风险

严密级防控 ｜ 加强级防控 ｜ 基本级防控

分级管理

图 3　手术患者风险评估及分级流程图

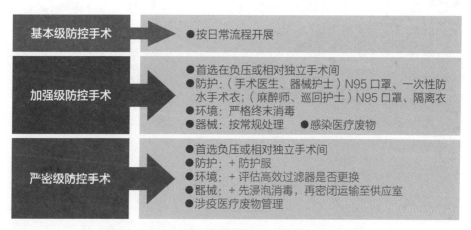

基本级防控手术 → ● 按日常流程开展

加强级防控手术 →
● 首选在负压或相对独立手术间
● 防护：（手术医生、器械护士）N95 口罩、一次性防水手术衣；（麻醉师、巡回护士）N95 口罩、隔离衣
● 环境：严格终末消毒
● 器械：按常规处理　● 感染医疗废物

严密级防控手术 →
● 首选负压或相对独立手术间
● 防护：+ 防护服
● 环境：+ 评估高效过滤器是否更换
● 器械：+ 先浸泡消毒，再密闭运输至供应室
● 涉疫医疗废物管理

图 4　新型冠状病毒防控期间手术防护分级示意图

各个环节的人员均知晓并能熟练掌握该新冠疫情期间手术应急预案的实施流程及要点，顺利实施该预案。

4. 通过预案演练查找薄弱点　我们联合了护理部、医务部、急诊科、手麻科、保卫处、总务处、器械科等多部门对该预案进行了多次现场演练。从急诊分诊台预检分诊询问流行病学史、首诊医生评估病情、接诊人员的防护、患者的转运、术前人员及物品的准备、手术医护的防护、手术器械和医疗废物的处理、手术室环境终末消毒等多个环节验证预案的可操作性，梳理记录演练中发现的问题、薄弱点亟待改进的环节等。通过演练发现：①各科室已熟练掌握该急诊手术应急预案中本科室所负责的要点及内容，但是在与其他科室进行该流程的衔接过程尚有不顺畅的情况出现。②若仅在急诊接诊患者时对拟行急诊手术患者进行防护级别的评估会出现流行病学调查信息不准确或手术麻醉方式改变的情况。

5. 预案的修订及进一步落实　精雕细琢方成器，千锤百炼始成钢。对实地演练的检查结果及临床科室的反馈进行分析讨论，制定和实施改进措施。针对各科室执行该流程时出现的衔接过程不顺畅的问题，我们制定了详细的各科室责任负责人和联络人列表以及联系电话，保证第一时间可以找到科室联络人顺利完成科室间的对接工作，使本预案顺畅且高效的执行。此外针对临床科室反馈的患者流行病学调查信息变化或手术麻醉方式改变的情况，我们增加实行了防护级别术前评估机制，即新冠病毒感染疫情期间的急诊手术须进行两次防护分级的评估，主管医生术前评估和进入手术室时评估，重点询问患者流行病学史和临床表现，按照急诊手术防护分级标准，合理选择防护用品。从而把成功的经验标准化，问题转入下一个 PDCA 循环采取相应整改措施去解决。

随着不同时期新冠病毒感染疫情防控及诊疗方案的不断更新我们及时调整该预案的流行病学史及临床症状部分并改进评估策略，以及我们在演练及实际工作中遇到待改进问题的持续跟踪和改进，目前首都医科大学附属北京积水潭医院该预案已经完成了多达九稿的修订，做到了在科学防护的前提下降低手术过程中新冠肺炎的传播风险。

四、执行标准的成效

1. 规范院感防控流程和行为　新冠病毒感染疫情期间，首都医科大学附属北京积水潭医院根据患者的风险等级开展了不同防控级别的手术。以首都医科大学附属北京积水潭医院创伤骨科急诊为例：2019 年 12 月至 2020 年 2 月，首都医科大学附属北京积水潭医院创伤骨科急诊患者数 5 684 例，较同期无显著减少，年龄构成未见显著差异，手术治疗的患者比例为 94%，较同期略有下降但未显著减少。2020 年 1 月 20 日至今，首都医科大学附属北京积水潭医院累计实施手术 149 257 例。所有参与手术过程人员，经术后职业暴露风险评估，均无意外暴露。

根据统计，手术治疗的患者与同期相比无明显减少，患者和医务人员均未出现暴露和感染（图 5）。

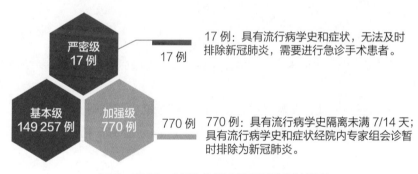

17 例：具有流行病学史和症状，无法及时排除新冠肺炎，需要进行急诊手术患者。

770 例：具有流行病学史隔离未满 7/14 天；具有流行病学史和症状经院内专家组会诊暂时排除为新冠肺炎。

图 5　2020—2022 年职业暴露风险评估情况

2. 区域带动效果　我们所建立的手术风险评估和防控策略不仅保障了院内手术的安全开展，同时也为北京市院感、麻醉、护理三大专业质控中心联合出台的北京市手术防控指南作出了重要贡献。将手术风险评估和防控策略打磨为《新冠疫情下的医院感染控制》《疫情防控下手术分级防控》《手术室感染防控之细节管理》课程，在燕园直播平台面向全国百余家医疗机构讲授，在中日友好医院远程中心面向全国社会办医机构，北京市院感质控中心面向北京各类医疗机构，北京市西城区院感质控中心面向区属医疗机构分别进行分享。

3. 提高院感防控能力　在疫情的早期我们向美国感染学杂志提供稿

件，从投稿到见刊仅用了 3 个多月。修稿过程中，国际专家对文中的很多关键性流程和措施高度重视，提出了 14 条专业性问题，研究团队与审稿专家充分探讨与交流，给出了长达 25 页 4 800 多字的修稿回复。本科室基于制定的预案流程实战后形成的可供借鉴的内容发表相关文章 6 篇。这不仅体现了国际业界对于中国新冠疫情成功防控经验需求的迫切性，更说明了国际专家对首都医科大学附属北京积水潭医院科学、精准实践院感标准的专业认可和高度评价。

将《经空气传播疾病医院感染预防与控制规范》贯彻落实在动态风险评估下的急诊手术，也引发了我们更深入的思考，我们将我们的思考落实深入到 7 项科研课题研究。

五、执行标准的总结

1. 案例执行特色

（1）利用风险评估策略，开展分级防控措施，本案例兼具科学性及实战性。

（2）保证专业性，兼顾普适性，灵活运用标准中的原则。

（3）拥有优秀的管理团队，具有专业的解读能力，精准判读病情及防护。

2. 案例执行经验

（1）执行标准过程中注重多学科交流共享，践行救死扶伤，提升防控及救治能力。

（2）灵活运用鱼骨图、PDCA 等管理工具实现持续质量改进，让标准落实和工作推进持续高效有序。

（3）通过贯标、学标，营造院内人人都是感控实践者的氛围，提高院感防控意识和能力。

（陈辉　魏洪鑫　杨琳　单娇）

17 关爱患者，手护生命

······

——WS/T 313—2019《医务人员手卫生规范》

（中国人民解放军空军军医大学第一附属医院）

⚖ 一、执行标准的背景

（一）国家颁布新版手卫生规范

原国家卫生部于 2009 年颁布了我国第一版 WS/T 313—2009《医务人员手卫生规范》（以下简称 2009 版《规范》），标志着我国首次以标准的高度对医务人员手卫生进行管理。其颁布与实施，对改进医疗机构手卫生设施、增强医务人员手卫生意识、规范医务人员手卫生方法、提高医务人员手卫生依从性起到了非常积极的促进作用。随着医院感染防控工作的发展，国家卫生健康标准委员会医院感染控制标准专业委员会组织专家对 2009 版《规范》进行了修订（以下简称 2019 版《规范》）。

（二）手卫生是医院感染控制最简单有效的措施

手卫生（hand hygiene）为医务人员在从事职业活动过程中的洗手、卫生手消毒和外科手消毒的总称。据报道，医院感染病例中 30% 以上经手直接或间接传播发生，严格执行手卫生规范可有效减少手部 60%～90% 的细菌，手卫生作为标准预防的关键措施之一，对预防和控制医院感染，控制耐药菌传播及医院感染暴发发挥了至关重要的作用。

手术室是医院感染防控的重点科室，在手术室工作的护理人员、手术医生和麻醉医生的手卫生情况一定程度上对手术感染造成了风险。相关临床资料表示，目前大部分临床医务人员均存在手携带有病原菌，且手有病原菌检出率高达 80%。医务人员的手是病原体在患者及医疗环境中传播的主要媒介，也是造成医院感染的主要原因。若临床医务人员的手卫生不达标，则存在严重安全隐患。手术后切口感染是目前临床医院工作中的常见手术并发症，且对手术治疗效果、手术预后造成严重影响的危险因素。手卫生属于临床感染控制措施之一，同时具有高效性。因此，临床加强医务人员的手卫生管理干预，是预防医院感染、提高手术治疗效果的一个重要环节，对提高医护人员手卫生依从性和降低医院感染具有重要意义。

（三）背景意义

国内关于手卫生现状的研究主要集中于手卫生执行率方面，我国大中型医院，医务人员的手卫生执行率在 40%～50% 相对较低，手卫生安全质量管理评价指标单一，且没有形成统一规范化的管理模式。

手卫生是有效预防和控制医院感染的措施之一，也是患者与医务人员双向保护的有效手段，需从个人层面加强重视程度，同时医院需努力改进手卫生相关设施，为手卫生落实创造一切便利条件。手卫生用品数量是否充足、配备是否齐全是医务人员执行手卫生的保障。对护理人员加强教育、培训及日常考核，强化洗手习惯的养成，对手卫生用品的合理、科学管理关系到医务人员对手卫生的接受程度和依从性。对于减少院内感染，减少对患者生命健康的威胁具有重要意义，需要引起全体医护人员的重视与践行。

所以，寻求多途径、高效持久的手卫生干预模式，构建更科学、全面、统一的手术室手卫生精准管理体系，着力提高医务人员手卫生依从性势在必行，这需要医、技、护、麻等各方面协力合作，共同营造一个清洁、健康的医疗环境。

🗒️ 二、执行标准的计划

（一）手术室手卫生执行情况分析

针对院感科情况，采用 SWOT 分析法明确手术室手卫生的重要性、必要性、可操作性及实施过程存在困难，并确立实施战略（表 1）。

表1　科室现状 SWOT 态势分析表

内部因素 外部因素		优势（S） ①侵入性操作多 ②执行的时机多 ③引发部位感染	劣势（W） ①类别数量增加 ②环境流程改变 ③信息化待完善
机会 （O）	①学科布局调整 ②安全管理需要 ③国家政策要求	SO 战略（增长性战略） ①根据需求科学设置培训方案 ②观察机会多，容易获得数据 ③顺应国家政策落实 19 版规范 ④易获得医院及相关学科支持	WO 战略（扭转型战略） ①获得行政领导大力支持 ②构建出手卫生管理体系 ③基于信息化完善体系评价
威胁 （T）	①理论知识不够 ②执行意识欠缺 ③依从性待提高 ④科室工作量大	ST 战略（多种经营战略） ①积少成多，逐步累积 ②知信行调查了解现况 ③针对性培训提高知信行	WT 战略（防御型战略） ①获得外部力量支持体系完善 ②完善手卫生设施并提高意识 ③科学精准监测手卫生执行力

1. S（strengths）——优势

（1）方向优势：手术室内存在动、静脉穿刺、气管插管、麻醉呼吸机使用、留置导尿、外科手术等多种侵入性操作，易于合并微生物感染，且可通过医务人员手进行接触传播，易造成院内交叉感染，从而延长患者住院时间，增加并发症及医疗费用。同时践行手卫生标准是手术室安全管理的重要内容。

（2）学科实力优势：中国人民解放军空军军医大学第一附属医院（西京医院）手术室近三年获批科研课题 9 项、专利 22 项、主编专著 3 部、核心期刊论文 33 篇；获军队医疗成果奖三等奖 2 项、科技进步奖二等奖 1 项，中华护理学会科技奖二等奖 1 项、三等奖 1 项。曾多次被评为学校基层建设先进单位，荣立集体"三等功"1 次，被评为全国"巾帼文明岗""护理专业岗位练兵先进单位"。在学科带头人的带领下，锐意进取，开拓创新，在全省、全军和全国都具有很好的声誉；人员协作和执行能力强，能够正确有效地保障本规范的践行。

（3）医院实力优势：医院现有国家级重点学科 9 个，国家、军队重点实验室 4 个。拥有中国工程院院士 1 名。科研实力强劲，近年来荣获 2 项国家科学技术进步奖一等奖、1 项军队科学技术进步奖一等奖、1 项军队医疗成果奖一等奖、2 项陕西科学技术进步奖一等奖。临床实力雄厚，医院每年完成大量疑难复杂病例的收治，开展普通外科、泌尿外科、妇产科、心脏外科、神经外科、骨科、烧伤整形科、眼科、耳鼻喉科、介入治疗等各种术式手术 9 万余例。其中微创手术约占 50%~60%，机器人手术 600~800 余例，器官移植手术 100~200 例。手术室护理团队不断研发新技术、新业务，医院手术室护理团队成功完成世界首例十指离断再植术、亚洲首例活体子宫移植术等 20 余项"首创""唯一""之最"手术护理配合。

2. W（weaknesses）——劣势

（1）多学科合作：该管理方案的实施涉及护理处、医务处、疾病预防控制科、检验科、麻醉科、各手术相关科室、第三方保洁管理和护理员管理等多部门，需要花费大量的人力、物力、财力，同时需要各部门的通力合作。

（2）信息化应用不够：2020 年 2 月，医院住院二部大楼整体搬迁，随着学科布局调整，各学科都处于磨合状态，信息化系统还在完善，可能会影响进展速度和效率。

3. O（opportunities）——机会

（1）手术室安全管理的需要：随着学科布局调整，手术科室的增加面临着手术量和手术人员大量增多，另外有手术室护理员和保洁人员的补充，这让手术室安全管理风险也急剧加大。手卫生是阻断传播的有效方法之一。查阅相关文献，关于手术室手卫生方案的规范落实的文献较少。所以，强化落实手卫生规范是学科协作的需要，更是手术室安全管理的需要。

（2）顺应国家政策的需要：在新型冠状病毒肺炎影响下，国民应国家倡导正确应用手卫生。国家手卫生考核制度为有效提高洗手依从性和正确率提供动力。原卫生部的《医院消毒供应中心管理规范》及《消毒技术规范》等为卫生行业标准，有利于医院积极营造良好的手卫生氛围，严格制定手卫生管理制度。原卫生部医政司 2019 年更新了 2009 年颁布的《医疗机构医务人员手卫生规范》，强调手卫生重要性，提出和医院绩效挂钩，推动手卫生的发展。

4. T（threats）——威胁

（1）工作繁忙：人员配备不足、工作量大，这是影响西京医院医务人员手卫生执行情况的重要因素。人手不充足时就可能无时间洗手或无法进行正确洗手，或洗手时间不足而成"蜻蜓点水式"，甚至不洗手。

（2）缺乏细菌耐药的相关知识：部分医务人员意识不足，不合理使用抗菌药物，如预防性用药、广泛使用广谱抗生素，促使病毒变异以及药物抗菌作用增加，导致感染的病原菌构成发生了明显的变化，增加了医院感染风险，严重威胁了人们的健康。要从根源上解决问题，必须降低药耐药菌感染率和重视手卫生，以达到控制感染的目的。因此，宣传手卫生知识，提高手卫生意识，让大家明白洗手不仅是在保护自己，更重要的是能阻断细菌和病毒，预防医院感染，保护患者，保护他人，避免交叉感染。

（二）建立 PDCA 方案

根据 SWOT 态势分析结果，在实施战略图的指引下，进一步建立 PDCA 质量循环改进方案（图 1）。

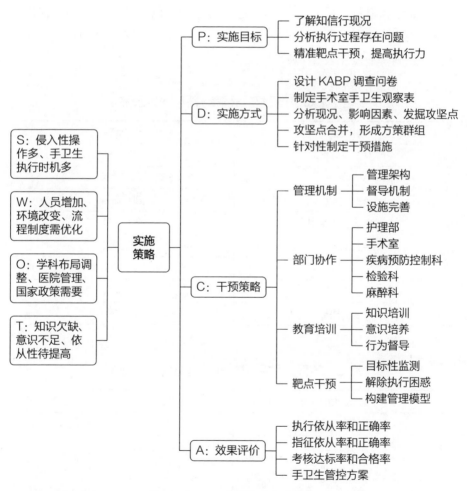

图 1　PDCA 质量循环改进方案

三、执行标准的过程

（一）手术室手卫生执行现况调查

基于 2019 版《规范》和问卷星平台，设计调查问卷，包括人员的一般状况、影响手卫生的因素、对手卫生指征和知识的掌握程度，通过知、信、行分析，完成针对外科医生、麻醉医生、手术室护士、麻醉护士、手术室护理员、保洁员 6 个轨道 256 人次的调查，包括 556 人次、1 609 次时机的现场观察。了解手术室不同人员手卫生现状。

调查结果显示：手卫生合格标准的知识点正确率最低；护理员、保洁员是需要关注的重点人群；接触患者前执行率最低；暴露患者体液血液风险后的执行正确率最低（表 2 ~ 表 5）。

表 2　知识点回答正确率分析（N=256）

知识点	正确率
手卫生注意事项	95.31%
洗手指征	94.53%
洗手时机	89.06%
七步洗手法步骤	88.28%
手卫生概念	85.94%
七步洗手法概念	85.16%
七步洗手法时间要求	64.84%
手卫生合格标准	49.22%

表 3　不同人群手卫生知识得分（N=256）

调查对象	人数	得分
手术室护士	110	96.35±2.74
麻醉护士	18	96.11±2.52
外科医生	52	84.08±4.24
麻醉医生	42	83.95±3.16

续表

调查对象	人数	得分
护理员	18	71.39±5.43
保洁员	16	60.63±6.76

表4　手卫生行为影响因素分析（N=256）

编码	因素分析	频数	比例
1	清洁剂、消毒剂刺激皮肤，引起皮肤的干燥	208	81.25%
2	工作环境中洗手池位置不方便	160	62.50%
3	个人对在工作中手卫生没有足够的重视	106	41.41%
4	管理者未对手卫生的效果进行有效的监管	72	28.13%
5	科室或医院对促进相关人员手卫生没有足够的重视	60	23.44%
6	认为医务人员被病人感染的几率很低	56	21.88%
7	忘记了（不清楚）在什么情况下应该手卫生	54	21.09%
8	洗手池无七步洗手法示意图	48	18.75%

表5　不同指征依从率和正确率分析（N=556）

时机	依从率	正确率
接触患者前	42.76%	52.42%
清洁、无菌操作前	55.23%	67.42%
暴露患者体液风险后	65.15%	46.85%
接触病人后	46.77%	56.35%
接触环境后	44.49%	52.21%

（二）对标查检

　　根据2019版《规范》标准内容，对标查检发现以下问题：手卫生监管、落实不到位，相关指征把握不准确，术中手卫生时机和方法不明确等问题（表6）。

表 6　对标查检结果表

查检项目	标准内容	查检结果
手卫生管理与基本要求	4.1 明确职责，将手卫生纳入医护质量考核，提高医务人员手卫生的依从性	各部门手卫生管理人员数量不固定管理部门单一，以感控科为主
	4.2 制定并落实手卫生管理制度，配备手卫生设施	√
	4.3 定期开展手卫生的全员培训，医务人员应掌握手卫生知识和正确的手卫生方法	培训未全员覆盖保洁员、护理员未参与手卫生培训
	4.4 手消毒剂应符合国家有关规定和 GB 27950 的要求，在有效期内使用	√
	4.5 手卫生消毒效果应达到如下要求：卫生手消毒，监测的细菌菌落总数应≤10CFU/cm^2 外科手消毒，监测的细菌菌落总数应≤5CFU/cm^2	√
手卫生设备	5.1 洗手与卫生手消毒设施	卫生手消毒设施配备不足
	5.2 外科手消毒设施	洗手时有冲洗水溅出易污染洗手衣裤
洗手与卫生手消毒	6.1 洗手与卫生手消毒指征	指征把握不准确
	6.2 洗手与卫生手消毒方法	√
	6.3 手消毒剂选择	√
	6.4 戴手套不能代替手卫生，摘手套后应进行手卫生	√
外科手消毒	7.1 外科手消毒原则	术中更换手套方法不明确
	7.2 外科洗手方法与要求	√
	7.3 外科冲洗手消毒的方法与要求	√
	7.4 外科免冲洗手消毒方法与要求	√
手卫生的监测	8.1 监测要求	医护人员手卫生依从率 78.47% 后勤人员手卫生依从率 52.08%
	8.2 监测方法	直接观察法、涂抹培养法

（三）问题整合

根据对标查检结果，拟定改进目标，确定实施重点，整合为五大实施重点（表 7）。

表 7　重难点整合表

查检项目	标准内容	目标拟定	实施重点	重难点
4. 手卫生管理与基本要求	4.1 明确职责，将手卫生纳入医护质量考核，提高医务人员手卫生的依从性	完善多学科手卫生管理架构	多学科选拔督导人员成立多学科督导团队	组建多学科督导团队完善督导体系
	4.2 定期开展手卫生的全员培训，医务人员应掌握手卫生知识和正确的手卫生方法	完善卫生理论与操作培训方案	针对不同人群制定分层次培训计划	针对不同人群分层次多轨道培训
5. 手卫生设备	5.1 洗手与卫生手消毒设施	完善手术室手卫生设施	结合实际问题完善更换相应设施	优化手卫生设备
	5.2 外科手消毒设施	配置压力、流量均满足工作人员需求的水龙头	寻找一款压力、流量均满足需求的水龙头	
6. 洗手与卫生手消毒	6.1 洗手与卫生手消毒指征	细化不同人群手卫生时机和指征	对标手卫生规范结合现状，专家函询细化	确定不同人群手卫生时机
7. 外科手消毒	7.1 外科手消毒原则	明确术中更换手套方法	设计实验，科学指导工作	明确术中手卫生规范

（四）对策拟定

1. 入选对策　利用品管圈质量管理工具拟定对策，针对重难点进行分析，经一次二次展开细化，结合 8 020 原则，判断实施可行性，最终确定 12 个入选方案（表 8）。

2. 最适对策整合　经过障碍排除、副作用判定、障碍消除等措施，最终纳入 11 个最适对策（表 9）。整合为五大对策群组：完善架构；加强培训；优化设施；精准管控；解除困惑（表 10）。

表 8　对策评价表

主题	重难点	一次展开	二次展开	评价项目				判定
				可行性	经济性	效益性	总分	
关爱患者手护生命	组建多学科督导团队完善督导体系	组建多学科督导团队并细化督导人员工作职责	1-1 组建多学科督导团队	86	90	84	260	√
			1-2 制订各学科督导职责	82	84	86	252	√
			1-3 强化督导小组技能培训	86	84	88	258	√
			1-4 组建科室自查小组	86	82	80	248	√
			1-5 规范科室手卫生自查内容	70	72	64	206	×
	针对不同人群分层次多轨道培训	针对不同人群展开手卫生理论与操作培训	2-1 完善科室各类人员培训方案	72	70	74	216	√
			2-2 制订各类人员操作流程及考核标准	70	72	78	220	√
	优化手卫生设备	分析手卫生设备使用情况及时请领手卫生设施	3-1 增加手消剂投放点	90	88	88	266	√
			3-2 更换手室水龙头	80	90	90	260	√
	确定不同人群手卫生时机	对标 2019 版手卫生规范结合现状，专家函询细化时机	4-1 细化手术室工作人员手卫生时机	82	78	80	240	√
			4-2 构建手卫生评价效果模型	88	84	86	258	√
			4-3 制作手术室手卫生管理 APP	70	66	68	204	×
	明确术中手卫生规范	科学设计实验，指导术中手卫生	5-1 明确术中更换手套的时机和方法	82	80	72	234	√
			5-2 制作手术室手卫生视频宣传	76	70	76	222	√

评分基准：强 5 分，中 3 分，弱 1 分，由 18 位组员打分，总分 270 分，依据 80/20 原则，≥216 分采用

表 9 最适对策判定表

重难点	方案	障碍判定	副作用判定	消除障碍	判定	方案实施
组建多学科督导团队，完善督导体系	1-1 组建多学科督导团队	督导人员覆盖面广，专科资质不齐	考核成绩不理想	统一获得专科资质≥5年	√	完善制度
	1-2 制订各学科督导职责	岗位职责制定内容不合理	内容未涉及突发事件	职责制定须全员通过并设计停水时相关容	√	完善制度
	1-3 强化督导小组技能培训	培训方案内容覆盖不面	团队成员考核未通过	专家审核培训方案加强培训力度	√	完善制度
	1-4 组建科室自查小组	考核内容覆盖面广，小组人员花费大量时间精力备考	督察方法不统一，工作效率低下	经科室领导审核修订后再落实	√	完善制度
针对不同人群分层次多轨道培训	2-1 完善科室各类人员培训方案	培训内容设置不全面	不同工作人员对手卫生理解程度不同	通过循证经专家审核团队负责人每季度进行效果评估	√	加强培训
	2-2 制订各类人员操作流程及考核标准	不同人群学历水平不一	保洁、护理员考核不易通过	针对不同人群制订不同考核标准	√	加强培训
完善手卫生设备	3-1 增加手消剂投放点	投放点评估方法不合理	投放点评估地点不全面	双人统计核算实际需求量增加手卫生设施投放点	√	优化设施
	3-2 更换手术室水龙头	水龙头性能不良	临床使用舒适度不强	结合临床实际问题完善更换相应设备	√	优化设施
确定不同人群手卫生时机	4-1 细化手术室工作人员手卫生时机	工作人员手卫生意识薄弱	手卫生机不够明确	统计具体操作内容，由观规范应时机通过循证经专家审核，细化时机	√	精准管控
	4-2 构建手卫生评价效果模型	手术人员结构复杂指标难确认	人员不配合致试运行受阻	邀请专业团队小检验模型效果启动督导小组监督执行	√	精准管控
明确术中手卫生规范	5-1 明确术中更换手套的时机和方法	2019手卫生规范无参考内容	因工作习惯问题手术紧急情况，试运行受阻	安排专人在临床试运行检验效果	√	解除困惑
	5-2 制作手术室手卫生视频宣传	拍摄效果不佳	内容缺乏生动性、投放受限	不采纳此方法	×	

表 10　最适对策整合表

主题	最适对策	对策群组	实施地点	负责人
关爱患者　手护生命	1-1 组建多学科督导团队	完善架构	护理部 外科手术室	党笑 孙雅欣 邢宁浩
	1-2 制订各学科督导职责			
	1-3 强化督导小组技能培训			
	1-4 组建科室自查小组			
	2-1 完善科室各类人员培训方案	加强培训	外科手术室	党笑 金磊 马雯雯
	2-2 制订各类人员操作流程及考核标准			
	3-1 增加手消剂投放点	优化设施	检验科 外科手术室	党笑 金磊 孙雅欣
	3-2 更换手术室水龙头			
	4-1 细化手术室工作人员手卫生时机	精准管控	信息科 外科手术室	党笑 张茵 邢宁浩
	4-2 构建手卫生评价效果模型			
	5-1 明确术中更换手套的时机和方法	解除困惑	外科手术室 检验科	党笑 邢宁浩

（五）对策实施

1. 对策一：完善制度——针对规范 4.1 管理部门单一，职责不清的问题。

由机关监管，手术室联合多学科协作，分层次、同质化督导，职责架构如图 2。

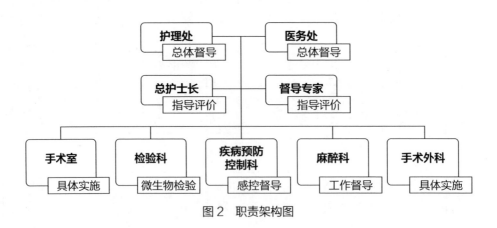

图 2　职责架构图

（1）制定各学科督导人员工作职责，多学科督导团队工作流程。

（2）规范督导内容：根据手卫生规范，从人、机、物、法、环五个方面制定三级监管体系（表11）。

表11 三级监管体系表

一级指标	二级指标	三级指标
人 Man	培训	培训计划
		培训内容
		培训效果
	考核	考核标准
		定期考核
		考核资料
机 Machine	手卫生设备	专用洗手池
		洗手池与手术间比例≥1：2-4
		非手触式水龙头
		非手触式水龙头与手术间比例≥1：1
物 Material	洗手液	一次性使用盛放容器
		定期清洁、消毒与更换
	手消毒剂	有效期内使用
		一次性包装
		外科手消毒手消毒剂为非手触式出液器
	干手用品	一人一用一灭菌
		非一次性盛装布巾容器开启后使用≤24h
	附加用物	计时装置
		外科手消毒流程图
法 Method	依从性	每月监测手卫生依从率
		每月监测手卫生正确率
	消毒效果	每月进行外科手消毒后手部微生物采样
		安装手卫生智能提醒系统
环 Environments	手术室环境	符合 GB 50333—2013《医院洁净手术部建筑技术规范》要求
		设施配备满足人员需求

（3）确认督导方法，采用手卫生依从性观察表隐蔽式观察，涂抹培养法监测手卫生效果。

（4）规范督导频次：每月一次手卫生依从性观察、效果监测；OA平台公示督导结果，科室质控组严格执行监管要求，做到监管全覆盖。

2. 对策二：加强培训——针对规范4.3培训未全员覆盖的问题。

开展手卫生理论与操作培训，精准研判不同人员基础，结合人员特点制订个性化、分层次培训计划（表12）。并制定不同人群考核标准。随时督导，逐人考核。

表12　分层次培训计划表

序号	培训对象	项目	理论	实践
1	手术室护士	手卫生与个人防护 外科手消毒 消毒液使用规范 2019版手卫生规范	6	2
2	麻醉护士		6	2
3	麻醉医生		6	2
4	外科医生		6	2
5	手术室护理员	手卫生与个人防护 2019版手卫生规范	12	4
6	手术室保洁员		12	4

3. 对策三：完善设施——针对规范5.1手消剂投放不足，洗手时易溅湿衣裤的问题。

（1）根据工作需求，手消剂多点投放。

（2）针对洗手时易溅湿衣裤的问题，通过不同水龙头细菌清除率对比（表13）。结合人员使用主观感受选定一款压力、流速均满足人员需求，出水孔可调的水龙头。

表13　不同水龙头细菌清除率表

时机	结果	水龙头A	水龙头B	水龙头C
洗手前	有细菌生长	6（20.0%）	5（16.7%）	5（16.7%）
	无细菌生长	24（80.0%）	25（83.3%）	25（83.3%）
洗手后	有细菌生长	0	0	0
	无细菌生长	30（100%）	30（100%）	30（100%）

4. 对策四：精准管控——针对规范 6.1 指征把握不准确的问题。

通过 2 轮德尔菲专家函询明确手术室不同人群手卫生时机体系。再根据层次分析法明确手卫生指征权重，根据权重建立手卫生效果评价模型（图 3）及评价标准（表 14），将手卫生行为管理量化，通过得分以及扣分项目结合手卫生效果评价标准进行针对性培训，从而实现精准管控。

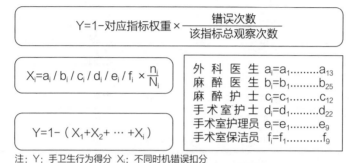

注：Y：手卫生行为得分　X_i：不同时机错误扣分

图 3　手卫生效果评价模型图

表 14　手卫生效果评价标准表

编号	得分（Y）	评价标准		模型应用举例
1	＞0.9	进手术室		2022.07.30，外科医生李某，当日手术室工作累计手卫生指征共观察 49 次
2	0.8-0.9	重点关注		错误 3 次，分别为拆除伤口敷料后、导尿后、核对患者信息后
3	＜0.8	K＞0.8	实践培训	手卫生管理效果得分为： $Y=1-X_i=1-(X_1+X_2+X_3)$
		0.2≤K≤0.8	理论培训	$=1-(a_1 \times n_1/N_1+a_2 \times n_2/N_2+a_3 \times n_3/N_3)$
		K＜0.2	理论+操作培训	$=1-(0.08370+0.08281+0.06411)$ $=0.76938<0.8$ 结论：该医生需培训学习

注：$K=n_1/(n_1+n_2)$；n_1 为执行错误次数，n_2 为未执行次数。

专家函询过程中，有专家提出进入手术室应先洗手。为此，采用目标性监测的方法，对比洗手前后微生物生长情况（表 15）。结果显示手卫生可以清除 90% 以上细菌，因此建议，入手术室立即手卫生是必要环节。

通过完善管理机制，不同人群分层次培训，借助数学模型精准管理等一系列措施，形成手术室手卫生精准管理方案。根据专家函询的手卫生时机与权重，借助数学模型，实现全流程管理。最后，结合医院手卫生智能管理系

表15　洗手前后微生物生长情况表

编号	手卫生前	菌种类型	细菌数量	手卫生后	菌种类型	细菌数量
1	有	细球菌	1CFU/cm²	无	/	/
2	有	表皮葡萄球菌	2CFU/cm²	无	/	/
3	有	细球菌	2CFU/cm²	无	/	/
4	有	细球菌	2CFU/cm²	无	/	/
5	有	人型葡萄球菌	5CFU/cm²	无	/	/
6	有	溶血葡萄球菌	2CFU/cm²	无	/	/
7	有	表皮葡萄球菌	27CFU/cm²	无	/	/
8	有	细球菌	1CFU/cm²	无	/	/
9	有	表皮葡萄球菌	2CFU/cm²	无	/	/
10	有	溶血葡萄球菌	32CFU/cm²	无	/	/
11	有	细球菌	5CFU/cm²	无	/	/
12	有	表皮葡萄球菌	4CFU/cm²	无	/	/
13	有	人型葡萄球菌	38CFU/cm²	无	/	/
14	有	细球菌、四联球菌类白喉杆菌	45CFU/cm²	无	/	/
15	有	细球菌	2CFU/cm²	无	/	/
16	有	溶血葡萄球菌	10CFU/cm²	无	/	/
17	有	四联球菌	4CFU/cm²	无	/	/
18	有	细球菌	10CFU/cm²	无	/	/
19	有	人型葡萄球菌	12CFU/cm²	无	/	/
20	有	细球菌、溶血葡萄球菌	14CFU/cm²	有	溶血葡萄球菌	4CFU/cm²
21	有	表皮葡萄球菌	30CFU/cm²	无	/	/
22	有	表皮葡萄球菌	21CFU/cm²	无	/	/

统，通过 AI 识别，智能分析，实现精准监测。

对策五：解除困惑——针对规范 7.1，术中手卫生时机和方法不明确的问题。

基于此，进行临床试验，对比分析外科手消毒后 0 小时、2 小时、3 小时、4 小时微生物生长情况（表16）。结果发现外科手消毒 3h 后病原菌开始繁殖，数量超标。

表16　手部微生物生长情况（N=150）

时间	编号	病原菌种类	数量
2h	1	细球菌	1CFU/cm²
3h	1	细球菌	3CFU/cm²
	2	细球菌	1CFU/cm²
	3	四联球菌	5CFU/cm²
4h	1	细球菌	16CFU/cm²
	2	细球菌	78CFU/cm²
	3	四联球菌	25CFU/cm²

根据实验结果，进一步明确术中手卫生时机和方法：如果术中手套破损，更换手套时需重新外科手消毒；在手套完整的情况下，如果手术时间超过3小时，需重新外科手消毒；如果手术时间小于3小时，直接更换即可。

四、执行标准的成效

1. 干预后不同人群手卫生依从率、正确率均有所提升（图4、图5）。

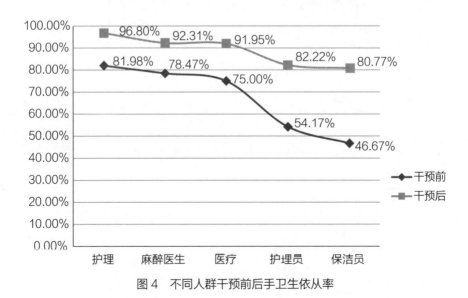

图4　不同人群干预前后手卫生依从率

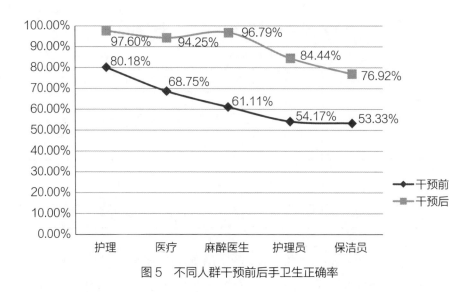

图 5　不同人群干预前后手卫生正确率

2. 干预后不同指征依从率、正确率均有所提升（图 6、图 7）。

3. 手卫生理论、操作考核全员达标，分层次培训取得良好效果。

4. 建立手卫生管理效果评价模型，将手卫生行为管理量化评价。

5. 本次研究在第二届国家医疗相关标准执行竞技赛中荣获《医务人员手卫生规范》标准践行卓越案例以及全国赛标准攀登案例。国内外科技查新

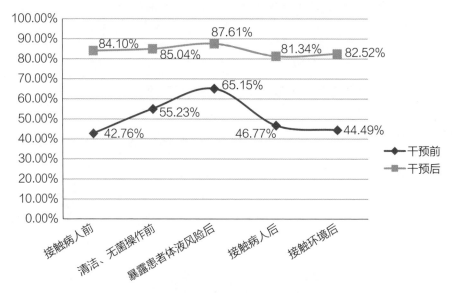

图 6　不同指征干预前后依从率

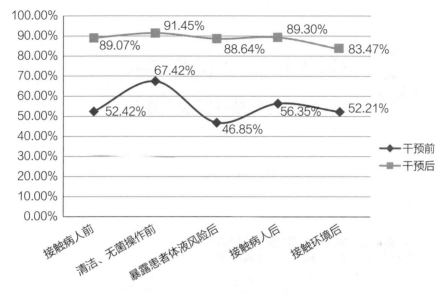

图 7　不同指征干预前后正确率

报告显示，未见类似研究内容。相关研究成果获批实用新型专利 1 项，省部级以上奖 3 项，发表核心期刊论文 6 篇。多次受邀在全国及我省培训班分享推广。

五、执行标准的总结

1. 通过科学的方法，促进手术室不同人群手卫生依从率和正确率，规范医务人员的行为卓有成效。

2. 合理运用 SWOT 分析、PDCA、品管圈、德尔菲专家函询、层次分析法等相关质量管理工具实现质量改进，让标准落实和工作推进更加科学高效。

3. 利用数学模型将手卫生行为管理量化，通过得分以及扣分项目结合手卫生效果评价标准进行针对性培训，从而实现对手术室手卫生精准管控。

4. 万事起于忽微，量变引起质变。接下来，我们将始终践行院感标准，内修于心，外化于行。从手卫生做起，让标准成为习惯，让习惯符合标准。

（闫沛　边冬梅　党笑　邢宁浩）

18 感染控制"镜"在手
——纤支镜预处理整改之路

——WS 507—2016《软式内镜清洗消毒技术规范》
（海南医学院第二附属医院）

一、执行标准的背景

随着医学特别是内镜科学的快速发展，内镜设备不断更新迭代，且在临床中的应用越来越广泛。但是，近年来，由内镜导致的院内感染时有发生，内镜的清洗消毒质量安全受到了社会的广泛关注。2019 年年底，新冠疫情汹涌袭来，其中不少重症患者的呼吸系统受到侵袭，往往需要使用到纤维支气管镜进行一系列的诊疗操作，由此人们对纤维支气管镜的清洗消毒提出了更高的要求。

海南医学院第二附属医院始创于 1952 年，是一家集临床、教学、科研、预防为一体的综合性三级甲等医院。经过 30 余年的发展，海南医学院第二附属医院有扎实的感控基础，建立了良好的感控文化。海南医学院第二附属医院消化内镜中心是我省内镜主委单位，同时也是国家消化道早癌防治中心联盟单位、中国食管胃静脉曲张治疗和多中心临床研究基地，从标准发布起即在全院范围内执行标准。2016 年 12 月 27 日，原国家卫生计生委正式发布了卫生行业标准 WS 507—2016《软式内镜清洗消毒技术规范》（以下简称《内镜洗消规范》），并于 2017 年 6 月 1 日正式实施。

二、执行标准的计划

1. 成立贯标小组　为践行《内镜洗消规范》，海南医学院第二附属医院组织消化内镜中心、供应中心、医院感染管理科、护理部、质量控制科、重症医学科、呼吸内科、麻醉科、神经内科等多学科专家组成 MDT（multi-disciplinary team）专家团队，强强联合，为患者的内镜诊疗安全保驾护航。同时组织涉及纤维支气管镜的使用、清洗消毒、养护维修等方面的科室、部门人员，共同组建纤维支气管镜洗消质量专项组。

2. 制定目标与计划　专项小组结合海南医学院第二附属医院实际情况，制定了执行标准持续改进的目标、路线图、计划表（甘特图），其具体步骤包括：①标准学习解读、计划拟订；②任务分解、分项实施；③流程再造、效果核查；④程序固化、标准化；⑤持续改进等。

为了监控标准执行过程，通过查阅国内外文献、专家函询及本院临床医技科室纤维支气管镜使用反馈，我们确定了纤维支气管镜使用后预处理合格率、纤维支气管镜清洗消毒效果检测合格率作为纤维支气管镜洗消质量监控指标，并建立相关指标说明书，定义纤维支气管镜使用后预处理合格率、纤维支气管镜清洗消毒效果检测合格率，明确数据收集方法、数据汇总、分析、指标的目标/阈值、指标计算公式（表1）。

表1　海南医学院第二附属医院纤维支气管镜洗消质量监控指标说明书

指标负责单位（人）： 感控科　刘海珍	完成时间： 2017年8月
指标名称1： 纤维支气管镜使用后预处理合格率	**分子：**同期使用后预处理合格的纤维支气管镜数量 **分母：**同期送洗的纤维支气管镜数量 **数据来源：**接收送洗交接登记记录 **指标类型：** □结构　■过程　□结果
指标名称2： 纤维支气管镜洗消效果检测合格率	**分子：**同期洗消效果检测合格的纤维支气管镜数量 **分母：**同期洗消效果检测的纤维支气管镜数量 **数据来源：**环境卫生学系统监测系统 **指标类型：** □结构　□过程　■结果
纤维支气管镜使用后预处理合格标准： 目测纤维支气管镜外表面无明显可见污染； 镜内腔不能冲洗出明显的血或痰液等污染性体液； 纤维支气管镜配件齐全	

续表

数据收集方法：回顾性	数据分析周期：按月、年统计分析
指标的目标/阈值：纤维支气管镜使用后预处理合格率：100% 纤维支气管镜洗消效果检测合格率：100%	

3. 对标查找风险，明确现存问题　专项组对照《内镜洗消规范》，通过现场调查、人员走访、数据收集统计分析等方法，从布局、制度流程、设施设备、人员、操作环节、监测记录等方面逐一查找存在的风险/问题。发现问题一：海南医学院第二附属医院纤维支气管镜清洗消毒效果检测合格率为94.77%；问题二：部分临床科室送洗的纤维支气管镜未进行预处理，纤维支气管镜预处理合格率仅为45.56%，均低于合格率100%的要求。

4. 原因分析与对策制定　使用后的纤维支气管镜未及时进行预处理带来的后果就是容易形成生物膜，另外在内镜清洗消毒间内，对未预处理的纤维支气管镜进行冲洗时，往往冲洗出污染性体液，增加内镜清洗消毒间内洗消人员的职业暴露风险。

针对该问题，我们进行根因分析，绘制鱼骨图（图1），主要对人员、材料、监管三个维度进行剖析，发现未及时预处理使用后纤维支气管镜的主要原因是①临床科室医护人员无预处理概念/意识、流程不熟悉；②多酶洗液取用/配制不方便；③纤维支气管镜接收检查不到位。

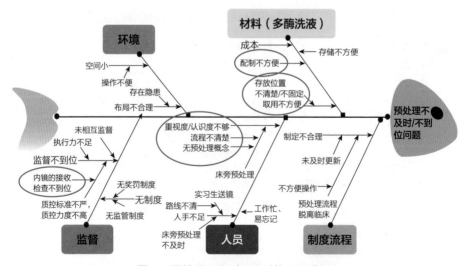

图1　预处理不及时/不到位原因分析

针对以上原因，我们运用六何分析法（5W1H）制定了四大对策：①制定纤维支气管镜预处理相关制度及流程体系；②开展系统科学培训；③规范多酶洗液/湿巾的使用；④建立纤维支气管镜接收检查反馈机制。

三、执行标准的过程

1. 修订制度，规范流程

（1）修订内镜中心医院感染管理相关制度2项，内容包括内镜中心医院感染管理制度和内镜清洗消毒工作制度，明确指出了在人员管理、环境管理、物品管理等方面的具体内容和要求（图2）。

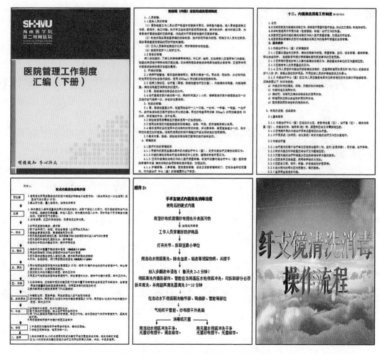

图2 修订感染管理相关制度

（2）修订纤维支气管镜管理要求，包括临床科室使用前预处理、储存等内容，使执行者、管理者有据可依、有章可循。

（3）将软式内镜的使用情况纳入院感奖惩体系，感控科每季度对未按照要求进行内镜使用后预处理的临床科室及医生进行全院通报，视情节严重者进行处罚。

（4）基于以上相关制度和操作流程，拍摄了纤维支气管镜使用后预处理、转运、接收、消毒、保存等标准操作视频。

2. 开展标准化培训

（1）开展纤维支气管镜预处理专项培训，邀请使用纤维支气管镜的临床科室院感质控医生参与培训，培训形式包括理论宣教和现场演示，并针对纤维支气管镜使用过程中存在的问题、困难与对策进行交流，培训结束后要求院感质控医生传达培训内容及要求。

（2）邀请消化内镜中心护士长对使用内镜的科室进行专科培训，培训科室有 ICU 一区、ICU 二区、呼吸内科 ICU、结核病科等。培训内容主要为内镜使用中存在的问题及针对这些问题正确的解决办法，通过多种途径的培训提高内镜使用的合格率，降低医院感染风险。

3. 规范多酶洗液的使用

（1）由消化内镜中心负责将本科室 4L 装的多酶清洗剂分装成 50ml，使用内镜的临床领取小包装的多酶清洗剂后，存放在固定位置，方便医务人员使用。

（2）引进便捷的可直接使用的含有多酶洗液的一次性抽纸巾及已配制好的小包装多酶洗液，以提高医务人员使用内镜后预处理的依从性。

4. 监督管理，反馈追踪

（1）严格落实纤维支气管镜接收检查工作，消化内镜中心接收时如发现纤维支气管镜预处理不合格，则对责任医生／护士进行纤维支气管镜预处理指导，并待其处理合格后再接收，以保障纤维支气管镜清洗消毒的效果。

（2）为进一步规范纤维支气管镜的使用，追踪整改效果，感控科不定期地对使用纤维支气管镜的重点科室、使用后预处理等重点环节进行督导检查，发现问题及时指出，并以书面的形式反馈给科室，追踪其整改情况，确保纤维支气管镜的使用安全。

5. 其他措施　在医院对感控工作的大力支持下，海南医学院第二附属医院改善了消化内镜中心终末用水，由纯净水换成无菌水；科室加强了对洗消人员培训，进一步保障纤维支气管镜清洗消毒的效果；感控科加强质量监测等措施，不断整改、优化和规范纤维支气管镜的使用。在新冠肺炎疫情期间，科室根据相关文件的要求，迅速制定出相应的制度和流程、加强科室内培训、应急演练等，保障了疫情期间患者的生命安全。

四、执行标准的成效

纤维支气管镜预处理经过执行 Focus-PDCA 标准操作后，成效明显。

1. 提高临床医生纤维支气管镜预处理合格率。海南医学院第二附属医院通过使用 ATP 生物荧光快速检测仪，对临床科室送到内镜中心的纤维支气管镜进行采样，有效提升了纤维支气管镜预处理合格率，从统计数据可以看出，干预前后的数值具有统计学上的显著相关，表示干预效果存在明显效果。

2. 从数据可以看出，通过执行标准后，纤维支气管镜预处理合格率、纤维支气管镜清洗消毒效果检测合格率分别达到 100% 目标值（图 3 ）。

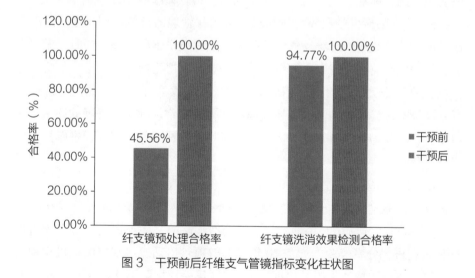

图 3　干预前后纤维支气管镜指标变化柱状图

3. 医院感染发生率、呼吸机相关性肺炎发生率下降。同样用数据说明，执行 Focus-PDCA 标准后，呼吸机相关性肺炎发生率从 2018 年 9.11‰ 降低到 4.41‰，医院感染率从 2017 年 2.54% 降低到 2022 年 1.47%（图 4、图 5 ）。

4. 完善纤维支气管镜使用相关的制度流程体系。海南医学院第二附属医院根据相关技术规范组织编写《消化内镜中心作业指导书》，明确各环节、

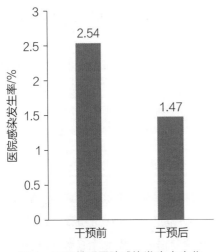

图4 干预前后医院感染发生率变化
柱状图

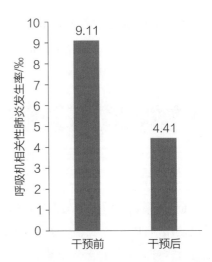

图5 干预前后呼吸机相关性肺炎发生率
变化柱状图

各流程规范和标准，简单明了、实操性强，具有临床指导性。

5. 建立临床医技科室纤维支气管镜自我管理的长效机制。通过追踪整改情况，持续改进，纤维支气管镜的清洁消毒质量不断提高；同时，派出专人督导，定期监测，对存在问题持续逐一整改，严把使用后纤维支气管镜送洗的接收检查关，及时对使用后纤维支气管镜预处理不到位的医生进行指导；持续改进，严把清洗消毒质量监测，做好日常标准执行程度的评估。这些措施，明显增强了科室医护人员的自觉性，养成良好习惯，促进感控工作良性循环。

6. 临床科室和患者对内镜中心的满意度提高。近年来，海南医学院第二附属医院通过落实执行标准，受到省内各级表彰荣誉及患者的感谢信。

7. 提升人才队伍和基地建设。海南医学院第二附属医院举办多起省内继教培训班，分享经验。如2020年省继教项目培训班"基层医疗机构护理人员医院感染防控能力提升培训班"、2021第一届国际消化疾病论坛暨2021世界华人消化医师年会、2021年第一届全国超细内镜培训班、省消化道早癌学组年会暨省中部地区静脉曲张学术沙龙会。荣获中国食管胃静脉曲张治疗基地、国家消化道早癌防治中心联盟食管胃静脉曲张、内痔多中心临床研究单位等称号。

8. 以管促研。总结实践的基础上，完成了多项与纤维支气管镜相关的科研课题，并撰写论文在国内核心期刊上发表。科研能力的提升，无疑增强了队伍的影响力及临床理论并进的良性循环能力。

五、执行标准的总结

通过践行标准之路，医院深刻体会到，标准是标杆，是衡量质量的依据。执行标准是责任，是改进和提高质量的重要方法。海南医学院第二附属医院全体员工秉承"明德致知，齐心济众"的精神，不忘初心、牢记使命、砥砺前行，带着自己的憧憬与理想，不断改善医疗服务，不断优化诊疗环境，让执行标准成为习惯，让习惯符合标准。我们坚信，没有等出来的精彩，只有不断努力出来的辉煌！

（王燕萍　刘海珍　闫建慧　陈晓丹）

19 5G 精准感控体系
——以智慧医院建设赋能重症医学科高质安全发展

——WS/T 509—2016《重症监护病房医院感染预防与控制规范》

（浙江大学医学院附属第二医院）

　　医疗，民生之需，民生之安。作为浙江省西医发源地，成立于 1869 年的浙江大学医学院附属第二医院（以下简称"浙大二院"），在长达 154 年的发展历程中，始终秉持"患者与服务对象至上"的核心价值观，以"科技创新、服务大众、培育新人、引领未来"为使命，为人民群众提供优质的医疗卫生服务。

　　疾病之于人类注定无法消除，临床医学之挑战注定永远存在。对于医疗机构而言，医院感染防控是重点也是难点，重症医学科更是感染防控的重中之重。随着以 5G、云计算、物联网等为代表的新型数字技术迅速发展、加快成熟和商业转化，数字技术正以新理念、新业态、新模式全面融入传统医院发展的各领域和全过程。面向以场景应用为导向、以互联生态为核心的崭新未来，作为行业标准的引领者，浙大二院积极探索、引领行业标准，以 5G 信息化赋能重症监护病房的精准感控体系，为同行业蹚出了浙大二院经验。2016 年 12 月 27 日国家卫生计生委发布，WS/T 509—2016《重症监护病房医院感染预防与控制规范》，于 2017 年 6 月 1 日正式实施，从行业标准发布起，即开始在全员范围内执行标准。

一、赋能层是体系的基础，为精准防控实现数字基础底座

赋能层包括国家标准要求、群众就医需要、医院安全管理需要以及性能极致、部署敏捷、服务一体、个性定制、运维简便的 5G 网络等。重症监护单元（以下简称 ICU）是医院危重症患者集中救治的场所，对于提高危重患者救治水平、保障重大手术开展、应对突发公共事件等具有不可替代的作用。20 世纪末以来 ICU 在国内得到快速发展，但当前 ICU 的发展也面临很多挑战。一旦进 ICU，意味着患者到了生死关头，任何微小的感染都会对他们的生命造成严重威胁，怎样才能将院内感染把控到最低？

为应对上述挑战，国家先后发布《重症监护病房医院感染预防与控制规范》，ICU 也逐渐有了自己的智能化建设框架，将 5G 与 ICU 院感建设有效结合，以智能促进管理，用科技助推管理。为此，自 2020 年起，浙大二院积极探索人工智能技术和与院内感染的新防线，强化质控，借助科技力量推动浙大二院智慧医院的发展建设。

二、目标层是体系的核心，为精准防控实现精准实施能力

"凡事预则立，不预则废。言前定则不跲，事前定则不困，行前定则不疚，道前定则不穷。浙大二院制定了规范重症监护单元感染管理、探索 5G 智慧化技术在感控中的应用、应对平战结合背景下的感控管理的三大目标，为有序的推动目标达成和对整体进度的安排的把控，浙大二院多措并举，一是绘制了甘特图（图 1），将工作与时间紧密联系。

二是进一步修订和完善制度近 20 项，让各项工作有章可循（表 1）。

三是切实提高多重耐药菌隔离措施的落实率，通过持续质量改进的方式，连续 6 年进行持续质量改进项目，使目标值从最初的 85% 提升到 92%。信息联动。首先通过信息联动使浙大二院院感监管系统与科室信息平台互通互联，实现院感闭环式管理。第一步，发现多重耐药菌，信息系统及时上报；第二步，院感系统接收到信息，实行智能提醒上报；第三步，科室信息平台同步更新，以提醒医护人员；第四步，院感监管系统监管全程，查漏补缺。人员管理。医护人员通过标准化、流程化、制度化三要素的感控策略；

图1 为标准执行计划甘特图，活动项目、时间季度与负责人如下：

活动项目	时间（季度）	负责人
学规范	2017年第三季度	金丁萍
找差距	2017年第四季度	王丽竹
拟对策	2018年第一季度	黄晓霞
修制度	2018年第一至二季度	金丁萍
行标准	2018年第二季度至第四季度	王丽竹
效果确认	2019年第一季度	葛芳民
检讨改进	2019年第三季度	黄晓霞
拟对策	2020年第一季度	王丽竹
修制度	2020年第二季度	金丁萍
行标准	2020年第三季度	葛芳民
效果确认	2022年第一至二季度	王丽竹
检讨改进	2022年第四季度至2023年第一季度	黄晓霞

图1　标准执行计划（甘特图）

表1　修订制度

H-A0405-003	病人单位环境清洁消毒制度
H-A0404-009	消毒灭菌与隔离原则
H-A0405-008	外科手消毒制度与操作规范
H-A0405-012	保护性隔离管理制度
H-A0405-013	多重耐药菌医院感染管理标准操作规程
H-A0405-014	感染性物品处理要求与流程
H-A0405-016	导管相关血流感染预防与控制标准操作规程
H-A0405-017	导尿管相关尿路感染预防与控制标准操作规程
H-A0405-018	医院获得性肺炎预防与控制标准操作规程
H-A0405-022	呼吸机及附件的清洗与消毒
H-A0405-023	医院感染报告与流行控制措施
H-A0405-038	重症医学科医院感染管理制度
H-A0405-048	医院细菌耐药监测与预警管理制度
H-A0405-053	医院环境卫生学监测制度

基于标准预防规范，准备防护用品；重症监护室内全面落实隔离标识三个步骤，实现同质化多重耐药菌感染患者隔离措施的落实。两级核查。以质量考核为抓手、以稽查问题为导向，真抓实干，切实做好医院感染管理院科两级核查，全面实施 6S 管理。另外，医院切实开展多元全面培训，提高全员掌握率（表 2）。

通过以上举措，使得浙大二院病房及 ICU 多重耐药菌隔离到位情况，均达到 90% 以上（图 2）。

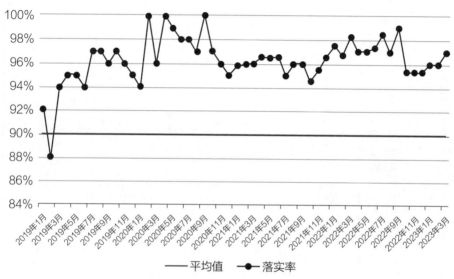

图 2　ICU 多重耐药菌隔离措施落实率

三、应用层是体系的关键，为赋能精准防控提供绿色高质量服务

1. 打造智慧 ICU　浙大二院智慧 ICU 按功能可划分为 ICU 工作区、功能支撑区和生活区。整体建筑布局包括以下内容：智慧入口管理配置智能门禁管理平台，通过机器视觉、人脸识别、工作牌、电子腕带、指纹等多种身份识别手段，对人员自动进行分类管理，同时采用非接触式精密测温，自动关联安保和防疫相关信息，判断是否予以准入。对于进入 ICU 工作区的人员，启动手卫生与防护穿戴的智能识别功能，及时发出预警和提醒；视频摄像头及 AI 开放平台将实时追踪识别防护用品穿戴，借助 5G 技术传输至云

表 2 ICU 多重耐药菌隔离措施落实查核表

检查时间	报告时间	病案号	姓名	标本	病原体名称	隔离		手卫生				环境措施				医务人员知晓情况		
						是否隔离	隔离方式 悬挂标识	床旁配 备速干手 消毒剂	观察 时机数	执行 次数	正确 次数	诊疗物品 专人专用	病人出院/ 转科后终末 消毒	是否 转科 转科	转科时 是否告知 转入科室	医生	护士	保洁员

端自动分析穿戴特征，一旦目标区域内人员未按要求佩戴好，将即时触发报警系统。

2. 打造智慧环境管理　在灯光管理方面，ICU 床单元的顶部安装智慧虚拟天窗，可根据昼夜节律自动调节光线变化，为患者展现自然光线与天空变化；还可投射各种主题的影像资料，为患者提供最为温馨的关护。在温湿度与空气洁净系统方面，采用全新风直流空调与温控系统，连续监测温湿度与空气质量指标，包括排泄物等产生的异味，自动调节送气的气流量和加大负压抽吸量，维持最为舒适的温湿度和空气质量，并减少温湿度的波动。在噪声管理方面，地面覆盖物、墙壁和天花板采用高吸音的建筑材料，构建集束化环境监测中控台，实现对 ICU 单元内音量的实时监控，自动监测与分析噪声及音量，智能化报警提示和开启抑噪功能（图 3）。

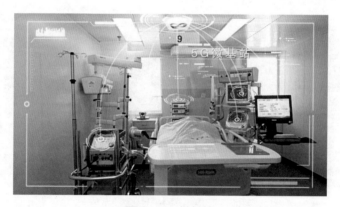

图 3　5G 微基站

3. 打造多平台信息化感控培训　医院积极引入先进技术手段，利用 5G 网络、VR 技术助力感控培训。"5G+VR 病毒重症监护室远程诊疗监测系统"打通了隔离病房和外界的信息流转效率，使科幻故事中的诊疗场景来到眼前，用最前沿的科学技术支持一线的医疗团队，打赢这场只能赢、不能输的战"疫"。（图 4）

4. 5G 赋能智慧感控　浙大二院在智慧城市、数字中国、新基建等国家战略背景的引领下，用技术革新构建多维度智慧感控防线。

（1）手卫生监测：医护人员联合信息工程师建立多学科团队启动项目、共同攻关，构建出 ICU 手卫生门禁管理平台，对即将进入 ICU 单元的医护人员或探视者进行智慧感控。一旦检测到来人，快速手消毒液就会自动出

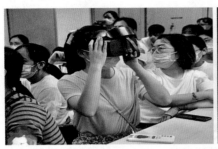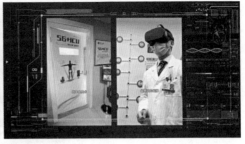

图4　VR 沉浸式培训

液，定量达标，同时启动红外体温测量为来人测温，待来人规范完成手卫生动作后，ICU 单间的门禁立刻打开，就这样，一道智慧管理门禁就此设立，5G 和人工智能用强大的监测能力抽丝剥茧，从一个微小动作紧紧把住浙大二院感染建设与管理的大动脉（图5）。

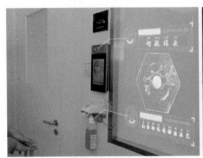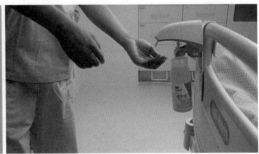

图5　智能手卫生门禁管理系统

（2）智能穿戴防护识别系统：以往在科室内，我们的帽子、口罩等防护穿戴虽然严格，但在"是否合格"这条界线上处于一种主观判断的状态，智能穿戴识别系统则使用精准的算法客观、准确地帮我们识别追踪这些信息，并跟实时警报联系在一起。只要我们在目标区域内没有按照严格要求佩戴好工作帽、口罩等防护工具，它就可以通过前端摄像采集装置实时采集信息，借助 5G 平台传输至网络算法平台自动分析穿戴特征，一旦发现当前穿戴不合规，就在 0.2s 内触发报警系统并发出提示音。智能医疗不是简单的技术进步，而是通过 5G 平台、人工智能这样的高新科技为 ICU 医院的感染建设工作提供"新基建"（图6、图7）。

（3）双向语音探视系统：以往，监护室的病房对于很多家属来说是一道

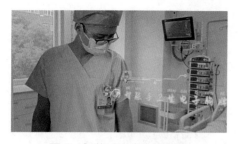
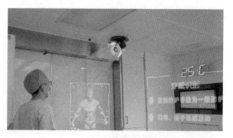

图 6　智能手卫生电子胸牌　　　　　图 7　智能穿戴防护识别

间隔墙，冰冷的墙壁隔断了患者和家属之间的联系，增加了患者心理上的不安全感。如今，双向远程探视系统的出现让这些不安定因素慢慢消散，轻松实现触之有感，感之有应。双向远程探视系统通过搭载医护人员、家属以及患者三向传输端口，与 5G 网络适配，实现家属到院视频探视与居家远程探视。家属到院探视时需要在探视端取得授权，然后采用探视分机与病房端建立起可视双向语音通话，护士也可通过探视中心加入通话，形成三方对接；如果是居家探视，家属可以将探视模块搭载至手机应用程序平台，通过手机端进行探视预约，由我们启动程序进行审核及授权后，将家属手机端连接病房端进行通话探视，医护人员端口在后台全程监管。视频信息都可实现云端存储与视频回放，便于存档资料保存。大屏加小屏，科技已经串联起了这里的人情味（图 8）。

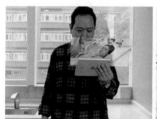
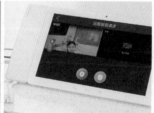
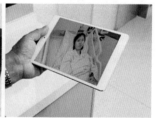

图 8　双向语言探视系统

（4）远程医疗：根据诊疗需求整合 ICU 危重患者多维度的影像和信息资料，借助 5G 技术的优势实现融媒体信息高质量远程同步传输，构建链接患者、医师工作站、控制指挥中心、远程固定和移动专家终端的远程医疗服务平台。经过授权的专家可以在手机移动端、PC 端或者专用终端等，借助VR 眼睛实现"沉浸式"远程实时高质量监护、查房、会诊和指导操作，并开展远程操作如超声评估、穿刺甚至手术治疗。随着 6G 技术和生物传感器的发展，还能够实现对患者触觉和味觉数据的远程获取和传输，实现身临其境般的远程查房。如此，远程 ICU 专家团队可以实现对基层和偏远地区危重患者更有效的实时救治（图 9）。

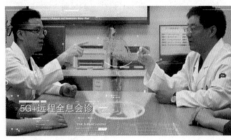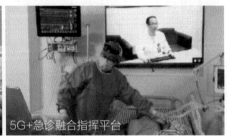

图 9 远程医疗

　　浙大二院将 5G 人工智能、大数据等新技术与感控全流程服务紧密融合以来，取得了显著的成效。一是多重耐药菌感染发生率降低，多院区均未发生医院感染暴发及流行事件。二是 ICU 三项导管目标性监测指标达标，发生率维持在较低水平。三是手卫生依从性与正确率提升，洗手液与快速手消剂的每床每日消耗量也较前上升。四是无接触智能设备助力抗击疫情。以人工智能技术的研发与应用为核心，实现跨时空远程医疗、更精准的远程治疗、更高效的极速传输、实时监控。五是科研与科技成果高产。自行标实施以来，成功立项省级课题 3 项，授权实用新型专利 3 项，发表期刊论文 10 篇。医院连续 4 年获工业和信息化部绽放杯 5G 应用大赛一等奖 3 次、二等奖 1 次及助力疫情防控专项奖。多次接受国家部委和省委、省政府领导的视察，获得了高度肯定。

　　未来，浙大二院还将继续深入探索建设 5G+ 人工智能的管理模式，革新数字化医疗手段，始终以患者需求为价值导向，将 5G、人工智能、大数据等新技术与医疗全流程服务紧密融合，充分发挥云网一体、人工智能的技术优势，科技赋能，助力多院区同质化管理，打造勇立潮头的现代化医院典范。

（兰美娟　王丽竹　黄晓霞　邱哲灿）

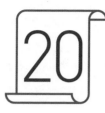 **内识外调，安良除"暴"**

——WS/T 524—2016《医院感染暴发控制指南》

（贵州医科大学附属医院）

一、执行标准的背景

医院感染暴发是医院感染危害性的集中体现和最高体现，作为医院等级评审和公立医院绩效考核的重要组成部分，一直以来都受到各医疗机构的关注和重视。预防医院感染暴发的发生，控制医院感染暴发的发展是医院感染管理科最重要的工作职责之一。为进一步规范医院感染暴发处置工作，2017年国家卫生计生委颁布 WS/T 524—2016《医院感染暴发控制指南》，根据此标准，贵州医科大学附属医院医院感染管理科立足于医院实际情况，通过头脑风暴对贵州医科大学附属医院目前医院感染暴发控制工作进行 SWOT 分析，梳理、总结了该项工作执行的优势、劣势、机遇及威胁：

1. 优势

（1）健全的医院感染防控三级质量管理体系。

（2）合理的感控专职人员配备、构成以及较为完善的医院基础信息化建设。

2. 劣势

（1）规范下发时医院院感信息化建设未完成。

（2）医务人员感控知识掌握不佳。

（3）临床科室人员更换频繁。

（4）院感团队人员流调能力良莠不齐。

（5）多部门协作机制未落实。

3. 机遇

（1）不断颁布的行政指令、规范、标准和指南提供了良好的政策支持。

（2）医院感染暴发成为医院等级评审和公立医院绩效考核的重要组成部分。

（3）政府高度重视医院感染暴发防控工作。

（4）不断出现的医院感染暴发事件引起了全社会的关注和重视。

4．威胁与挑战

（1）新技术、新方法的使用产生了新的感染环节和风险。

（2）新发传染病的出现以及日趋严峻的全球耐药形势等。

在 SWOT 分析的基础上，对照规范，梳理目前贵州医科大学附属医院感染暴发处置工作存在的不足，从而确定工作实施的关键点和难点。关键点：医院感染暴发防控体系和制度的完善、医院感染暴发事件的识别及医院感染暴发事件的控制。难点：如何落实多部门协作、如何提高医院感染暴发事件控制的及时性和有效性。

二、执行标准的计划

（一）执行标准的技术路线（图 1）

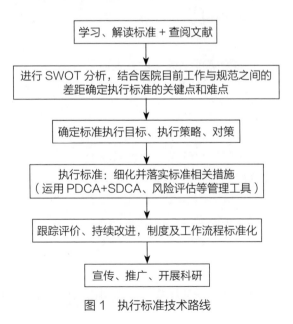

图 1　执行标准技术路线

（二）执行标准的目标、策略、对策

以解决关键点、突破难点为目的，确定执行标准目标、策略和对策（图2）。

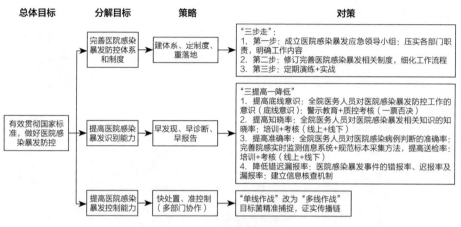

图2 标准执行策略分析

三、执行标准的过程

（一）目标1：完善医院感染暴发防控体系和制度。

1. 策略 建体系、定制度、重落地。

2. 对策 "三步走"：

（1）第一步：成立医院感染暴发应急领导小组：压实各部门职责，明确工作内容。

（2）第二步：修订完善医院感染暴发相关制度，细化工作流程。结合医院实际情况、各部门职责和工作内容，制定、修订医院感染暴发相关制度和流程。采用PDCA+SDCA相结合的方法，追踪评价和持续改进。

（3）第三步：定期演练+实战。对构建的防控体系、制度流程进行追踪评价，根据演练及实战反馈的结果及时修订，对执行好的内容标准化，对新发现问题持续改进，从而维持整个医院感染暴发防控体系的长效性。

（二）目标 2：提高医院感染暴发识别能力。

1．策略　早发现、早诊断、早报告。

2．对策　“三提高一降低”。

（1）提高全院医务人员对医院感染暴发防控工作的底线意识：警示教育 + 质控考核（一票否决）。

1）院感科培训时向医务人员介绍近年来国内外通报的恶性医院感染暴发事件，强调医院感染暴发对患者、医院及医务人员本身造成的严重后果。

2）将疑似医院感染暴发的迟报及漏报纳入医疗质量考评，作为一票否决项（图 3）。

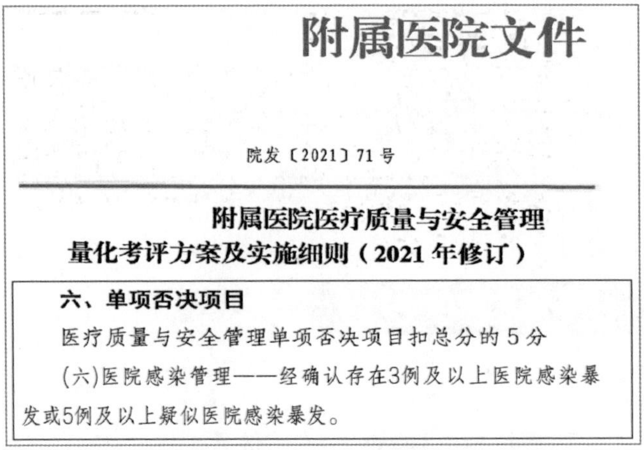
附属医院文件

院发〔2021〕71 号

附属医院医疗质量与安全管理
量化考评方案及实施细则（2021 年修订）

六、单项否决项目

医疗质量与安全管理单项否决项目扣总分的 5 分

(六)医院感染管理——经确认存在3例及以上医院感染暴发或5例及以上疑似医院感染暴发。

图 3　医疗质量考评方案及实施细节（摘选）

（2）提高全院医务人员对医院感染暴发相关知识的知晓率：培训 + 考核（线上 + 线下）：开展全方位，多层次的培训，提高医务人员医院感染暴发防控理论知识水平。培训内容包括:《医院感染诊断标准》《医院感染暴发报告及处置制度》《医院感染暴发处置流程》《医院感染暴发流行病学调查流程》《医院感染信息系统的操作方法》等。

（3）提高全院医务人员对医院感染病例判断的准确率

1）完善院感实时监测信息系统：采购院感专业实时监测系统，提高医院感染监测能力。

2）规范标本采集方法，定期培训 + 考核（线上 + 线下）：制作标本规范采集教程，多部门（医务处、药剂科及微生物室）协作定期对临床科室开展抗菌药物使用及标本采集相关培训及考核，规范、提高临床抗菌药物使用前病原学送检率。

（4）降低医院感染暴发事件的错报率、迟报率及漏报率：建立多重信息核查机制（图4）。

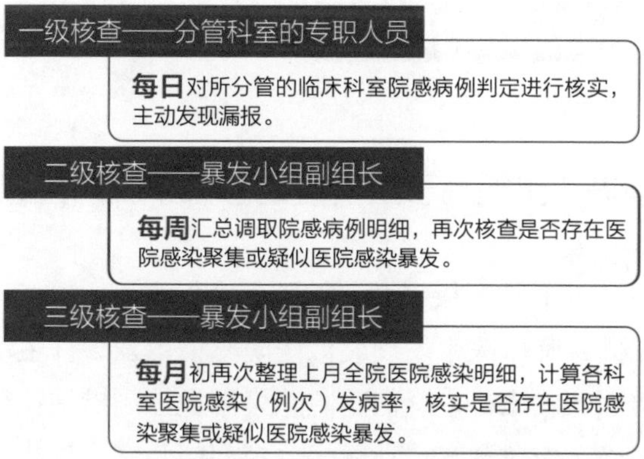

图 4　医院感染病例判定信息核查机制

（三）目标 3：提高医院感染暴发控制能力。

1. 策略　快处置、准控制（多部门协作）。

2. 对策

1）"单线作战"改为"多线作战"：缩短疑似医院感染暴发确认时长及应急小组召开会议时间节点。

2）目标菌精准捕捉，证实传播链（PDCA 方法）：

计划阶段：梳理、总结目标菌采样过程中存在的关键问题：①如何提高患者及环境中目标菌检出阳性率。②如何提高采样部位准确性。③如何确认同源性。

执行阶段：根据问题提出可行的改进计划：①更换高捕捉率的高分子采样拭子。②通过查阅文献及经验总结，总结关键采样分布点。③采用质谱分析仪进行细菌成分分析，快速初步鉴定菌种。④采用 PCR 技术进行同源性分析，明确传染源和传播途径。

确认阶段：①环境中目标菌检出阳性率明显提升。②医院感染暴发流行病学调查效能明显提高。

行动阶段：对确认有效的措施制度化、流程化。新发现问题：菌种保存时间短，部分感染患者检出病原体已销毁，无法与环境检出目标菌进行同源性检测。

⬡ 四、执行标准的成效

（一）成效1：进一步提高了全院医院感染暴发防控意识和能力

1. 防控意识方面　"三级层面"的"三个提高"。

（1）个人层面：临床医生发现疑似医院感染暴发事件主动上报率升高。

（2）科级层面：临床科室疑似医院感染暴发控制措施执行率增强。

（3）院级层面：应急预案启动顺畅，多部门联席会议成效明显。

2. 防控能力方面　"两个能力"双提升。

（1）医院感染暴发识别能力：判定医院感染病例准确性和发现疑似医院感染暴发事件及时性得到提升。

（2）医院感染暴发处置能力：院感专职人员医院感染暴发现场流行病学调查能力和多部门协同处置能力得到提升。

（二）成效2：进一步完善了院感防控体系和制度

1. 明确了多部门在医院感染暴发报告及处置工作中的职责（涉及部门从原有5个增加至9个）。

2. 扩展了医院感染暴发处置工作内容（将网络舆情控制与新闻发言工作纳入制度）。

3. 增加了医院感染暴发信息核查机制、组建医院感染暴发现场调查小组等。

4. 细化了医院感染暴发流行病学调查具体流程及个案调查表（图5）。

医院感染暴发个案调查表

调查日期：____　调查科室：____　调查事件：____

发病序号	1	2	3	4	5
患者姓名					
家长姓名					
住院号					
性别					
年龄					
入院日期					
入院诊断					
感染日期					
上报日期					
感染部位					
感染相关症状体征					
送检时间	1. 2. 3.	1. 2. 3.	1. 2. 3.	1. 2. 3.	1. 2. 3.
送检标本	1. 2. 3.	1. 2. 3.	1. 2. 3.	1. 2. 3.	1. 2. 3.

微生物结果	1. 2. 3.	1. 2. 3.	1. 2. 3.	1. 2. 3.	1. 2. 3.
免疫学检测					
感染相关指标					
分子快速检测					
影像学结果					
其他结果					
是否确诊					
感染科室					
曾住过科室及时间段					
床位号及病房					
主管医生					
主管护士					
周围患者有否类似症状	□有(床号:) □无	□有(床号:) □无	□有(床号:) □无	□有(床号:) □无	□有(床号:) □无
高危因素					
侵入性操作					
相关医疗器材名称					

消毒/灭菌方式					
是否手术					
手术名称					
急诊或择期或日间手术					
手术时间					
手术医生					
手术时长					
切口类型					
ASA评分					
麻醉方式					
是否有植入物					
外来器械					
是否考虑器械污染					
是否考虑消毒液污染 消毒液批号					
有无可疑静脉注射液体批号					

病室环境				
近期环境监测结果				
现场观察手卫生情况				
物体表面清洁与消毒情况				
其他需要调查的内容				
初步假设	(感染源，感染途径，易感人群)			

环境卫生学	标本名称	结果	标本名称	结果	标本名称	结果
	标本名称	结果	标本名称	结果	标本名称	结果
	标本名称	结果	标本名称	结果	标本名称	结果

访谈情况	
脆弱性分析	
初步结论	
初步控制措施	
防控效果评价（一周后取）	
最终结论	

调查人员：____

图 5　医院感染暴发流行病学调查个案调查表汇总

（三）成效3：进一步规范了医院感染防控流程和行为

根据各部门在医院感染暴发控制工作中的职责，细化多个工作流程（包括：《医院感染暴发应急处置流程》《医院感染暴发现场流行病学调查流程》《医院感染暴发流调小组工作流程》《微生物室病原体检出异常增高上报流程》《微生物室医院感染暴发应急处置流程》《临床医院感染暴发报告流程》等），组合应用 PDCA 和 SDCA 质量管理工具，通过前者"立标、优标"，后者"维标"的方式推动标准执行，构建"变中求稳、稳中求进"的动态循环路径，形成贵州医科大学附属医院医院感染暴发相关 SOP，为标准落地生根，有效实施提供了有力支持（图6，图7）。

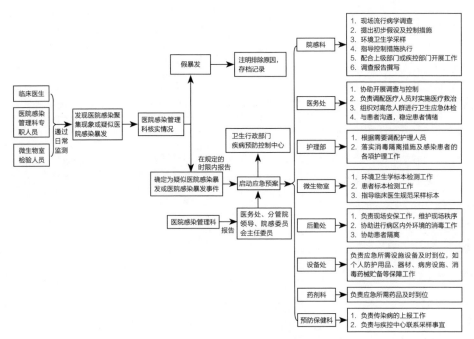

图6　疑似医院感染暴发及医院感染暴发报告流程

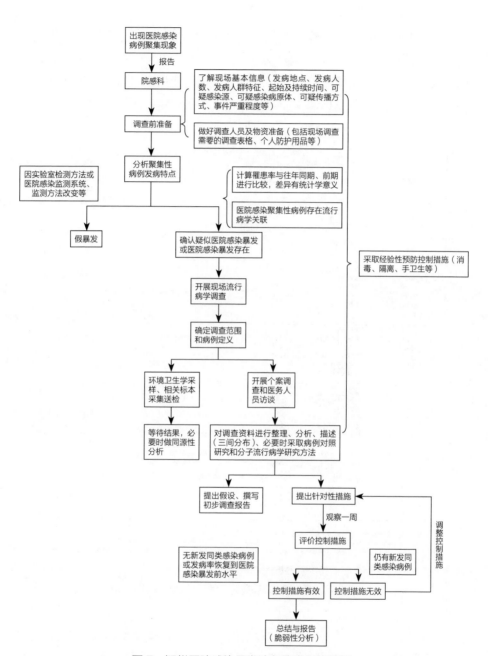

图 7　疑似医院感染暴发流行病学调查流程

（四）成效 4：进一步提升院感防控效果和水平

1. 有形效果　医院感染暴发现场流行病学调查效能提高。标准执行后，疑似医院感染暴发事件流调时长从 2017 年的 5 天缩短为 2 天。缩短原因主要归于流调小组能力的提升、质谱分析仪的使用及《医院感染暴发调查高危环境及高危环节目标菌采样对象参考表》的制定等（图 8）。

	ICU	新生儿	手术科室（手术室）	非手术科室	内镜
床单元周边高频接触物表	床栏 床头桌 输液泵 监护仪 床尾手摇 病床（枕巾） 患者毛巾 呼吸机	暖箱（蓝光箱、辐照台） 输液泵 监护仪 呼吸机 毛巾 盆 呼吸机	床栏 床头桌 病床床单 患者毛巾 设备带 呼叫器 输液架 单人无菌室过滤网 单人无菌室围挡	床栏 床头桌 病床床单 患者毛巾 设备带 呼叫器 输液架 单人无菌室过滤网 单人无菌室围挡	内镜 活检钳 防水围裙 重复使用的手套
公共区域环境物表	手消压盖 工作服 电脑键盘 电脑鼠标 电话机 治疗车 洁具 洁具桶	洗衣机内桶 工作服 电脑键盘 电脑鼠标 电话机 治疗车 洁具 洁具桶	科室专用的手术器械 外来器械 手术室自行灭菌器械 缝针 缝线 纱布 洁具 洁具桶 工作服 换药室	电脑键盘 电脑鼠标 电话机 治疗车 洁具 洁具桶 共用仪器（肢体加压止血带、血压计）	清洗消毒槽 干燥台 转运箱（车） 储镜柜 清洗刷
水源相关	洗手池水龙头 洗手池下水道口 自来水 加湿器	沐浴池水龙头 沐浴池下水道口 沐浴水 洗手池水龙头 洗手池下水道口 暖箱水 奶液 饮用水	洗手池水龙头 洗手池下水道口 加湿器 手术冲洗液	洗手池水龙头 洗手池下水道口 加湿器	自来水 纯化水 注水瓶内水
医务人员手	医务人员随身物品 医生 护士 保洁 护工	医务人员随身物品 医生 护士 保洁 护工	医务人员随身物品 医生 护士 保洁 护工	医务人员随身物品 医生 护士 保洁 护工	医务人员随身物品 医生 护士 技师 保洁 工人
空气相关	出风口（物表） 回风口（物表）	出风口（物表） 回风口（物表） 干手用烘干机空气	出风口（物表） 回风口（物表）	出风口（物表） 回风口（物表）	压缩空气
消毒液	碘伏 酒精 酸性氧化电位水 其他消毒液	碘伏 酒精 酸性氧化电位水 其他消毒液	碘伏/碘酊 酒精 酸性氧化电位水 其他消毒液	碘伏 酒精 其他消毒液	邻苯二甲醛 过氧乙酸 酸性氧化电位水 酒精 其他消毒液

注：
1.其他消毒液包括：酒精洗必泰、一次性医疗用品（例如导尿包）内配备的消毒液等
2.血液透析室患者血源性传染病标志物阴性转为阳性时，应监测相关床单元、透析机表面及医务人员手的病毒标志物（乙型肝炎病毒、丙型肝炎病毒、梅毒螺旋体及人类免疫缺陷病毒标志物）；血液透析患者若发生多人发热或感染，应监测透析用水、透析液及含碳酸氢盐的浓缩透析液的细菌菌落数及内毒素等情况。
3.采样点应根据流调发现的共同点，如是否有多人共同使用的药物或重复使用的物品。

图 8　医院感染暴发调查高危环境及高危环节目标菌采样对象参考表

2. 无形效果　主要体现在：感控团队医院感染聚集事件识别能力提高；感控团队流行病学调查能力提高；感控团队配合能力提高；多部门医院感染暴发事件处置协作能力提高以及临床科室对医院感染聚集事件的重视程度提高。

（五）成效5：宣传推广

本次执行标准后形成的一整套医院感染暴发防控体系和制度以及处置流程，清晰明确，可操作性较强，适用范围较广，对推动标准执行和完善标准制度修订工作有一定的作用。在此基础上，将医院感染暴发处置经验编写成书，并通过全省院感质控会议、基层帮扶、网络平台等方式进行交流和分享，有效促进了标准在我省其他医疗机构的推广与实施。此外，积极开展医院感染监测相关科研工作，通过对科室医院感染率的预测，发现医院感染的潜在规律，发出早期预警，为医院感染预防关口前移提供科学依据，从而降低医院感染暴发概率。

五、执行标准的总结

在标准推进过程中，经过不断的总结分析，我们对医院感染暴发控制工作有一定的体会，那就是要遵循"早、准、快"三字真经。

1. 早（早识别、早报告、早调查、早处置） 是医院感染聚集和暴发事件控制的重要原则。通过"四个提高"可有效增强医务人员"四早"意识。

2. 准（准确发现感染源、感染途径） 是感控团队防控医院感染暴发事件的关键点，也是感控人员控制医院感染暴发的必备能力。循证防控（查阅文献＋经验总结)＋精准防控（采样点设置参考表）可有效缩短处置时间。

3. 快（快速报告、及时调查处置） 是防止事态恶化的重要措施。切实做到多学科、多部门、多层面的高效协作，可有效遏制事件进一步发展。路漫漫其修远兮，标准化有助医疗质量的提升，是推进医疗安全的保障，但执行标准化的过程，却道阻且长。只有认真学习执行标准，努力总结过往，积极摸索未来，才能推进标准不断完善。

（王清青　李凌竹　罗光英　林丹）

疫情背景下
医院感染预防控制实践

——WS/T 511—2016《经空气传播疾病医院感染预防与控制规范》

（首都医科大学附属北京天坛医院）

一、执行标准的背景

首都医科大学附属北京天坛医院（以下简称"天坛医院"）是一所以神经科学集群为特色，集医、教、研、防为一体的三级甲等综合医院。为响应疏解首都功能号召，天坛医院积极完成新院整体搬迁工程并顺利开诊，在新院区再度起航，努力续写新时代新医院辉煌发展。目前，我们拥有创新型医院4321工程。

四个平台：国家神经系统疾病临床医学研究中心，北京市神经外科研究所、北京市人脑保护高精尖创新中心、国家神经系统疾病医疗质量控制中心。

三个设施：神经影像中心、超算中心、研究型病房。

两个产出：基础研究（Nature，Science，Cell）、临床研究（NEJM，LANCET，JAMA）。

一个目标：国际一流的临床神经科学科技创新中心。

在神经科学专科方面，天坛医院勇立潮头，引领发展前沿。建立了国内首个标准化卒中单元，率先设立急性脑血管病抢救治疗绿色通道，成立了国内规模最大、亚专科最齐全的神经外科临床诊疗和研究中心，是北京市唯一一家脑血管病方向的国家脑血管病疑难病症诊治能力提升项目单位，并受国家卫生健康委委托担任全国脑血管病方向牵头医院。天坛医院拥有中国工程院院士1人，中国科学院院士1人，美国医学科学院外籍院士1人，香港外科医学院院士 1 人，北京学者 2 人，万人计划 3 人，青年长江学者 1 人，国家百千万人才 8 人，中青年科技创新领军人才 2 人，教育部新世纪优秀人才 1 人，国家级突贡专家 2 人，享受国务院政府特殊津贴 12 人，今后天坛医院将继续筑牢汇聚众智的人才高地。

天坛医院感染管理处已成立 35 年，历经三代感控集体，目前共有员工 9 人，其中 40 周岁以下 7 人。作为一个以年轻人为主的团队，我们一直传承天坛感控精神，在医院党委和院领导的领导下，通过团队和全院各部门的齐心协力，努力践行"人人都是感控实践者"的理念，努力实现"全院协作，共控院感"的愿景。

疫情期间，天坛医院积极贯彻感控标准，本案例我们将从执行标准背景、执行标准计划、执行标准过程、执行标准成效和体会建议 5 个方面展示我们贯彻标准的全过程。

首先是执行标准的背景。故事要从一通总是无人接听的电话说起。2020 年大年二十九下午，我科接到病区上报，有新冠阳性人员到访，院感立即启动应急预案。但在紧急状态下，无法找到足够的、能参与应急处置的保洁人员。主任立即带领两名年轻同事亲自上阵，持续工作 5 个多小时，完成病区的终末消毒。在这期间，由于未能按时回家，一位年轻同事的妈妈一直在拨打电话寻找女儿，险些引发家庭矛盾。

为避免此类事件重演，我们依据标准，应用鱼骨图和二八法则，分析出如下 6 个亟待解决的问题。

第一，保洁群体关注不足。由于管理体系不完善，上级的许多精神并没有传达到每个一线保洁员。

第二，消毒设备复杂。天坛医院搬迁后院区面积增加，不同部门采购了种类繁多的消毒设备，其中一些操作复杂，要求较高的文化水平。

第三，防护用品型号不全。由于技术限制，目前的防护服穿脱不很方便，不同来源的医用防护口罩不能针对不同脸型人员严密贴合。

第四，疫情恐惧心理。由于疫情发展迅速，许多保洁人员对经空气传播疾病的认识不足，缺乏消毒实践经验和突发事件处置能力。

第五，缺少自我认同。与医务人员相比，保洁人员在医院内的归属感不足，且薪酬待遇方面也有待提高。

第六，培训不到位。空气物表消毒知识专业性较强，且保洁人员流动性较大，导致相关培训存在死角。

针对这六个问题，我们应用 SWOT 方法，分析出解决问题的优劣势。

在内部优势方面，天坛医院领导大力支持感控工作，院感人员配备符合标准要求，在新院区建设规划阶段，就充分考虑了感染性疾病的防控要求，感控设备、用品充足，感控培训普及度高。

在内部劣势方面，面对没有医学背景、素质参差不齐的保洁人员，我们需要在硬件和软件方面，提供更有针对性的培训。

在外部机会方面，借助政府出台的针对保洁的培训材料，我们群策群力，力争更好的开展培训。

在外部威胁方面，天坛医院患者多来自外省市，就诊人数庞大，另外新冠疫情的反复，也使得防控压力不断加大。

二、执行标准的计划

我们应用 PDCA 循环法，进行持续改进。首先制订了执行标准的计划。计划包括以下六个方面：

第一，提升对保洁群体关注度，规范消毒人员的管理；

第二，优化消毒设备组合；

第三，健全防护用品的配备；

第四，消除保洁人员对疫情的恐惧心理；

第五，增强保洁的自我认同及主人翁意识；

第六，提高消毒人员的知识技能水平。

按照上述计划，我们采取了有效的措施。

第一，在院领导和相关科室的支持下，我们迅速成立了消毒大队。

第二，工欲善其事，必先利其器，正确的使用设备是完成消毒的基础，因此，我们为所有设备都制作了通俗易懂的操作手册及培训视频。

第三，我们与总务与规划建设处总规处积极沟通，为保洁员采购了型号齐全的防护用品，避免了职业暴露的发生。同时，还配备了不同型号的防护用品应急箱，方便随时取用。

第四，为消除保洁人员对疫情的恐惧心理，我们定期组织开展消毒模拟演练，并安排专人 24 小时值班，做好应急保障。在实际工作中，如果发生呼吸道暴露，往往会让保洁人员产生恐惧和畏难心理，我们针对保洁员团队，进一步优化了职业暴露的处理流程，并在完成处置后，对其进行心理疏导。

第五，领导的亲切关怀和同事间的相互帮扶，提升了保洁人员的职业认同感和主人翁意识。

第六，与医务人员相比，保洁员的文化水平较低，冗长的条例和专业的术语，不利于培训的开展。为了找到适合保洁员的培训模式，我们开展了前期调研。根据调研结果，我们制作了适合保洁员群体的培训手册及课件。通过小班教学，情景模拟，手把手一起练的培训模式，我们得到了良好的培训效果。培训后，保洁人员必须通过考核，才能参加应急消毒处置，这保证了他们的执业安全。同时，在考核过程中，我们也能再次发现培训中的问题、不断改进提升。

⇄ 三、执行标准的过程

在一系列改进措施实施后，我们通过调研、访谈、考核、督导的方式来完成 Check 环节。根据 Check 出的问题，我们总结出了以下三项优化措施，持续提升。

第一，在工作过程中，感染管理处和医院保洁主管部门及时沟通，为清洁消毒保驾护航。

第二，感染管理处开展了多样培训，极大的提升了一线保洁人员的技术水平。

第三，我们精减培训内容，力争让消毒知识和技能变得通俗易懂易掌握。同时，我们应用视频、录音、师带徒等多种培训方式，让保洁人员能够随学随用。

通过多次 PDCA 循环，我们执行标准的成效显著。天坛医院形成了在党建引领下，院领导、感染管理处及消毒主管部门的高效管理组织架构，医院领导对环境清洁工作和保洁人员的重视程度大幅提升。构建了完整的保洁人员培训体系，实时督导标准落实情况，并及时反馈、整改，我们的相关管理提升项目还申报了医院重点管理专项研究项目。消毒大队的全体成员，感控知识、意识和技能持续提高，职业认同感不断上升。清洁消毒后环境监测合格率100%，并且人员"零"感染。最终，我们形成了顺畅、高效、安全的环境清洁消毒，应急响应流程。

四、执行标准的成效

凭借以上工作经验，我们积极参与抗疫支援，不仅在北京，还远赴湖北、新疆、西藏等地，将执行标准的经验带到了抗疫一线。石月欣同志主动请缨，参加了北京援鄂医疗队，并在返回北京后继续支援了北京市卫生健康委抗疫专班，在全市范围内督导抗疫工作。张越巍主任作为新冠病毒感染疫情防控新疆工作组成员，远赴新疆多地指导抗疫工作。赵梦同志主动申请加入北京援藏方舱医疗队，在西藏疫情最困难的时期，义无反顾驰援当地医疗机构。另外，赵梦同志还在维也纳隔离酒店圆满完成院感组的工作。于鑫玮同志主动放弃新年假期，保质保量完成了北京2022年冬季奥运会国外元首团的防疫联络员工作，保证了所在元首团所有国内外人员在华期间零感染。胡爱香同志在家里有两个孩子需要照顾的情况下，圆满完成了隔离酒店的支援工作。李静同志在被隔离人数激增的紧要关头，充分发挥主观能动性，在运河苑隔离酒店最艰难的建立初期，完成了院感流程创建和落实工作，为后续工作的开展奠定了良好的基础。韩玮同志在疫情高峰期主动支援新冠肺炎定点收治医院，在感染风险最高的区域完成了院感工作，保证了院内工作人员的安全。程实同志在怀孕期间，克服自身困难，加入市属医院疫情防控巡查组，完成了市内多家医院的定期巡查工作。

2017年11月1日，我们创办了科室微信公众号"天坛感控"，为推动感控事业的发展，传播标准，传播感控理念，普及感控知识。公众号开办5年多以来，以青年感控工作者为先导，先后创办了青年文明号、科普小贴士等栏目传播感控科普知识，曾先后荣获2018—2019年、2020—2021年医院青年文明号称号。同时大力传播感控文化，先后创办天坛感控历史，邮说感控，文说感控，邮票上的医学等栏目，通过医学历史、感控历史、文献学习等形式，形成了以集邮文化为特色的天坛感控文化。我们还创办了规范培训栏目，及时更新感控规范、专家共识、技能培训材料、院感诊断及抗菌药物使用规范和传染病诊断标准，向大众普及感控专业知识。疫情时期，团队不仅完成了医院疫情防控工作，还在公众号中开设疫情防控专栏，传播感控科普知识、疫情防控专业技能和抗疫医务人员先进事迹。公众号创建以来，得到了院感人员、临床人员、保洁人员和普通大众的广泛关注，关注人数持续上升，目前已经突破3万人，覆盖了全国320个市县。我们在日常工作以外，坚持持续更新公众号内容，先后发布文章860余篇，阅读量突破100万人次。

我们在北京市和全国范围内，通过线上和线下的会议论坛，分享执行标准的经验，讨论改进方法。在全国范围内开展了国家卫生健康委医管中心全国院感标准宣贯。感染管理处主任作为大会执行主席，参与了2020年—2022年北京市医院感染防控论坛。创立了"北京感染控制与消毒技术产业协会医院建筑与环境管理分会"。举办了医院建筑与环境管理分会成立大会暨医院建筑与环境学术论坛、消毒新进展论坛、感控进行时暨血液净化单元清洁消毒指引发布会和"医疗机构科室物表消毒解决方案"专家研讨会，在传播清洁消毒实践经验方面贡献了自己的力量。

同时，我们也将工作经验总结，并发表于学术期刊或参与编辑著作。目前在《中国消毒学杂志》发表了题为《新型冠状病毒肺炎疫情期间医院终末消毒实践》和《新型冠状病毒肺炎疫情期间综合医院内终末消毒剂的选择》的文章。在《中华医院感染学杂志》发表了题为《北京市属医院援鄂医疗队在新冠肺炎疫情期间感染控制工作实践》的文章。在《中国医学人文杂志》发表了题为《邮品见证·新冠肺炎防控》和《邮品见证·抗疫战场上的医者身影》文章。科室主任作为副主编，编撰了《围手术期新冠肺炎感染防控手册》。赵梦副主任作为主编之一编撰了《北京援藏方舱医疗队感控管理工作手册》（第一版）。

在标准执行过程中，我们还创建了医院建筑与环境管理分会（隶属于北京感染控制与消毒技术产业协会）和环境与软器械管理学组（隶属于中国医学装备协会医疗复用管理分会）两个感控学术团体，参与了北京市院感质控中心的标准制定，包括《新型冠状病毒肺炎疫情期间围手术期感染防控措施指引（试行）》（北京市医院感染质量控制和改进中心 北京市临床麻醉质量控制与改进中心 北京护理学会）、《围手术期新冠肺炎感染防控手册》（北京市临床麻醉、医院感染管理、护理质量控制与改进中心）和《北京市医疗机构院感防控工作指引（试行第一版）》（京卫医〔2022〕12号），多角度了解制定《标准》的重要性。

我们的工作也得到了多方面的肯定，获得 2017—2020 年度青年文明号、2019—2021 年度先进科室、2019—2021 年度优秀干部、2020—2022 年优秀共产党员、2020 年度先进个人、2021 年及 2022 年优秀党支部和 2021 年优秀党务工作者等院级荣誉。获得北京市三八红旗奖章称号、在支援武汉抗击新冠肺炎疫情工作中作出重大贡献，记功、北京市优秀共产党员、北京市卫生健康委优秀共产党员、西藏自治区卫生健康委员会感谢信和拉萨市抗击新冠肺炎疫情优秀援助医疗队员等市级荣誉。

五、执行标准的体会建议

执行标准过程中，我们体会良多。成果的保持，需要勤奋与坚持，我们发现培训间隔一定时间后，效果会下降。因此，根据不断变化的疫情，我们及时修订标准，优化培训模式，守住感控防线，关注保洁群体，共筑清洁堡垒，我们一直在行动！

（张越巍　赵梦　于鑫玮　韩玮）

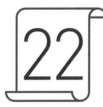

22 标准践行始于足下，院感防控重于泰山

——WS/T 509—2016《重症监护病房医院感染预防与控制规范》
（河北医科大学第二医院）

重症医学科收治的患者病情危重，抵抗力较差、机体免疫力，侵入性操作多，容易发生医院感染，影响病情恢复，严重时还可增加死亡风险，因此贯彻落实 WS/T 509—2016《重症监护病房医院感染预防与控制规范》意义重大。

河北医科大学第二医院经过多年 WS/T 509—2016《重症监护病房医院感染预防与控制规范》的实施，完善了院感防控体系和制度、规范了院感防控流程和行为、贯彻落实了院感标准、提升院感防控效果和水平、提高院感防控意识和能力，省外交流推广标准执行经验，获得了国际友人的认可。

一、执行标准的背景

河北医科大学第二医院是一所集医疗、教学、科研、预防、保健、康复、急救为一体的三级甲等综合医院，编制床位 2 816 张，实际开放床位 4 126 张。

医院党委高度重视，在院领导的大力支持下，在三级防控管理体系的基础上，配置了合理的院感专职人员，塑造了一支工作高效、富有活力的专业感控团队。并将党建工作与业务工作深度融合。河北医科大学第二医院感控专职人员 24 名，平均年龄 34 岁（图 1）。

作为河北省最大的三级甲等综合性医院，设立多个重症监护病房，担负

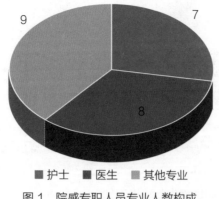

护士　**医生**　**其他专业**

图 1　院感专职人员专业人数构成

着全省危重症患者的救治工作。ICU 收治患者病情重、病种复杂、基础疾病危重、免疫力低下、侵入性操作多、多重耐药菌感染患者多、多重耐药菌感染率高。ICU 医务人员承担任务重，工作繁忙，不良操作习惯较难改变。保洁员、护工年龄大、理解力差，防护洗脱不规范，容易造成院内交叉感染传播。

2016 年 12 月 27 日，国家卫生计生委颁布了 WS/T 509—2016《重症监护病房医院感染预防与控制规范》，让我们有标准可依，有程序可循。为了预防医院交叉感染，保证患者安全，保障医疗质量正常运转，河北医科大学第二医院遵循标准要求，规范各重症监护病房操作全流程全环节标准化。在围绕"保健康，防重症"，做好诊疗救治工作的同时，贯彻落实标准意义重大。

二、执行标准的计划

（一）执行标准的目标、策略

标准共有 11 项内容，为了达到 ICU 医务人员标准落实全流程、全环节的目标，河北医科大学第二医院制定了 3 项总体对策和 13 项具体对策（图 2）。

针对 13 项具体对策中易出现的院感薄弱环节，邀请不同科室的 6 位老师进行通过风险评估打分（表 1）。

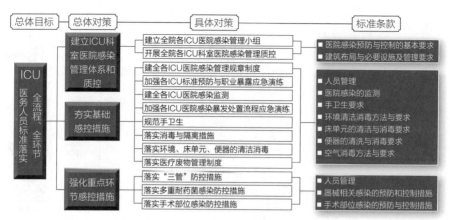

图 2　执行标准的目标、总对策、具体对策

表 1　风险评估打分总结表

风险因素	风险水平（风险系数）							风险水平	顺序
	徐辉	王世博	王黎一	徐海博	安丽红	安超艳	平均值		
多重耐药菌感染防控措施落实不到位	27	18	27	27	18	27	24.00	高	1
未建立 ICU 医院感染管理小组	18	12	12	18	4	18	13.67	中	2
手卫生不规范	18	9	18	9	9	18	13.50	中	3
未开展 ICU 科室质控	12	2	18	18	4	12	11.00	中	4
三管（呼吸机、血管导管、导尿管）防控措施落实不到位	6	12	12	4	9	18	10.17	中	5
消毒与隔离措施落实不到位	18	3	4	8	9	18	10.00	中	6
标准预防与职业暴露知识缺乏	2	12	12	4	9	18	9.50	中	7
医院感染管理规章制度不健全	18	2	8	6	4	18	9.33	中	8
环境、床单元、便器的清洁消毒落实不到位	4	2	12	18	6	8	8.33	低	9
未开展医院感染监测	4	4	2	1	4	27	7.00	低	10

续表

风险因素	风险水平（风险系数）							风险水平	顺序
	徐辉	王世博	王黎一	徐海博	安丽红	安超艳	平均值		
医院感染暴发处置流程知识欠缺	6	4	9	2	9	12	7.00	低	11
手术部位感染防控措施的落实不到位	2	3	12	4	6	12	6.5	低	12
医疗废物管理制度落实不到位	4	2	6	8	4	8	5.33	低	13

注：■高风险项　中风险项　低风险项

（二）执行标准的技术路线

通过风险评估，筛选出了多重耐药菌（multidrug-resistant organism，MDRO）感染作为高风险项进行防控管理。为了规避 ICU 高风险项的发生，ICU 多重耐药菌感染防控的具体执行技术路线图（图 3）。

2017 年增强防控意识
1. 完善制度
2. 举行首轮 MDRO 感染防控 PDCA
3. 设置 MDRO 危急值预警弹框
4. 制定 MDRO 感染防控措施登记本

2019 年提升防控水平
1. 制定多部门联查制度
2. MDRO 防控 PDCA 第二轮
3. 举行多学科 MDT 协作会议第一期
4. 数据分析 MDRO 感染的易感因素
5. 制作"外出医技科室检查"及"转科（区）通知单"，嵌入病历系统

2021 年提升防控效果
1. 加大检查力度
2. 以等级评审为契机推动细化多重耐药菌感染防控工作
3. 举行多重耐药菌感染防控 MDT 会议第二期

多重耐药菌感染防控措施技术路线：
以"规避高风险项——多重耐药菌感染防控"为例

1. 加强培训和科室自学
2. 制作自查表，感控护士每月自查上报
3. ICU 多重耐药菌感染监测加入每月感控简报
4. 接触隔离医嘱执行情况纳入每月绩效考评

1. 针对易感因素精准防控
2. 防控内容总结为数字儿歌
3. 增加多部门联合检查频次
4. 与检验科、药学部联合公示

1. 每日巡查 ICU，上报主管院长
2. 检查医技科室留存，各 ICU 多重耐药菌感染患者"外出检查通知单"，并公示

2018 年规范流程　**2020 年疫情防控**　**2022 年每日巡查**

图 3　ICU 多重耐药菌感染防控执行技术路线图

三、执行标准的过程

（一）提高 ICU 的 MDRO 医院感染防控措施执行率 PDCA

以 WS/T 509—2016《重症监护病房医院感染预防与控制规范》为基础，根据现状结合等级医院评审要求，为了降低 ICU 的 MDRO 感染发生，我们举办了三次全院 ICU 多重耐药菌感染防控 PDCA 活动。现在以第一次 PDCA 活动为例，在 2017 年 7 月 1 日—2017 年 12 月 26 日开展旨在降低 MDRO 感染的第一次 PDCA。

1. 计划阶段（P）

（1）成立专案小组 + 主题选定：成立由多部门人员组成的 PDCA 质量管理小组，设立组长负责制，分工明确，统一培训，保证整个实施过程的同质化完成。

为了降低 MDRO 感染发生，通过头脑风暴，决定将"提高 MDRO 感染预防与控制措施落实率"作为改善主题。

（2）拟订计划——绘制甘特图（图 4）：

（3）现况把握：小组内部通过头脑风暴，查阅多篇国内外文献，结合具体工作实际和《多重耐药菌医院感染预防与控制技术指南（试行）》和 WS/T

活动过程	活动内容	开始时间	完成	月\周\持续时间	7月					8月				9月				10月				11月				12月			1月	地点	方法	负责人
					1	2	3	4	5	6	7	8	9	10	11	12	13	14	15	16	17	18	19	20	21	22	23	24	25			
P	现况把握	2017.7.1	2017.7.23	24天				30.39%																						9个ICU	查检表柏拉图	郭璐 王黎一
	原因分析	2017.7.24	2017.7.27	4天																										9个ICU	各ICU小组讨论	王国英 陈子英
	制定目标	2017.7.28	2017.8.11	15天																										办公室	头脑风暴 鱼骨图	王世博 任力
	对策拟定	2017.8.12	2017.8.23	12天										43.09%																9个ICU	头脑风暴 评价法	朱君宇 安丽红
D	对策实施	2017.8.24	2017.11.8	78天																	18.23%									9个ICU	头脑风暴 小组讨论	王伯丽 叶丽云等
C	效果确认	2017.11.9	2017.12.11	33天																										9个ICU	柱状图 雷达图	张重阳 徐辉
A	标准化	2017.12.12	2017.12.21	10天																					8.29%					办公室	小组讨论	贾媛 张弛
	检讨与改进	2017.12.22	2017.12.26	5天																										办公室	头脑风暴 小组讨论	高冰 刘澜

图 4 提高 ICU 多重耐药菌感染防控措施执行率的甘特图

执行过程的甘特图显示：PDCA 包括 4 个过程，8 个部分。

其中 ⟶ 代表实际完成，┈▶ 代表预期计划完成。

509—2016《重症监护病房医院感染预防与控制规范》制作"提高 MDRO 感染预防与控制措施落实率查检表"（表 2）。

表 2　提高 MDRO 感染预防与控制措施落实率查检表

科室：	病历号：		姓名：	
多重耐药菌检出时间：				
多重耐药菌种类：			床号：	
检查方法：现场查看多重耐药菌患者防控措施落实情况				
检查时间：细菌培养判定为多重耐药菌的在院患者				
项目	查检内容		考核结果	
手卫生依从性	手卫生指征	1		
		2		
		3		
手卫生设施	床头悬挂快速手消毒液			
隔离医嘱	24 小时内开具隔离医嘱			
隔离标识	吊牌			
	床头卡			
	病历贴			
诊疗器械专人专用	体温表			
	血压计			
	听诊器			
医疗废物	双层黄色医疗废物袋			
环境清洁、消毒	知晓情况	是否知晓		
	采取适当的消毒策略	消毒剂种类		
		消毒剂浓度		
		作用时间		
		消毒频次		
		毛巾专用		

2017 年 7 月 1—23 日在呼吸一科 ICU、呼吸二科 ICU、麻醉 ICU、新生儿 ICU、儿科 ICU、神经外科 ICU、心脏外科 ICU、神经内科 ICU、急诊科 ICU 开展现况调查，执行率 51.96%。

将各执行不到位的项目数统计后（表3）绘制改善前的 MDRO 感染防控措施执行不到位原因调查柏拉图（图5）。根据"二八"原则选定手卫生执行情况、隔离标识、环境消毒、诊疗器械专人专用4项作为本次改善重点。

表3 影响 MDRO 感染防控措施不到位原因调查表

MDRO 防控措施分类	不合格次数	百分比/%	累计百分比/%
手卫生	72	26.09	26.09
隔离标识	70	25.36	51.45
环境消毒策略	38	13.77	65.22
专人专用	35	12.68	77.90
床头悬挂手消	34	12.32	90.22
接触隔离医嘱	27	9.78	100.00
合计	276	100	

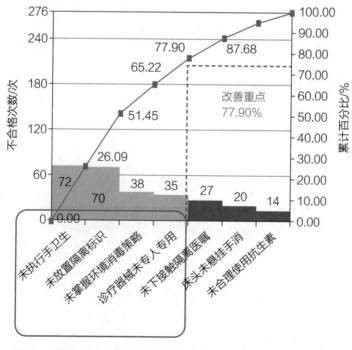

图5 改善前 MDRO 感染防控措施执行不到位原因调查柏拉图

经过小组全体成员多次头脑风暴，多次与临床沟通交流后，多角度分析 MDRO 防控措施不到位的问题来源，汇总制作成 4 个鱼骨图展示造成项目缺项的原因（图 6 ~ 图 9）。

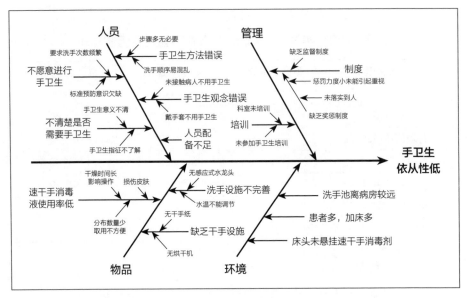

图 6　手卫生依从性低鱼骨图

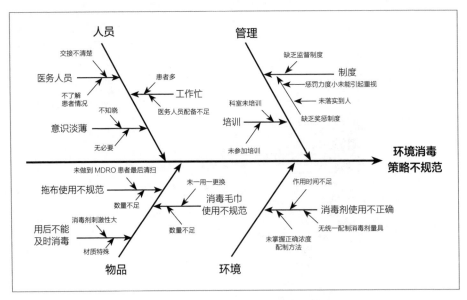

图 7　环境消毒策略不规范鱼骨图

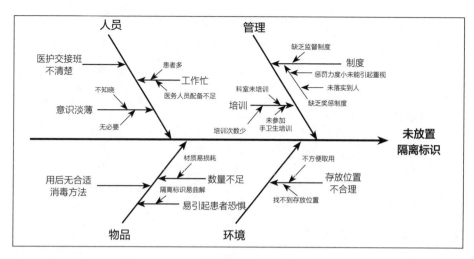

图 8　未放置隔离标识鱼骨图

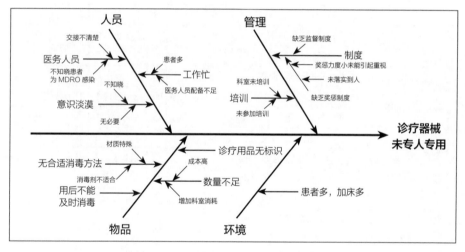

图 9　诊疗器械未专人专用鱼骨图

　　根据 4 个鱼骨图，从人员、环境、管理、材料四个方面进行原因汇总后，选择不同科室、不同专业的 9 位老师对每项因素进行评分，汇总见表 4。

　　针对筛选出的要因进行现况调查，总结绘制真因验证柏拉图（图 10）。筛选出手卫生指征不了解、戴手套不用手卫生、不知晓患者为 MDRO 感染、含氯速干手消毒液损伤皮肤、隔离标识易曲解、无统一配置消毒剂量具这 6 项为真正原因。

表4 要因评价表

	原因		王世博	任力	王黎一	郭晴	苏建玲	王国英	李映红	刘立强	叶丽云	总分	选定
人员	主观不愿意	意识欠缺	2	2	5	5	3	3	3	1	3	29	
		要求洗手次数频繁	1	1	3	5	1	5	1	1	1	19	
	意识淡薄	不知晓意义	3	5	3	3	3	1	3	5	3	29	
		手卫生指征不了解	5	5	3	3	5	5	5	5	3	39	★
		觉得无必要	1	1	1	3	3	1	1	3	1	15	
	方法错误	操作顺序混乱	1	3	1	1	1	1	1	1	1	11	
	观念错误	未接触病人不用手卫生	1	1	3	5	3	5	3	3	5	29	
		戴手套不用手卫生	3	1	5	5	5	5	3	5	5	37	★
	医护交接班不清楚	不知晓患者为MDRO感染	5	5	5	3	5	3	5	3	5	39	★
		无MDRO感染标识	5	5	1	3	5	1	5	3	5	33	
	工作忙	患者多顾不上	3	1	3	5	5	5	1	3	1	27	
		医务人员配备不足	1	1	3	5	3	5	1	3	5	27	
管理	制度	缺乏监督制度	3	1	1	5	5	1	1	3	1	25	
		缺乏奖惩制度	5	5	3	5	3	3	1	3	3	31	
		惩罚力度小未能引起重视	3	3	3	3	1	5	1	1	1	25	
		未落实到人	5	3	3	1	5	3	3	5	3	31	
	培训	科室未培训	3	5	1	3	3	3	3	3	3	27	
		个人原因未参加培训	1	3	1	3	3	1	1	1	1	15	
		培训频次少	3	3	3	5	1	5	1	1	1	25	
物品	设施使用率低	速干手消毒液干燥时间长	5	3	3	1	5	3	3	5	3	31	
		含氯速干手消毒液损伤皮肤	5	3	5	3	5	3	5	3	5	37	★
		数量不足取用不方便	3	3	3	5	1	5	1	1	1	25	
	设施使用不规范	拖布未做到MDRO患者最后清扫	3	1	5	3	3	1	3	3	3	25	
		消毒毛巾不遵循一用一更换	3	3	5	3	3	1	3	3	1	25	
	设施不完善	无感应式水龙头	3	3	1	5	1	5	1	1	1	21	
		洗手设备水温不能调节	1	1	3	3	3	1	3	1	3	19	
		隔离标识材质易损耗	3	5	5	5	5	5	3	1	1	33	
	缺乏干手设施	无干手纸	1	3	3	5	1	5	3	3	3	27	
		无烘干机	1	3	3	5	3	1	1	3	3	23	

续表

原因		王世博	任力	王黎一	郭晴	苏建玲	王国英	李映红	刘立强	叶丽云	总分	选定
物品	用后无合适消毒方法	消毒剂刺激性大	5	3	5	5	3	3	3	3	5	37	★
		材质特殊无合适消毒剂	5	5	5	3	3	5	3	5	3	35	★
	易引起患者恐惧	隔离标识易曲解	5	3	3	3	5	5	5	3	5	37	★
	用后不能及时消毒	用后不能及时消毒	5	3	3	3	5	5	5	3	3	35	
	诊疗用品无标识	MDRO 感染患者诊疗用品无标识	5	5	3	3	5	3	5	3	5	37	★
环境	存放位置不合理	离病房较远不方便取用	5	3	3	1	5	3	3	5	3	31	
		找不到存放隔离标识位置	5	5	3	3	5	3	5	5	5	39	★
		床头未悬挂速干手消毒剂	5	5	3	5	3	3	5	3	3	35	
	患者多，加床多	患者多，加床多	5	3	3	1	5	3	3	5	3	31	
	消毒剂使用不正确	作用时间不足	5	3	5	3	5	3	5	3	3	35	
		无统一配制消毒剂量具	5	5	3	3	5	3	5	3	5	37	★
		未掌握正确浓度配制方法	3	1	5	3	3	1	1	3	3	23	

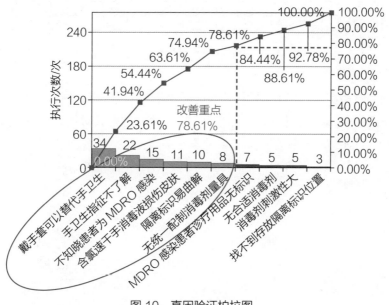

图 10 真因验证柏拉图

（4）制定目标值：78.16%

（5）对策拟订 5W1H：

从可行性、经济性、效果性对 6 项真正原因的拟订对策进行评分，汇总成 5W1H 的拟订对策表（图 11）。最终筛选出改变手卫生培训模式，增加培训频次、规范处置 MDRO 患者隔离标识、规范 MDRO 患者诊疗器械器具专人专用、在容器外标记消毒液配比浓度整合成为 4 条对策群组。

What	Why	How	对策判定					Who	When	Where
问题点	真因	拟定对策	可行性	经济性	效果性	总分	采纳	提案人	实施时间	实施地点
如何提高 ICU 多重耐药菌感染防控措施执行率	手卫生指征不了解	改变手卫生培训模式，增加培训频次	41	39	43	123		陈子英	2017.8	急诊 ICU
		制作手卫生宣传图	39	33	33	105		王国英		急珍 ICU
		制作手卫生宣传视频	33	35	29	97		安聪娟		神经外科 ICU
		加大手卫生依从性检查频次	35	41	29	105		王黎一		神经外科 ICU
		与奖金绩效挂钩	27	29	45	101		王世博		心脏外科 ICU
	认为戴手套可以替代手卫生	加强科室培训频次	29	31	29	89		贾媛	2017.9	心脏外科 ICU
		加强全院宣传教育的频次	31	31	29	91		王伯丽		呼吸一科 ICU
	不知晓患者为 MDRO 感染	交班时增加 MDRO 患者情况介绍	35	29	39	103		袁雅冬	2017.9	呼吸二科 ICU
		规范放置 MDRO 患者隔离标识	39	35	43	117		董星		呼吸一科 ICU
		规范 MDRO 患者诊疗器械器具专人专用	45	33	45	123		朱君宇		麻醉 ICU
		医生下接触隔离医嘱并打电话通知护士	31	35	37	103		安丽红		呼吸二科 ICU
	含氯速干手消毒剂损伤皮肤	采用湿式洗手代替卫生手消毒	31	29	33	93		高冰	2017.9	麻醉 ICU
		采用季铵盐速干手消毒剂	39	29	33	101		刘澜		神内 ICU
		添加护肤成分	35	29	39	103		刘燕		神内 ICU
	隔离标识易曲解	重新制作英文或图示的隔离标识	39	33	33	105		马薇	2017.10	儿科 ICU
		科室交班讲加强医务人员对标识的认识	29	33	39	101		袁松		儿科 ICU
	无统一配制消毒剂量具	统一制作带有刻度的量具	31	35	33	99		郭璐	2017.11	新生儿 ICU
		在容器外标记消毒液配比浓度	33	39	45	117		张重阳		新生儿 ICU

图 11　拟订对策表

2. 对策实施（D） 作为集束化干预措施。整理每条技术化干预措施的执行时间、地点、负责人、对策实施、对策内容、对策处置和效果确认（图 12 ~ 图 15），效果显著。

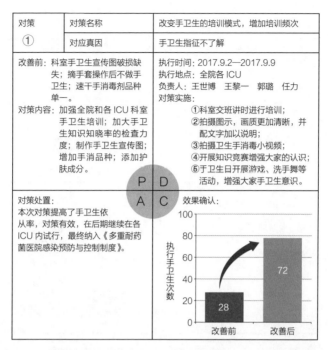

图 12　对策群组 1——改变手卫生的培训模式，增加培训频次

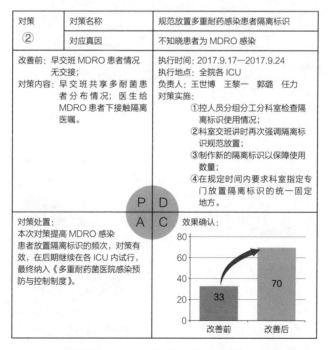

图 13　对策群组 2——规范放置 MDRO 感染患者隔离标识

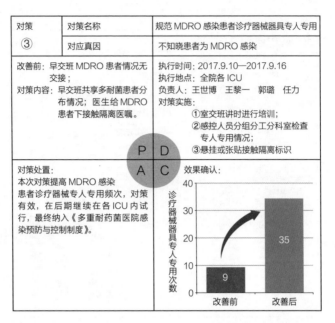

图 14　对策群组 3——规范 MDRO 感染患者诊疗器械器具专人专用

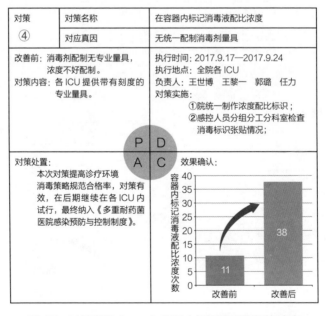

图 15　对策群组 4——在容器内标记消毒液配比浓度

3. 效果确认（C）

（1）衡量指标：

1）目标达成率：107%。

2）进步幅度：54.72%（图16）。

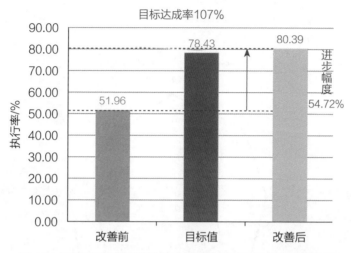

图16　MDRO防控措施执行率目标达成率和进步幅度综合图

3）发表论文：发表核心期刊论文4篇。

4）改善前后主次问题变化：

主要问题从改善前的未执行手卫生、未放置隔离标识、未掌握环境消毒策略、诊疗器械未专人专用改变为改善后的床头未悬挂手消、未掌握环境消毒策略和诊疗器械未专人专用（图17）。

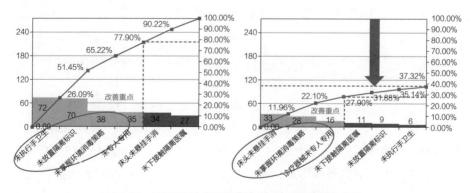

图17　改善前重点问题和改善后重点问题汇总图

（2）各种能力的提升：通过本次 PDCA 的实施，专案组队员们的团队凝聚力、团队协作精神、交流沟通能力、多学科协作能力又得到了进一步提升。组员工作积极性高，保质保量完成每一项工作，认真严谨地分析每一个步骤的意义。转变了服务理念，发散、丰富了解决问题的思路，更加灵活熟练地掌握了 PDCA 管理工具的使用。

大家一致认为，PDCA 管理工具的运用能力提升效果最明显（图 18）。

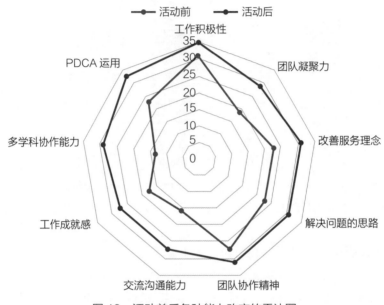

图 18　活动前后各种能力改变的雷达图

（3）持续改进：在执行过程中，MDRO 感染防控措施执行率呈上升趋势，体现了方案的持续改进和后续督导工作有效（图 19）。

4. 处理阶段（A）

（1）标准化：通过 PDCA 的实施，最终形成了《多重耐药菌预防与控制标准操作规程》和《多重耐药菌标准作业书》（图 20 ~ 图 21）。

（2）探讨与改进：现工作阶段能做到实事求是的记录现状，并寻求解决方案，但对工作流程观察不够细微，今后会注重细节管理，及时发现问题。虽然 PDCA 管理工具的运用能力提升，但仍不熟练，后续会加强 PDCA 的学习和运用。由于成员经验不足，真因验证进展不顺利，耗时较长，今后会增加寻找真因的频次，多锻炼，增加大家的熟练度。

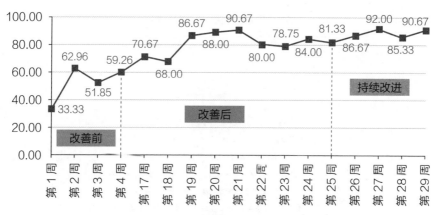

图 19　持续改进 MDRO 感染防控措施执行率（%）的变化

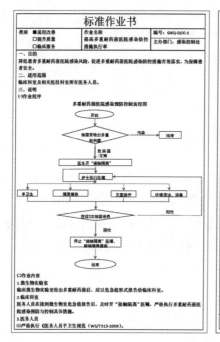

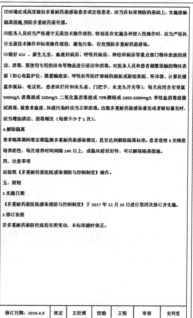

图 20　多重耐药菌标准作业书

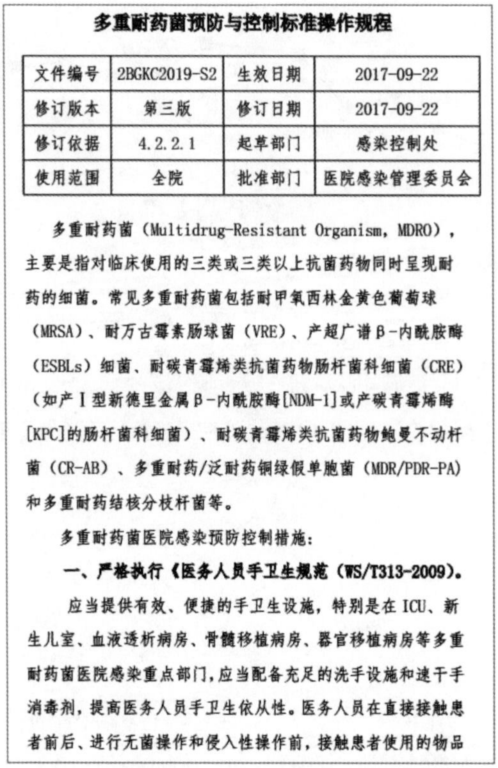

多重耐药菌预防与控制标准操作规程

文件编号	2BGKC2019-S2	生效日期	2017-09-22
修订版本	第三版	修订日期	2017-09-22
修订依据	4.2.2.1	起草部门	感染控制处
使用范围	全院	批准部门	医院感染管理委员会

多重耐药菌（Multidrug-Resistant Organism，MDRO），主要是指对临床使用的三类或三类以上抗菌药物同时呈现耐药的细菌。常见多重耐药菌包括耐甲氧西林金黄色葡萄球（MRSA）、耐万古霉素肠球菌（VRE）、产超广谱β-内酰胺酶（ESBLs）细菌、耐碳青霉烯类抗菌药物肠杆菌科细菌（CRE）（如产Ⅰ型新德里金属β-内酰胺酶[NDM-1]或产碳青霉烯酶[KPC]的肠杆菌科细菌）、耐碳青霉烯类抗菌药物鲍曼不动杆菌（CR-AB）、多重耐药/泛耐药铜绿假单胞菌（MDR/PDR-PA）和多重耐药结核分枝杆菌等。

多重耐药菌医院感染预防控制措施：

一、严格执行《医务人员手卫生规范（WS/T313-2009）。

应当提供有效、便捷的手卫生设施，特别是在ICU、新生儿室、血液透析病房、骨髓移植病房、器官移植病房等多重耐药菌医院感染重点部门，应当配备充足的洗手设施和速干手消毒剂，提高医务人员手卫生依从性。医务人员在直接接触患者前后、进行无菌操作和侵入性操作前，接触患者使用的物品

图21 多重耐药菌预防与控制标准操作规程

（二）共同推进13项具体措施的过程

2016年12月27日WS/T 509—2016《重症监护病房医院感染预防与控制规范》颁布后，2017年1月1日河北医科大学第二医院开始推行。为了达到ICU医务人员标准落实全流程、全环节的目标，根据河北医科大学第二医院制定的3项总体对策和13项具体对策，从规范流程、提高防控水平、疫情防控、精细化管理一步一步推进（图22）。

（三）执行过程中的创新

创新是引领发展的第一动力，在贯彻落实院感标准的过程中，我们也一直以解决临床需求产生的问题为导向。

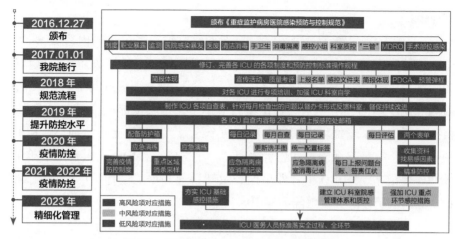

图 22　共同推进 13 项具体措施的过程图

1. 信息化助理精准感控　为了解决工作中数据收集方式落后，工作效率低，收集人员工作量大，存在误差，反馈不及时的问题。我们引入医院感染监控系统、电子病历系统中嵌入"三管评估表、院内消息推送每月医院感染监测信息反馈结果、引入医疗废物信息化、MDR 感染信息电子化、手卫生依从性管理系统进行电子信息化管理。

2. 循证感控和精准感控"双管"齐下　为了解决 ICU 的各类感染率比普通病区高的问题，我们结合本院各 ICU 的实际情况，调查文献，结合各 ICU 的大数据分析，找出各种感染的危险因素，发现的危险因素作为下一步工作重点，结合本规范重点防控。循证感控 + 精准感控"双管齐下"，发表了 6 篇关于 MDRO 危险因素的中文核心期刊论文，1 篇关于颅内感染的影响因子 2.71 的 SCI 文章，并荣获了河北医学科技奖一等奖一项。

3. 智慧节约型感控模式　手卫生是降低医院感染最经济、最有效地手段，手卫生依从性低也一直是个非常头疼的问题。在调查过程中，经常会有临床医生从经济学的角度反映全院 ICU 每天的速干手消毒剂使用量大，成本高。为此我们以临床需求产生的问题为导向，根据手消毒剂通用要求和医务人员手卫生规范，在咱们感控处各位领导的带领下，我们自主研发了 4 项手卫生装置专利，获得国家授权了 3 项，形成专利群，其中授权了发明专利一项，实用新型专利 2 项。

应用到河北医科大学第二医院，可以在保证手卫生高质量、高依从率的同时，预计每年节约 30 万 ~ 105 万的感染防控资金消耗。实现智慧节约型感控模式。

4. 感控内容数字口诀记忆 临床工作繁忙，需记忆的内容太多、繁杂，感控内容精练为数字口诀，方便记忆。比如 MDRO 感染防控措施精练为数字口诀："二、二、二"和"一、二、三"，就是要做好两个卫生、两个检测和两个隔离，下一个医嘱，填两个单子，贴三个标识。两个卫生：严格执行手卫生，增加环境消毒次数；两个检测：做好患者检测和环境检测；两个隔离：执行接触隔离和患者隔离；一个医嘱：接触隔离医嘱两个单子：MDRO 登记本、MDRO 患者外出检查及转科通知单三个标识：接触隔离标识、隔离病历贴、插接触隔离标识床头卡。

四、执行标准的成效

经过多年 WS/T 509—2016《重症监护病房医院感染预防与控制规范》的实施，我们从完善院感防控体系和制度、规范院感防控流程和行为、贯彻落实院感标准、提升院感防控效果和水平、提高院感防控意识和能力和推广与应用六个方面进行总结。

（一）完善院感防控体系和制度

河北医科大学第二医院从 2017 年实施 WS/T 509—2016《重症监护病房医院感染预防与控制规范》以来，至 2019 年共修订 32 个操作规程，50 项感控制度，5 项管理通知；其中 68 项与 ICU 院感防控工作相关，ICU 专项制度 2 项。2020 年修订发热呼吸道症状患者感染防控流程等 15 个 SOP，其中 5 项与 ICU 院感防控工作相关。2021 年修订 25 项与 ICU 相关：6 个院感相关应急预案和 21 项新冠肺炎院感防控相关制度。2022 年修订了 8 项应急隔离病室院感相关制度。

在三级防控管理体系的基础上，又重新修订了与 ICU 相关的 101 项院感相关文件。

（二）规范院感防控流程和行为

通过表单化规范管理，院感防控流程逐渐完善，参与表单规范管理的医务人员数越来越多，表单完成质量越来越高，很好地规范了院感防控流程和行为。共修订各种检查评估表单 33 个。

（三）贯彻落实院感标准

河北医科大学第二医院 ICU 从 2019 年开始执行每月上报自查问题台账。贯彻落实院感标准后，不断提升医务人员手卫生依从率、每月自查上报执行率。"MDR 感染（定植）患者外出检查通知单"和"外出转科通知单"路径嵌入电子病历、感控内容数字口诀记忆均能有效促进院感标准的贯彻落实。成功举行了各 ICU 职业暴露处理流程应急演练、院感爆发应急演练等各种的应急演练，贯彻落实院感标准，实现人人都是感控实践者。

ICU 手卫生依从率是呈稳步逐年递增的趋势，ICU 每月自查上报执行率呈稳步逐年递增的趋势（图 23）。

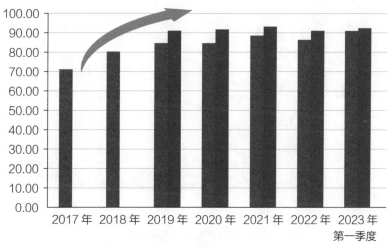

图 23　ICU 手卫生依从率每件变化趋势图

（四）提升院感防控效果和水平

自 2017 年标准实施后，ICU 出院患者总住院天数和人均住院天数呈下降趋势，作为医院经济运行分析指标体系中体现医疗工作效率指标，既提高床位周转率，又为更多患者提供就医治疗机会。医院实现经济效益和社会效益双赢。

医院感染监测信息化、医疗废物信息化管理均能有效提升院感防控水平。科研论文的发表有助于验证院感防控的效果，实现"循证感控＋精准感控"模式能够有效地提升院感防控水平。图 24、图 25 展示了标准实施后，ICU 的医院感染发病率、MDRO 感染发病率、三管感染率均呈逐年下降，职业暴露中 ICU 所占百分比均呈逐年下降，说明标准的实施能够有效地提升 ICU 防控院感效果；图 26 显示在发生职业暴露的医生、护士、学生中 ICU 所占百分比均呈下降趋势，说明 ICU 各类医务人员防控职业暴露的防护水平大大提升。

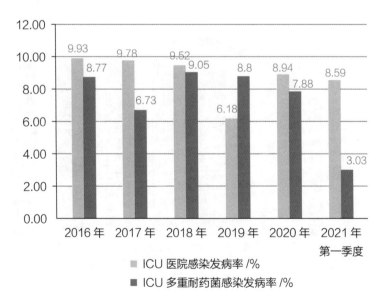

图 24　ICU 医院感染发病率和 MDRO 感染发病率的变化趋势图

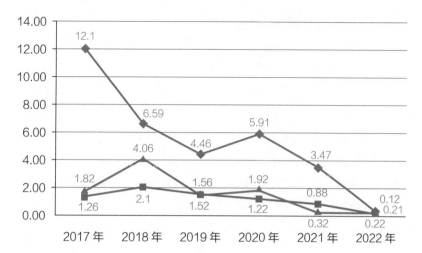

图 25　ICU 的 VAP、CAUTI、CLABSI 感染的变化趋势

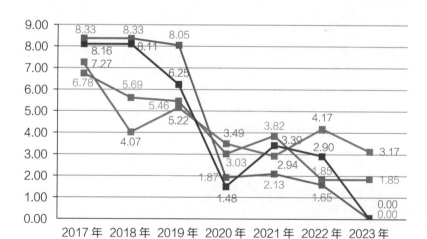

图 26　职业暴露百分比的变化趋势图

（五）提高院感防控意识和能力

　　针对不同专业不同人群开展的专题专项培训，由科主任、护士长作为主讲人开展的专场培训；ICU 还结合专业特点开展感控技能的自我培训，这些培训将临床一线迅速升级为感控一线，增强临床医生的主动院感防控意识。

　　培训考核覆盖全院 ICU 医务人员，形式多样，促进全员掌握新冠肺炎疫情防控知识和技能，引导全员践行"人人都是院感实践者"理念。标准实施以来，病房内"课堂式"讲座；疫情期间发放"新冠肺炎防控科普常识"，增强家属感染防控意识和健康生活理念，患者满意度、社会效益显著提升。各种知识知晓率逐年提升说明院感防控意识和能力稳步提升（图 27）。

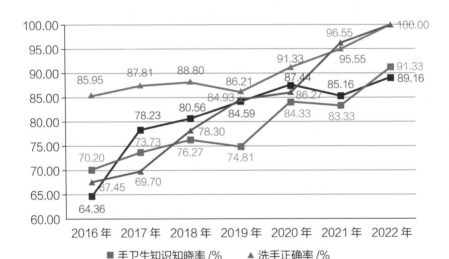

图 27　各种知识知晓率的逐年变化趋势

（六）推广与应用

　　2018 年，河北医科大学第二医院呼吸危重症一科 RICU 阎锡新主任，参加全国学术交流会，与外国友人交流呼吸危重症救治技术的同时，深入交流重症监护病房医院感染预防与控制规范执行经验，获得了国际友人的一致认可和高度称赞。

　　标准执行以来，我们发明并授权 4 项发明专利和 6 项实用新型专利，实现了北京、江苏、河北、陕西 12 家单位的临床转化，发表 8 篇中文期刊论文，3 篇 SCI 文章，获得了首届全国卫生健康行业创新大赛铜奖一项，医学科技奖一等奖。组建了 500 多人的全省感控微信群，方便全省感控老师线上交流，资源共享，推出感控知识"每日一学，每日一问"。连续多年组织举办"河北省医院协会医院感染控制专业委员会学术年会"，邀请知名专家授课，为全省 200 多家医院的医务人员搭建交流研讨和培训平台，解读行标，在全省医联体推广执行经验。每届评选优秀论文和 MDT 案例交流，资料汇总，共享学习（图 28）。

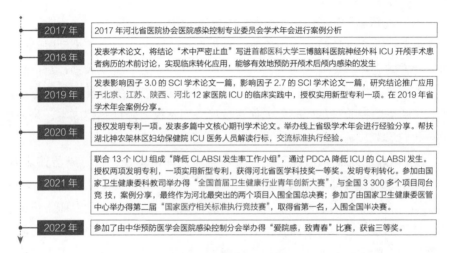

图 28　推广应用流程图

五、执行标准的总结

在践行标准的过程中，我们也曾经遇到过疑惑。例如：器械最短使用时间的具体要求、辅助用房数量的参考值、多部门联动对预防控制器械相关感染和手术部位感染的作用。这些方面我们都特别希望能够得到各位专家的指导，更好地贯彻落实标准。

"践行院感标准"不仅是一个口号，更是一个目标，一种态度，一种文化，将理念融入诊疗全流程、全环节、全要素，保障医疗质量和患者安全是每一位院感人及医务工作者的初心与使命。依规依法，以践行规范为契机，以信息建设为抓手，推行重点环节重点科室信息化管理，抓取关键数据，进行重点分析，实现信息精准化管理、重点高危环节精准防控。

随着时代的进步和医疗技术的发展，当前医院感染管理工作既面临机遇又面临挑战，在践行《重症监护病房医院感染预防与控制规范》的基础上，我们下一步的工作重点：

1. 转变医院感染管理理念　应继续增强医务人员主动院感防控意识，转变思想，从"要我做"转变为"我要做"；应不断提高医务人员院感防控的积极性，从心理上主动预防医院感染的发生，让践行标准成为一种习惯，根植于临床工作的整个过程。

2. "创新驱动发展"，全面提高医院感染管理创新能力　创新能够有效地提高工作效率和质量，医院感染管理创新更能深刻、有效地推动医院感染防控能力的进步，提升应对突发事件的应急处置能力。着重鼓励针对重点环节、重点科室的医院感染管理创新意义深远。在贯彻落实标准，塑造重症监护病房感染防控质量的同时，如何建设经济型感控，降低感控成本，是一个值得我们思考、努力的方向。

3. 构建医院感染管理专职人员核心能力评价体系　将感染防控能力、流行病学原理和统计学方法应用能力、评估感控策略实施效果的能力、传播感控知识的能力、沟通协调能力、科研能力纳入医院感染管理专职人员核心能力评价体系。其中感染防控能力可分为监测能力、检查监督能力、医院感染暴发处置能力、职业暴露防护指导能力、标准条款践行能力。根据定期评价结果将感染管理专职人员分为五级：感控新手、初级感控人员、中级感控人员、感控能手、感控专家。医院感染管理专职人员按照评价结果接受不同层次的感染管理相关知识、技能培训、提高个人感控能力，塑造一支能力优秀、凝聚力强、工作高效的专业感控团队，有效地提感染防控水平。

4. 感控文化建设　人人都是感控实践者，人人也可能是感染传播者。医院感染防控措施的落实需要每一位医务人员的参与，方可达到保障患者安全的目的。只有将标准的贯彻落实，与感控文化建设、医疗质量、患者和医务人员的自身安全紧密结合，方能体现标准原本的样子，彰显标准更高的价值！

（王黎一　王世博　曹旭华　史亚丽）

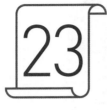

COVID-19 疫情防控背景下构建重症监护病房"零感染"管理模式

······························

——WS/T 509—2016《重症监护病房医院感染预防与控制规范》、WS/T 511—2016《经空气传播疾病医院感染预防与控制规范》
（江苏省人民医院　南京医科大学第一附属医院　江苏省妇幼保健院）

 一、执行标准的背景

（一）背景

新冠病毒感染是由新冠病毒（COVID-19）引起的，具有人传染人的能力，潜伏期长、传染性强等特点。

医护人员在重症监护病房工作存在高感染风险，同时危重症患者之间也存在交叉耐药菌感染的高风险，因此做好感控工作难度高，压力大。

（二）执行标准具体条件

1. 通过 SWOT 对内部环境和外部环境进行分析（图 1）
2. 将强弱势与机会威胁对应进行分割得出 3 个主要战略 1 个理念（图 2）
（1）战略一——寻找堵点：研究驰援武汉重症监护病房医护发生症候群过程中职业操作与职业暴露的影响因素。
（2）战略二——攻克难点：根据重症监护病房医护症状群、职业暴露存

内部环境分析

分析QC方法DMS

| 优势
Strength | Q-护士有重症护理经验
C-定点医院有ICU
D-具备ICU专科技术
M-医护年轻富有激情
S-医院实力雄厚 | 劣势
Weakness | Q-综合ICU人力不足
C-设备耗材不足
D-医护可能感染
M-年轻护士防护经验不足
S-疾病死亡率高 |

外部环境分析

分析方法PEST分析法

| 机会
Opportunity | P-国家政策支持
E-物资支援
S-培训ICU专科技术
T-创新技术研发 | 威胁
Threats | P-住院患者可能继发感染
E-成本消耗增加
S-培训模式受限
T-替代技术缺乏 |

图 1 SWOT 分析法

项目	优势（S）	劣势（W）
机会 （O）	（SO）战略一：寻找堵点 研究驰援武汉重症监护病房医护发生症候群过程中职业操作与职业暴露的影响因素	（WO）战略二：攻克难点 根据重症监护病房医护症状群、职业暴露存在的问题制定干预措施及实践成效
威胁 （T）	（ST）战略三：连接断点 挖掘问题，解决问题，通过多学科联合作战，整合各项措施	（WT）全程零感染 "零感染"理念贯穿于每一项措施，严格按照职业标准进行实践

图 2 SWOT 分析结果

在的问题制定干预措施及实践成效。

（3）战略三——连接断点：挖掘问题，解决问题，通过多学科联合作战，整合各项措施，"零感染"理念贯穿于每一项措施，严格按照职业标准进行实践。

二、执行标准的计划

（一）课题研究性品管圈模式组建课题小组（表1）

表1 课题小组成员及分工

成员情况	文化程度	所在部门	小组分工
柳莹	护理本科	ICU	圈长
宋瑾	护理本科	护理感染科	辅导员
张翔	公卫硕士	感染管理处	总策划
王爱鹏	护理本科	ICU	培训专科知识
蒋楠茜	护理本科	ICU	收集数据
任思芳	护理本科	ICU	培训专科知识
顾素莲	护理本科	ICU	收集数据
李妍	护理本科	ICU	组织成员活动
赵莹	护理本科	ICU	组织成员活动
高春平	护理本科	ICU	汇报成果
石敏	护理本科	护理部专项组	后方协助
王芸	硕士研究生	护理部专项组	后方协助

（二）制定目标

援武汉医护人员零感染，新冠感染患者呼吸机相关性肺炎零感染。

（三）计划拟定

通过甘特图拟订计划进程，因为时间紧迫，缩减了计划时间（图3）。

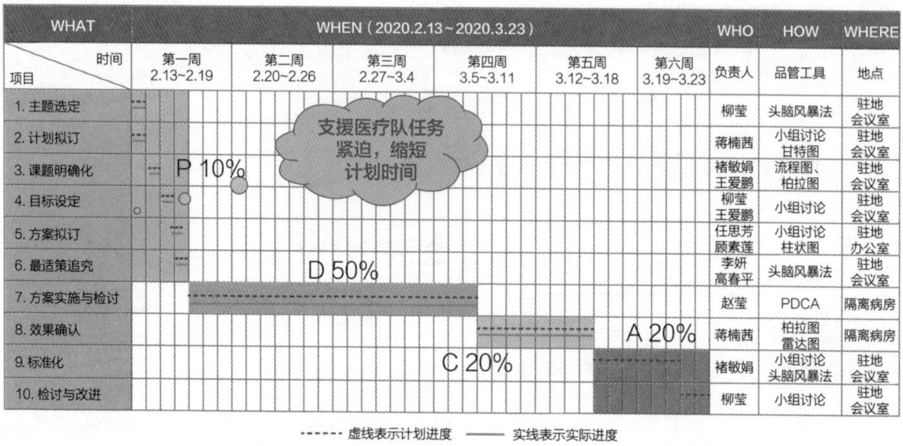

图 3　拟订活动计划

三、执行标准的过程

（一）战略措施一

寻找堵点：研究驰援武汉 ICU 医护发生症候群过程中职业操作与职业暴露的影响因素。

1. **研究对象**　对符合入组标准的驰援武汉重症监护病房护士 129 人次进行问卷调查。

2. **研究方法**　基于《国际功能、残疾和健康分类》框架和症状体验模型自主开发的《重症监护隔离病房护士不适感特异性调查问卷》和症状体验影响因素调查表。

3. **调查工具**　《重症监护隔离病房护士不适感特异性调查问卷》，该问卷基于《国际功能、残疾和健康分类》框架由研究员自行设计，共收集 16 种症状，每个症状包括发生次数、严重程度 2 个维度，每个维度按照 4 级评分的方法进行评分（0：无，1：轻，2：中，3：重）。

4. **研究结果**

（1）驰援护士临床症状发生率及严重程度：ICU 护士经历发生率最高的 5 个症状是头痛（38%），胸闷心悸（27.1%），呼吸困难（24%），咽干（20.9%），恶心胃部不适（20.9%）（表 2）。

表 2　驰援医护重症监护病房执业情况

执业项目	例次	百分比	可疑暴露事件	例次	百分比
气管插管	33	0.30%	眼罩滑脱	4	4.94%
深静脉置管	4	0.08%	口罩滑脱	1	1.23%
静脉留置针	139	2.77%	面罩滑脱	2	2.47%
动脉留置针	16	0.32%	手套滑脱	22	27.16%
开放性吸痰	393	7.84%	手套破裂	12	14.81%
密闭式吸痰	1 104	22.02%	防护服破裂	1	1.23%
口鼻腔吸引分泌物	644	12.85%	外层隔离衣污染	8	9.88%
更换气管插管固定装置	149	2.97%	被血液喷溅	10	12.35%
留取痰标本	43	0.86%	被痰液喷溅	8	9.88%
抽血	475	9.48%	被大小便喷溅	9	11.11%
静脉输液	767	15.30%	其他	4	4.94%
静脉注射	620	12.37%			
更换大小便	565	11.27%			
尸体料理	1	0.01%			
其他	51	1.02%			

（2）驰援护士症状群分析：探索性因子分析得出 3 个症状群，分别是活动耐力不足症状群（很困想睡觉 – 头昏 – 乏力疲劳感），呼吸道症状群（呼吸困难 – 胸闷心悸），咳嗽咽干症状群（咳嗽 – 咽干）（表 3）。

表 3　驰援医护症状群发生影响因素的 Logistic 回归分析

症状群	变量	回归系数	标准误	标准化系数	T	P
活动耐力不足症状群	眼罩滑脱	6.166	1.842	0.282	3.348	0.001
	$R=0.365$，$F=3.791$，$P=0.003$					
呼吸道症状群	（常量）	0.964	0.353		2.736	0.007
	眼罩滑脱	4.478	1.531	0.247	2.925	0.004

续表

症状群	变量	回归系数	标准误	标准化系数	T	P
呼吸道症状群	手套破裂	2.005	0.928	0.186	2.160	0.033
	防护服破裂	6.789	3.003	0.190	2.261	0.026
	$R=0.386$, $F=3.852$, $P=0.003$					
咳嗽咽干症状群	防护服破裂	6.162	2.500	0.214	2.464	0.015
	$R=0.397$, $F=2.211$, $P=0.022$					

（3）独立危险因素分析：眼罩滑脱、手套破裂和防护服破裂是发生症状群的独立危险因素，可引起人员紧张、呼吸困难、活动耐力下降等身体不适症状。

（二）战略措施二

攻克难点：根据重症监护病房医护症状群、职业暴露存在的问题制定干预措施及实践成效。

1. 课题明确化　针对ICU、感控科、定点医院、护理部四个部门，通过人员、制度、材料、方法、环境五个方面进行现状调查，调查结果见图4。

主题	调查时间	调查地点	调查方法	调查团队	把握项目	调查对象及目的	调查结果
构建重症监护病房零感染管理模式	2020.02.15~2020.02.16	ICU	现场调查	高春平	人员	床护比	1∶4（人力资源不足）
						多部门合作参与执行率	20%（仅医生、护士参与）
						护士不适症状	头痛（38%）、胸闷心悸（27.1%），呼吸困难（24%）
			现场访谈	任思芳	制度	新冠肺炎VAP相关制度	相关制度不完善
			现场调查	李妍	材料	医疗耗材	无符合新冠肺炎气道管理相关耗材
						仪器设备	气道管理设备不足
			现场访谈	赵莹	方法	新冠相关知识认知度	新冠知识考核通过率70%
						高风险操作	吸痰（20%）口鼻腔吸引分泌物（12.85%）静脉输液（15.3%）更换大小便（11.27%）
			现场调查	顾素莲	环境	驻地、医院、途中感控流程	流程不完善

主题	调查时间	调查地点	调查方法	调查团队	把握项目	调查对象及目的	调查结果
构建重症监护病房零感染管理模式	2020.02.15~2020.02.16	感控部门	调查统计 现场调查	张翔 蒋楠茜 任思芳 顾素莲	人员	感控医生1人	人员与资质不足
					制度	新冠病毒感染预防控制方案与制度	现行新冠病毒制度在ICU试行不完善
					材料	物体表面消毒用具 阻隔气溶胶设备	无含氯消毒剂消毒湿巾 无阻隔气溶胶设备
					方法	职业暴露事件	暴露总例次：81例次，其中手套滑脱、破裂（41.97%）被血液、痰液喷溅（22.23%）被大小便喷溅（11.11%）眼罩滑脱（4.94%）
					环境	患者呼吸道、消化道分泌物及大小便环境污染	开放气道产生气溶胶，大小便、痰液有喷溅可能造成环境污染
						医疗环境监测与物表病毒采样	医疗环境监测与物表病毒采样均合格

主题	调查时间	调查地点	调查方法	调查团队	把握项目	调查对象及目的	调查结果
构建重症监护病房零感染管理模式	2020.02.15~2020.02.16	武汉定点医院	现场调查	褚敏娟 赵莹 高春平	人员	定点医院人力资源	每个病区1名定点医院护士
					制度	调配应急制度	物资筹备、人员调配、疾病诊治、感染防控及后勤保证方面的优化调配应急制度不完善
					材料	防护用具	无统一标准
					方法	多部门合作执行率	20%（仅医生、护士参与）
					环境	病房环境合格率	80%

主题	调查时间	调查地点	调查方法	调查团队	把握项目	调查对象及目的	调查结果
构建重症监护病房零感染管理模式	2020.02.15~2020.02.16	护理部	现场调查 调查统计	褚敏娟 王爱鹏 顾素莲 高春平	人员	专项组配置	无专项组成立
					制度	绩效考核管理	绩效考核管理
						人员梯队调配	行政干预，专科定向并行
					材料	信息化办公工具	信息化办公工具不足
					方法	上报信息系统	无信息上报系统
						督查制度	无督查制度
					环境	定点医院清洁区清洁与消毒及驻地感控	符合感控要求

图 4　现状调查表及调查结果

2. 攻坚点挖掘　为"构建重症监护病房零感染的管理模式"挖掘以及合并攻坚点（图 5）。

3. 方策拟定　全体圈员就每一评价项目，依据可行性、经济性、效益性、创新性进行对策选定，评价方式：优 5 分、可 3 分、差 1 分。圈员共 11 人，总分 220 分，以 80/20 定律 176 分以上为实行对策，共圈选出 18 个对策合并成四个方策群组（图 6）。

4. 最适策追究　通过 PDPC 法：过程决策程序图法（process decision program chart），提出最优解决方案（图 7）。

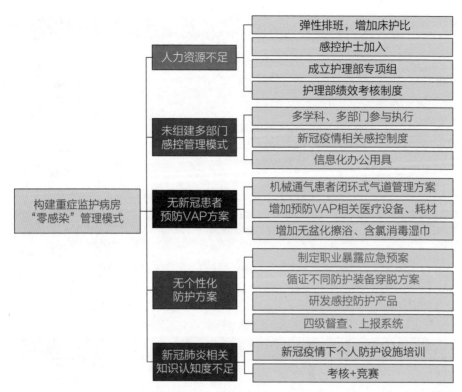

图 5　合并攻坚点

what	why	how	决策					判定	when	where	方策群组
改善重点	攻坚点	方案拟定	可行性	经济性	效益性	创新性	总分		实施日期	地点	
构建重症监护病房零感染的管理模式	人力资源不足	创新双轨排班模式	47	43	45	43	178	✓	2020.3.1－2020.3.5	驻地酒店	I
		增加护工	21	23	25	27	96	✗	2020.3.1－2020.3.5	驻地酒店	
		成立重症护理专项组	51	51	43	49	194	✓	2020.3.1－2020.3.5	驻地酒店	I
		建立绩效考核制度	49	51	51	53	204	✓	2020.3.1－2020.3.5	驻地酒店	I
		1+15感控医护团队	47	45	45	45	182	✓	2020.3.1－2020.3.5	驻地酒店	I
	未组建多部门感控管理模式	组建多部门感控管理组	49	43	45	45	182	✓	2020.3.1－2020.3.5	驻地酒店	II
		制定预防新冠患者VAP相关制度	51	53	45	49	198	✓	2020.3.1－2020.3.5	驻地酒店	IV
		制定新冠患者相关感控制度	47	51	51	51	200	✓	2020.3.1－2020.3.5	驻地酒店	II

what	why	how		决策				判定	when	where	方策群组
改善重点	攻坚点	方案拟定	可行性	经济性	效益性	创新性	总分		实施日期	地点	
构建重症监护病房零感染的管理模式	未组建多部门感控管理模式	信息化助力感控和护理	49	49	49	53	200	✓	2020.3.1-2020.3.5	驻地酒店	II
		护理四级能级岗位管理制度	19	21	25	27	92	✗	2020.3.1-2020.3.5	驻地酒店	
	无个性化防护方案	制定职业暴露应急预案	43	45	49	49	186	✓	2020.3.1-2020.3.5	驻地酒店	III
		循证不同防护装备穿脱方案	51	51	49	51	202	✓	2020.3.1-2020.3.5	驻地酒店	III
		严格实行四级督查，健全上报系统	53	49	51	53	206	✓	2020.3.1-2020.3.5	驻地酒店	III
		增强自身免疫	23	23	27	27	100	✗	2020.3.1-2020.3.5	驻地酒店	
		研发感控防护产品	45	55	41	53	194	✓	2020.3.1-2020.3.5	驻地酒店	III

what	why	how		决策				判定	when	where	方策群组
改善重点	攻坚点	方案拟定	可行性	经济性	效益性	创新性	总分		实施日期	地点	
构建重症监护病房零感染的管理模式	无新冠患者预防VAP方案	制定机械通气患者闭环式气道管理方案	53	51	49	51	204	✓	2020.3.1-2020.3.5	驻地酒店	IV
		后方支援前线耗材和设备	21	25	49	49	144	✓	2020.3.1-2020.3.5	驻地酒店	IV
		增加无盆化擦浴含氯消毒湿巾	49	51	51	53	204	✓	2020.3.1-2020.3.5	驻地酒店	IV
	新冠疫情相关知识不足	理论操作线下知识培训、考核	51	51	51	49	202	✓	2020.3.1-2020.3.5	驻地酒店	III
		翻转课堂	53	51	49	45	198	✓	2020.3.1-2020.3.5	驻地酒店	III
		开展一问一答，操作竞赛	53	53	51	55	212	✓	2020.3.1-2020.3.5	驻地酒店	III

图 6　方策拟订

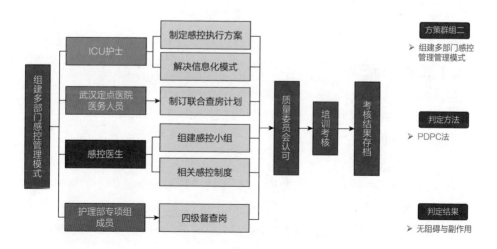

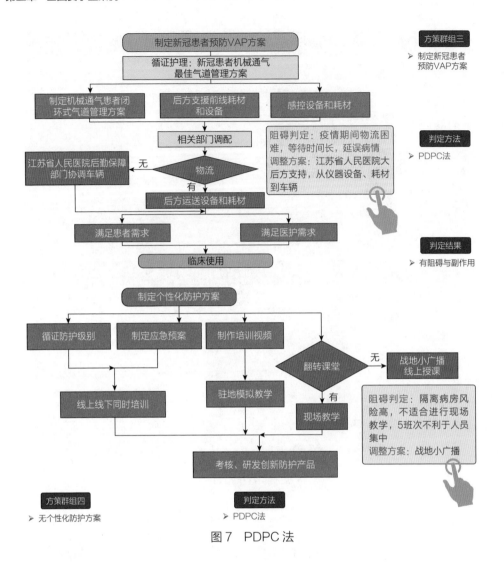

图 7　PDPC 法

（三）战略措施三

连接断点：挖掘问题，解决问题，通过多学科联合作战，整合各项措施，全程零感染。

1. 实施方策群组一

（1）双轨式 + 峰谷分配 + 专项 APN 排班：针对 150 名护士的排班，在常规 APN 排班基础上设计了"双轨式 APN 排班"，每个班次包含 2 个"子班次"。每班次上班时间为 5 ~ 5.5 小时，1 小时交叉时间为交接班和穿脱防护服所需消耗时间；根据患者危重程度，两个病区人员可以随时进行调配，并在该班次基础上进行人力调整，同时根据工作量进行随时调整，实行弹性排班。护士长主要负责病区管理和质量控制，设置护理部岗、半污染区岗、污染区岗，其中护理部和半污染区岗均设置 10 小时白班，保证整个隔离病区内外的协同工作。

（2）成立 8 个护理专项组：优化内涵，持续改进。将 150 名护理人员的工作经验进行调研，成立 8 个专项组：皮肤护理组、静疗组、深静脉血栓（VTE）预防组、人工气道管理组、重症专项组、重症患者康复组、心理干预组、感染控制组。分别设立组长、副组长；制定相关职责和规范。针对疑难病例，各专项组成员均可以进行讨论，实施，以及效果监测，达到配合医疗开展各项工作，全力救治每个重危患者。

2. 实施方策群组二

（1）构建多部门感控管理模式：以感控医生、护士、护理部、定点医院组建多部门联防联控队伍，网格化管理，人人在岗，尽职尽责。两家医院一体化管理，每支医疗队指派一名感控专 / 兼职人员作为联合院感办成员，联合院感办统一制定感控制度与流程，同时还确定了联合查房督导与例会机制，互通有无、共同探讨，合力做好全院感控工作（图 8）。

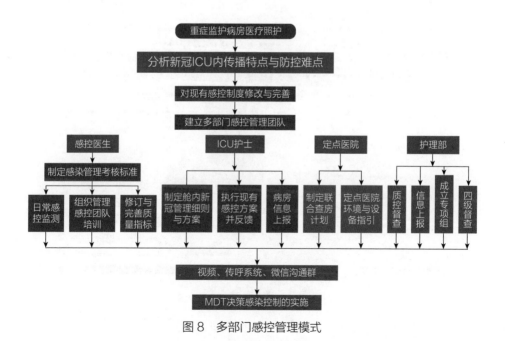

图 8　多部门感控管理模式

（2）多模式联防联控方案：护理部、医务处、感控部门、定时联合查房和专家会议、医护远程会诊、疫情防控，及时上报及时干预，医疗队对病区感控风险点进行排查，包括病区进出流程、各种类型感染患者安置情况、手卫生设施配备、消毒设备与用品配备、保洁人员执行情况、病房通风情况等，梳理风险点。强化多重耐药菌感染防控措施，包括对隔离、消毒、手卫生、监测等措施。

（3）感控信息化：利用监控系统与手机 APP，随时随地实时监控高危患者感控措施执行情况，充分利用院感监测系统进行感染病例监测，通过监测数据更好地指导和调整感控措施（图9）。

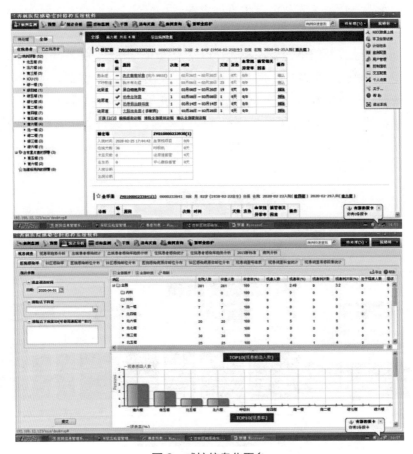

图9　感控信息化平台

3. 实施方策群组三

（1）循证护理防护装备最佳穿脱方案：通过循证"防护装备最佳穿脱方案"，解决各种防护服穿脱问题，各种各样的口罩从全国运到武汉，我们对这个最有效的盾牌要严格把关，培训到位，高风险操作保证正压头套的供应（图10）。

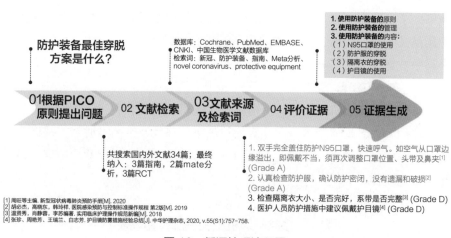

[1] 周旺等主编. 新型冠状病毒肺炎预防手册[M]. 2020
[2] 胡必杰, 高晓东, 韩玲样. 医院感染预防与控制标准操作规程. 第2版[M]. 2019
[3] 温贤秀, 肖静蓉, 李苏编著. 实用临床护理操作规范新编[M]. 2018
[4] 张珍、周艳芳、王瑞兰、白志芳. 护目镜防雾措施经验总结[J]. 中华护理杂志, 2020, v.55(S1):757-758.

图 10　循证护理流程图

（2）首创三级管理模式及四步督察岗

1）迅速建立三级护理管理模式：本护理团队中，有总护士长1名，护士长7名。抵汉后立即根据整建制接管武汉医院重症病区布局及患者特点，迅速建立了护理部——护士长——护理组长"三级"护理管理模式。制定护理部主任、护士长、副护士长、护理组长工作职责，所有人各司其职。

2）首创"四步"督查岗位：为确保医护人员零感染，严防死守防护每一关，首创"四步"督查岗位。分别设置了医护人员隔离区入口督查、出口督查、隔离区内两两互查。对所有进出隔离病房的医护人员，从入口处穿防护服、病房工作全过程到出口处脱防护服，每个环节严把感控关，为团队成员筑起一道安全防线。"四步督查岗位"的设置每班需配置至少4名护士，虽对人力略有消耗，但"打胜仗，零感染"容不得丝毫差错。这一岗位设置作为优秀经验在其他援助医疗队中被借鉴。

（3）多元化培训模式

1）成立培训小组：由1名感染管理专员和15名护理队伍中的感控护士

组成培训小组，负责整个团队的穿脱防护用品等相关感控培训；后因专科护士人力不足，需要通过培训快速补充后备力量，建立 CRRT、ECMO、呼吸机等护理专科培训小组。这些因地制宜的培训内容及计划得到充分执行，实现了人人培训、人人掌握，全员考核效果。

2）多样化培训方式：培训工作通过线上线下同时进行，线下每天安排三班人员，12 小时不间断持续运转；线上视频及自学相结合；同时护理团队举办了主题为"你我同行，共筑防护之墙"的竞赛活动，互通有无穿戴防护用品及工作中经验，减少防护眼罩起雾、面部被压伤、操作中手套破损、吸痰中被病人分泌物喷溅等各种应急的发生。

4. 实施方策群组四

（1）预防呼吸机相关性肺炎措施：实施机械通气患者闭环式气道管理方案，我们的患者均使用了一次性双加热呼吸管路以及细菌过滤器，从床头抬高，到密闭式吸痰管，到声门下吸引，到可冲洗牙刷，到无盆化擦浴，每日每班进行质控（表 4）。

表 4　预防呼吸机相关性肺炎督查表

预防 VAP 集束化措施督查汇总							
项目实施前后对比		改进前（n=11）			改进后（n=25）		
		2 月 13 日~2 月 17 日			2 月 18 日~3 月 21 日		改善幅度
序号	项目	总例次	合格例次	合格率	总例次	合格例次	合格率
1	床头抬高 ≥ 30° 合格率	77	70	90.91%	511	514	100.59%	9.68%
2	声门下吸引执行率	0	0	0.00%	91	91	100.00%	100.00%
3	气管导管气囊压力检测合格率	74	73	98.65%	224	222	99.11%	0.46%
4	口腔护理合格率	89	64	71.91%	683	679	99.41%	27.50%
5	密闭式吸痰管使用率	0	0	0.00%	153	153	100.00%	100.00%
6	呼吸过滤器使用执行率	48	23	47.92%	387	387	100.00%	52.08%
7	呼吸机管道冷凝水及时倾倒率	70	43	61.43%	0	0	0.00%	无冷凝水

（2）防护用品研发及临床转化：为减少感染风险，针对气管插管、切管切开，纤维支气管镜检查、气管拔管等容易产生气溶胶及喷溅物的高风险操作，医疗队成立课题攻关小组，短时间内完成了两款感控用品的研发，包括折叠式患者隔离舱与密闭式拔管保护罩，样品试用效果良好，申请了专利，得到推广（图 11）。

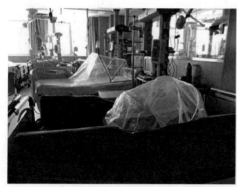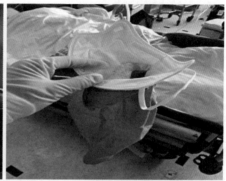

一种用于阻隔气溶胶的半封闭床罩　　　　　一种气管拔管阻隔保护装置

图 11　专利研发与临床转化

四、执行标准的成效

（一）目标完成情况

1. 主要指标　新冠肺炎患者 VAP 发生率为 0%，医护人员新冠肺炎感染率为 0%。

2. 过程指标　床护比由 1∶4 提高至 1∶6；多学科参与管理执行率由 20% 提高至 88%；护士职业暴露次数由 81 例次下降到 4 例次，护士不适症状发生率由 12.6% 下降到 0.34% 等（图 12）。

3. 主要成果　发表 SCI 3 篇，中华护理杂志 2 篇；获得发明专利 1 项，实用新型 6 项，其中在武汉研发的两种产品已经进行临床转化，通过优化可以用于各种经空气传播疾病的临床防护，有效防止气溶胶喷溅。制定流程及质量标准、规范 18 项，获得荣誉国家级奖项 2 项，省级奖项 3 项。

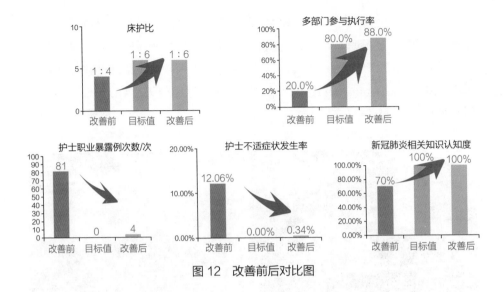

图 12　改善前后对比图

（二）推广应用情况

1. 制定医护人员应对突发公共事件实践方案　内容包括具备行之有效的方案、储备专科医护的人才、建立高效合作的团队、研发创新科技产品；整建制接管应急管理体系的建立；网格化、军事化管理模式；"身体健康"与"心理健康"两手抓，"医护健康"与"患者健康"不偏废。

2. 方案运用效果　我们继续转战武汉金银潭医院，接下 80% 的危重患者，我们所有的医务人员实现了"零感染"，患者无新发 VAP 发生。

3. 推广宣传　近三年举办国家级、省级线上线下学术会议 20 余次，学员涵盖 30 多省市，通过会议交流将经验分享给更多的医护同行。

五、执行标准的总结

（一）完善人才和战略储备机制

人才是科技创新最核心、最关键的因素，高水平的科研创新平台必须有高层次的科研创新人才相匹配。习近平总书记强调，"要加大前沿技术攻关和尖端人才培养力度"。感染病科和感染管理部门人才储备需加强。感控高级别专家战略储备不足，专家库急需构建及充实。建议构建国家级感控专家库，充分考虑到专业差别，切实发挥国家级指导作用，将法律法规条例标准指南落地。大力感染管理部门、感染病科的建设。战略应急物资需要储备，建立防护物资储备调配机制。将感染防控知识培训融入在校医学生本科生教育。将感染防控融入临床、护理实践操作手册中；同时在继续教育、执业医师考试中将感控内容列入，定期考核。对于所有走上岗位的专业规培生、实习生应将院感部门实习列入必修教学内容。建立感控专职人员的职业规划，构建感控专科队伍，将感控学科纳入各自领域予以优先支持的研究范畴，加大扶持力度和投入水平。

（二）强化重大传染病科研攻关

习近平总书记在北京考察新冠肺炎防控科研攻关工作时指出，要 "完善关键核心技术攻关的新型举国体制"。为此，应发挥好集中力量办大事的中国特色社会主义制度优势，整合各方力量确保关键核心技术自主可控。疫情防控的经验和教训进一步证实，我们要加快完善疫情防控的科研全链条创新体系，尽快打通政产学研服的 "堵点"，弥合基础研究、应用研究、成果转化之间的 "断点"，加快基础研究成果及时向疾病预防和临床诊治应用转化。

（柳莹　张翔　顾素莲　任思芳）

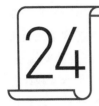

道"进"心声

——疫情防控常态化背景下 TEE 探头消毒规范化管理系统的搭建

••

——WS 507—2016《软式内镜清洗消毒技术规范》

（复旦大学附属中山医院）

 一、执行标准的背景

1. 机构介绍

（1）医院介绍：复旦大学附属中山医院是中国人创建和管理最早的大型综合性医院之一，也是上海市首批三级甲等医院，建院 84 年。共有 13 个国家重点学科，1 个国家临床医学研究中心，1 项国家疑难病症诊治能力提升工程，1 个国家公共卫生和重大疫情救治体系建设项目。

（2）科室介绍（心脏超声诊断科）

1）1987 年 9 月开展了全国首例经食管超声心动图检查，当时中央电视台进行了报道。多年来一直保持专业技术领先，成果突出。

2）每年完成心脏超声心动图检查 20 万余次，经食管超声心动图检查 1 万余例发表中文核心期刊论文 1 200 余篇，发表 SCI 论文 120 余篇，主编及参编专著 40 余本，获得省部级以上科研项目 60 余项，国家知识产权局授权专利 17 余项，转化 8 项。

3）获得"全国巾帼文明岗""上海市三八红旗集体""上海市卫生系统红旗文明岗"等荣誉称号。

4）获得原卫生部医学科技进步奖二等奖和上海市医学科技奖一、二等奖，上海市领军人物、银蛇奖二等奖等。

2. 软式内镜及超声探头微生物污染情况

（1）美国"超级细菌"内镜感染事件：2015 年 2 月，美国加利福尼亚州一家教学医院爆出多例由于内镜污染而导致耐药菌医院感染事件，据查 2014 年 10 月 3 日—2015 年 1 月 28 日共 7 人感染"超级细菌"，其中 2 人死亡，179 人面临感染风险。

（2）超声探头已成为细菌甚至是致病微生物、多重耐药菌驻留的场所

1）李术惠等调查发现，从使用过的 5 个 B 超探头上采样检测 10 份标本，带菌率为 100%，平均污染菌数为 58CFU/cm^2。

2）郭跃等调查 8 台 B 超机 19 个使用后的体外探头，共采样检测 114 份标本，带菌率为 74.56%，并检出 3 株 MRSA。

3）刘丽红等采样检测 228 份超声探头标本，结果标本带菌阳性率为 63.16%，培养出金黄色葡萄球菌、铜绿假单胞菌等致病菌及多重耐药菌（包括 5 株 MRSA，13 株耐苯唑西林的表皮葡萄球菌）。

4）邱洁等调查证明，B 超探头带菌量最少 160 个 /cm^2，最高达 360 个 /cm^2，检出大肠埃希菌、金黄色葡萄球菌等。

3. 国内外超声探头清洗消毒规范

（1）美国：CDRH/FDA 2008 年发布超声仪及探头生产商行业指南。美国 CDC 制定美国医疗设施消毒灭菌指南，要求按 Spaulding 分类法分类进行消毒。

（2）澳大利亚：按 AS/NZS 4187：2014 和 AS/NZS 4815：2006 对超声探头的处理标准。

（3）中国：仅 2013 年颁布的《基层医疗机构医院感染管理基本要求》中对超声探头清洗消毒问题提出了明确要求，尚无其他现行国家或行业标准。

4. 超声探头消毒是医院感染管理薄弱环节

（1）组织不健全，无科室医院感染管理规章制度及管理小组。

（2）未开展超声诊疗环节相关清洁、消毒、职业安全防护等知识的培训。

（3）接诊多重耐药患者未进行正确处理（手卫生、环境消毒、登记等）。

（4）经完整皮肤进行超声检查时，未对超声探头进行一人一用一消毒。

（5）所用隔离膜没有验证是否破损。

（6）超声引导下穿刺检查环境不符合要求，且未严格遵守无菌操作技术。

（7）清洗消毒无标准。

5. 相关术语和定义

（1）经食管超声心动图检查（trans-esophageal echocardiography，TEE）：超声探头经食管置入心脏后方，从心脏后面观察心脏内部病变，提供心脏大血管影像学检查的新视窗。

（2）经食管超声探头：用于经食管超声心动图检查的超声探头。外形与胃镜相似，不同的是经食管超声探头没有内腔操作面。

6. 执行标准的基础条件

（1）所在机构执行标准的 SWOT 分析

1）优势 Strengths：①医院及科室基础设施完备；②人员培训正规全面；③科研能力较强；④开展 TEE 检查时间早，认知全面、技术领先。

2）劣势 Weaknesses：① TEE 就诊人数多、操作人员少，操作者及患者等候时间过长；②针对食管超声探头洗消问题的现行国家或行业标准缺乏。

3）机会 Opportunities：①医学的飞速发展及疫情的发生，让全社会更加意识到感控的重要性；②各种洗消新技术也被社会广泛接受及认可。

4）威胁 Threats：①如何提高工作效率，更快更好地配合临床；②在疫情情况下，如何更全面防止医源性感染。

（2）所在机构执行标准的 SWOT 矩阵（表 1）

表 1　SWOT 矩阵

内部条件 外部环境	Strengths ①医院及科室基础设施完备 ②人员培训正规全面 ③科研能力较强 ④开展 TEE 检查时间早，认知全面、技术领先	Weaknesses ①TEE 就诊人数多、操作人员少，操作者及患者等候时间过长 ②针对食管超声探头洗消问题的现行国家或行业标准缺乏
Opportunities ①医学的飞速发展及疫情的发生，让全社会更加意识到感控的重要性 ②各种洗消新技术也被社会广泛接受及认可	SO 策略 ①拓展 TEE 的临床应用 ②增加 TEE 的人员培训 ③加强相关研究及推广 ④开展各种洗消新技术	WO 策略 ①开展 TEE 的操作培训，提高操作熟练度 ②选择更合适的消毒机与消毒剂 ③加强食管超声探头消毒强度及效果监测 ④呼吁出台相关行业标准

续表

内部条件 外部环境	Strengths ①医院及科室基础设施完备 ②人员培训正规全面 ③科研能力较强 ④开展 TEE 检查时间早，认知全面、技术领先	Weaknesses ①TEE 就诊人数多、操作人员少，操作者及患者等候时间过长 ②针对食管超声探头洗消问题的现行国家或行业标准缺乏
Threats ①如何提高工作效率，更快更好地配合临床 ②在疫情情况下，如何更全面防止医源性感染	ST 策略 ①优化 TEE 的操作流程 ②医源性感染防护培训 ③制订相关规章制度、岗位职责、标准流程并严格执行应急预案	WT 策略 ①优化流程，提高效率 ②正规培训，增加人员 ③改善环境，加强监测 ④制定标准，规范操作

二、执行标准的计划

1. 行业标准、国内外文献及指南　包括软式内镜清洗消毒技术规范、中国经食管超声心动图探头清洗消毒指南等。

2. 制定总目标（图 1）　TEE 探头消毒全流程新体系：基础准备——操作细则——监测质控。

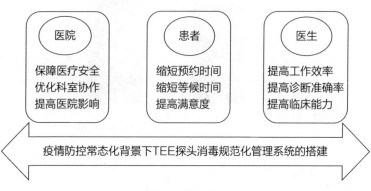

图 1　总目标

3. 制定具体目标与计划

（1）执行目标

1）TEE 探头消毒等候时间降低：指普通门诊单根 TEE 探头自消毒清洗开始至结束全过程等候时间之和（min）缩短（图 2）。

2）TEE 检查医生满意度（%）提高：指普通门诊 TEE 检查操作医生对 TEE 清洁消毒整个流程及相关管理系统的满意度（%）上升（图 3）。

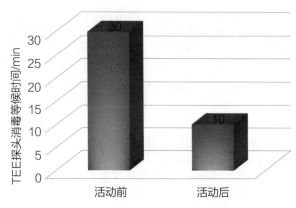

图 2 TEE 探头消毒等候时间

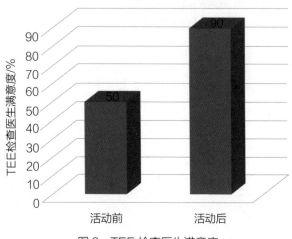

图 3 TEE 检查医生满意度

（2）执行策略

1）人：配备、培训、考核、操作。

2）机：设备、维护、清洗消毒机。

3）物：消毒剂、酶、相关工具。

4）法：岗位职责、操作规程、管理制度、应急预案。

5）环：环境布局、清洁、管理。

（3）执行计划（表2）

表2　执行计划

攻坚点	方策群组	最佳方策	地点	实施日期	负责人
攻坚点 1，2	Ⅰ．基础准备	采纳1　物理空间划分规范	心超室	2021.3.16—2021.7.16	舒先红
		采纳6　TEE 检查医生着装规范			
		采纳15　TEE 探头消毒清洗标准操作流程图			
攻坚点 1，2	Ⅱ．操作细则	采纳3　TEE 专利清洗水槽	心超室	2021.3.16—2021.7.16	樊莉
		采纳10　OPA 高水平消毒方案			
		采纳11　二氧化氯快速消毒方案			
		采纳7　特殊消毒			
		采纳5　无菌耦合剂和保护套			
		采纳9　无菌纯化水清洗探头			
		采纳4　TEE 专用储存柜存放探头			
攻坚点 2	Ⅲ．监测质控	采纳12　探头清洗效果检测	心超室	2021.3.16—2021.7.16	潘翠珍
		采纳13　消毒剂浓度检测			
		采纳14　探头消毒质量检测			
		采纳7　质控记录及持续改进			

三、执行标准的过程

1. 制定经食管超声探头消毒标准流程图（SOP）（图4），以海报形式张贴于清洗消毒室墙面并严格执行。

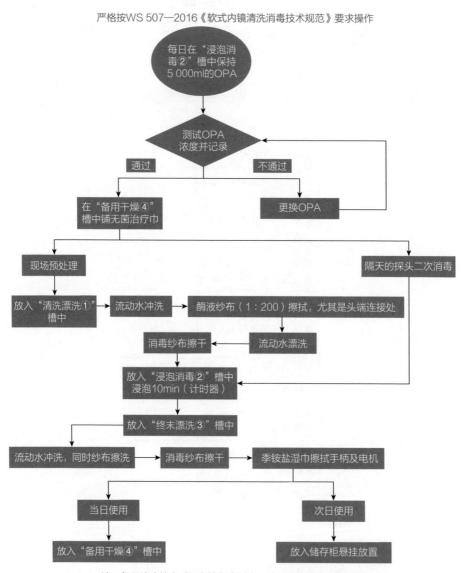

图4　经食管超声探头消毒标准流程图（SOP）

2. 基础准备

（1）物理空间划分规范

1）办公区域。

2）患者候诊室（区）。

3）TEE 检查室（区）：①洗手池；②医疗废物区；③ TEE 探头放置专区。

4）清洗消毒室（区）：①洗手池；②探头清洗池；③清洗消毒剂储存柜；④探头储存柜；⑤自动清洗消毒机。

5）探头储存库（柜）。

（2）人员防护着装规范：按高度风险区域选择个人防护用品，按去污区要求选择个人防护着装（图 5）。

（3）清洗的重要性：有效的清洗能减少 $4 \sim 6 \log_{10}$ 细菌，相当于低水平消毒。

（4）选择消毒方法：尚无证据表明对软式内镜进行灭菌处理可以降低疾病传染风险，提高患者安全，以下高水平消毒剂是软式内镜（包括食管超声探头）最有效的消毒方式（表 3）。同时要避免一些不适宜软式内镜（包括食管超声探头）的高水平消毒方法（表 4）。而对于内镜床侧预处理、内镜

风险等级	工作服	手套	专用鞋/鞋套	口罩	隔离衣/防水围裙	护目镜/面罩	帽子
低度风险区域	+	±	±	−	−	−	−
中度风险区域	+	+	±	+	±	−	−
高度风险区域	+	+	+/±	++/+	+	±	±

注1："++"表示应使用N95口罩，"+"表示应使用，"±"表示可使用或按该区域的个人防护要求使用，"−"表示可以不使用。

注2：处理患者体液、血液、排泄物、分泌物等污染物、医疗废物和消毒液配制时，应佩戴上述所有个人防护物品。

区域	操作	防护着装					
		圆帽	口罩	防护服/防水围裙	专用鞋	手套	护目镜/面罩
诊疗场所	污染物品回收	√	△			√	
去污区	污染器械分类、核对、机械清洗装载	√	√	√	√	√	△
	手工清洗器械和用具	√	√	√	√	√	√

图 5　防护用品及着装

表 3　高水平消毒剂

消毒/灭菌剂	高水平消毒及灭菌参数	使用方法	注意事项
邻苯二甲醛（OPA）	浓度：0.55%（0.5%~0.6%）； 时间：≥5min	1. 内镜清洗消毒机； 2. 手工操作：消毒液完全浸泡探头顶端及管体部分	1. 易使衣服、皮肤、口腔黏膜染色； 2. 接触蒸汽，可能刺激呼吸道和眼睛
戊二醛（GA）	浓度：≥2%； 浸泡时间：≥10min； 结核杆菌、其他分枝杆菌等特殊感染患者使用后浸泡≥45min； 灭菌≥10h	1. 内镜清洗消毒机； 2. 手工操作：消毒液完全浸泡探头顶端及管体部分	1. 对皮肤黏膜有致敏性和刺激性； 2. 易在 TEE 探头和清洗设备上形成硬结物质
过氧乙酸（PAA）	浓度：0.2%~0.35%； 时间：消毒≥5min，灭菌≥10min	内镜清洗消毒机	对皮肤黏膜有刺激性
二氧化氯	浓度：100~500mg/L； 时间：消毒3~5min	1. 内镜清洗消毒机； 2. 手工操作：消毒液完全浸泡探头顶端及管体部分	活化率低时对人体有害
酸性氧化电位水（AEOW）	主要指标： 有效氯浓度：（60±10）mg/L； pH：2.0~3.0； 氧化还原电子≥1 100mV； 残留氯电子<1 000mg/L； 时间：消毒3~5min	1. 酸性氧化电位水经食管超声心动图探头消毒； 2. 手工操作：流动浸泡消毒	1. 存在有机质的情况下消毒效果急剧下降； 2. 流动浸泡消毒； 3. 消毒后纯化水或无菌水冲洗30s

表 4 不适宜软式内镜（包括食管超声探头）的高水平消毒方法

高水平消毒方式	优点	缺点
高温蒸汽灭菌	灭菌速度快，效果可靠	对探头有损害
环氧乙烷灭菌	扩散和穿透力强	易燃易爆，对人体有害
紫外线灯照射	杀菌快，效果好，无二次污染	有照射盲区
过氧化氢等离子体低温灭菌	灭菌速度快，无毒性物残留	价格贵，技术难度高
低温甲醛蒸汽灭菌	安全、经济、可靠	对人体有害

室环境（工作站、转运车、手柄等）清洁消毒、经食管超声探头手柄、灰染部位清洁等等，可选用低水平消毒剂，包括季铵盐类和双胍类消毒剂。

3. 操作细则

（1）实用新型专利：科室自主研发了"TEE 食管超声探头自动清洗消毒机构"，并取得了国家实用新型专利证书。

（2）经食管超声探头保养与维护：参考生产厂家使用说明或指导手册，锋利或过于坚硬的物品不能接触探头表面和电缆，避免划伤、碰撞损坏，任何液体均不能进入探头接口处及操控手柄。同时明确 TEE 探头上需要消毒部件的具体位置（图 6）。

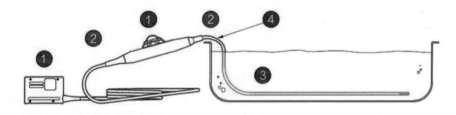

TEE探头上需要消毒的部件

1和2	使用与各种部件兼容的消毒剂喷洒和擦拭探头的这些部件。不要浸泡或冲洗这些部件；不要让液体流进任何未密封的开口。
1	如果您想使用酒精，只有手柄外套和连接器外壳的外面可使用70%的异丙醇进行清洁。使用浸有酒精的软垫轻轻擦拭。不要浸泡或冲洗这些部件；不要让液体流进任何未密封的开口。
3	只能对软轴进行浸泡或冲洗。请按照消毒剂制造商推荐的最短时间浸泡；浸泡深度或时长不得超过推荐的范围。
4	仅浸泡到距保护套5cm（2英寸）的距离；这是线缆的最大允许浸泡深度点，如果没有必要，您无须浸泡到该点。

图 6 TEE 探头上需要消毒的部件

（3）两种消毒方法取长补短

1）醛基类（OPA）执行流程：每日使用前测试 OPA 浓度并记录，隔天的探头从柜中取出二次消毒→现场预处理→放入清洗漂洗槽中冲洗 – 酶洗 – 冲洗→放入浸泡消毒槽中浸泡 10 分钟（计时器）→放入终末漂洗槽中纯水冲洗→当日使用的探头放入备用干燥槽中，隔日使用的探头则放入储存柜悬挂放置。

2）氧化类（二氧化氯）快速消毒方案（图 7）：优点是操作简便，2 分钟内即可杀灭芽孢，缺点是成本较高。适用于操作空间狭小、操作时间紧迫、不具备纯水生成条件或停水、停电等极端情况下使用。

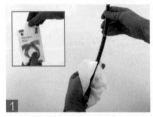 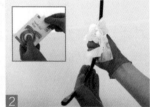 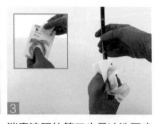

消毒流程的第一步是预清洗，去除表面污渍和有机物。预清洗擦拭巾是浸泡了酶清洁剂的无纺布擦拭巾。

消毒流程的第二步是对医疗器械进行高水平消毒。杀芽孢擦拭巾和泡沫激活剂的结合能在 2 分钟内去除医疗器材表面的细菌、病毒、真菌、分枝杆菌和芽孢。

消毒流程的第三步是冲洗医疗器械。冲洗擦拭巾采用无菌包装，是浸渍去离子水的无纺布擦拭巾。

图 7 氧化类（二氧化氯）快速消毒方案

（4）特殊消毒：遵循"先消毒后清洗"的原则。

1）朊毒体：采用 10 000mg/L 的含氯消毒剂或 1mol/L 氢氧化钠溶液擦拭或浸泡消毒，作用时间＞15 分钟，并确保所有污染表面均接触到消毒剂，操作完成后，按常规高水平消毒和灭菌程序处理 TEE 探头。

2）气性坏疽：应先采用含氯或含溴消毒剂 1 000～2 000mg/L 浸泡 30～45 分钟，有明显污染物时应采用含氯消毒剂 5 000～10 000mg/L 浸泡至少 60 分钟，操作完成后，按常规高水平消毒和灭菌程序处理。

3）突发原因不明的传染病病原体：突发原因不明的传染病病原体的处理，应符合国家当时发布的规定要求，宜采用一次性塑料薄膜覆盖超声机器操作面板及其他操作台，并选用一次性探头保护套，使用后的保护套及其他受污染物品应进行双层密闭封装焚烧处理，上报医院感染管理及诊疗涉及的相关临床科室。

（5）水质要求：水的种类有自来水、软水、纯水。自来水水质应符合 GB 5749 的规定（细菌总数≤ 100CFU/ml）。纯化水应符合 GB 5749 的规定，并应保证细菌总数≤ 10CFU/100ml（≤ 0.1CFU/ml vs ≤ 100CFU/ml，上升 1 000 倍）。生产纯化水所使用的滤膜孔径应≤ 0.2μm，并定期更换。无菌水为经过灭菌工艺处理的水，选用 2 加仑（7.5L）冲洗，5 分钟＞时间＞1 分钟。必要时对纯化水或无菌水进行微生物学检测。

（6）无菌耦合剂（图 8）、保护套、储存柜：其中储存柜放置要求离天花板≥ 50cm，离地≥ 20cm，离墙≥ 5cm。

3.2

无菌型医用超声耦合剂　medical ultrasound sterile coupling agent
符合无菌要求的医用超声耦合剂。

3.3

非无菌型医用超声耦合剂　medical ultrasound non-sterile coupling agent
有细菌总数和特定细菌种类及菌落数限制的医用超声耦合剂。

3.4

消毒型医用超声耦合剂　medical ultrasound disinfecting coupling agent
对探头、治疗头和人体使用部位兼有消毒作用的医用超声耦合剂。

4　产品分类

医用超声耦合剂的分类和用途如表1所列。

表1　医用超声耦合剂的分类和用途

类别		用途（使用部位和环节）
非无菌型	非消毒型	在完好皮肤上进行的超声诊断、治疗操作
	消毒型	
无菌型		1）术中超声、穿刺活检等在创口和非完好皮肤上进行的超声诊断、治疗操作； 2）经食管、阴道、直肠等接触完好黏膜的超声诊断、治疗操作； 3）对婴儿进行的超声诊断、治疗操作

6　技术要求

6.1　微生物要求

6.1.1　无菌

无菌型产品应符合无菌要求。

6.1.2　微生物限度

非无菌型产品，细菌数每1g（ml）不得超过100CFU；霉菌和酵母菌数每1g（ml）不得超过100CFU；金黄色葡萄球菌、铜绿假单胞菌、白念珠菌，每1g（ml）不得检出。

图 8　无菌耦合剂

4. 监测质控

（1）探头清洗效果监测：选用目测法、ATP法、蛋白残留测定等方法。

1）指定专人进行质量监督与控制。

2）探头质量监测：①探头（包括其操作手柄及线缆）的表面及关节处应光洁，无血渍、污渍、水垢等残留物质和锈斑，功能完好无损。清洗质量不合格的，应重新处理。探头有损坏应及时维修或报废。②可采用蛋白残留测定、三磷酸腺苷生物荧光检测试验等方法定期监测探头的清洗效果。

（2）消毒剂浓度监测：根据WS 507—2016《软式内镜清洗消毒技术规范》7.2.1规定，需进行浓度监测。根据WS 507—2016《软式内镜清洗消毒技术规范》7.2.1.1规定，应遵循产品使用说明书进行浓度监测。根据WS 507—2016《软式内镜清洗消毒技术规范》7.2.1.2规定，产品说明书未写明浓度监测频率的，一次性使用的消毒剂或灭菌剂应每批次进行浓度监测，重复使用的消毒剂或灭菌剂，应在配制后测定一次浓度，每次使用前也需进行监测。

（3）探头消毒质量监测：根据WS 507—2016《软式内镜清洗消毒技术规范》7.3.1规定，消毒内镜应每季度进行生物学监测。监测采用轮换抽检的方式，每次按25%的比例抽检。内镜数量少于等于5条的，应每次全部监测；多于5条的，每次监测数量应不低于5条。根据WS 507—2016《软式内镜清洗消毒技术规范》7.3.2规定，监测方法应遵循GB 15982《医院消毒卫生标准》的规定，消毒合格标准：菌落总数 ≤ 20CFU/件。根据WS 507—2016《软式内镜清洗消毒技术规范》7.3.3规定，当怀疑医院感染与内镜诊疗操作相关时，应进行致病性微生物检测，方法应遵循GB 15982《医院消毒卫生标准》的规定。

（4）细菌培养：包括手指培养（图9）、水培养（专用检测口）、探头表面、物体表面（包括电子储存柜、清洗台等）（图10、图11）、空气培养（表5），每月1次。其中经食管超声探头清洗消毒室及TEE检查室均属于Ⅳ类区域环境。

（5）质控记录

1）常规记录：应记录每条TEE探头的使用及清洗消毒情况。

2）资料保存：记录应具有可追溯性，消毒剂浓度监测记录的保存期 ≥ 6个月，其他监测资料的保存期应 ≥ 3年。

手的采样方法

一、棉签采样法

被检人五指并拢，用浸有含相应中和剂的无菌洗脱液的棉拭子在双手指屈面从指根到指端往返涂擦2次（一只手涂擦面积约30cm²），并随之转动采样棉拭子，剪去操作者手接触部位，将棉拭子投入10mL含相应中和剂的无菌洗脱液试管内，立即送检。检验方法同物体表面采样后的检验方法

结果判断

- Ⅰ、Ⅱ类区域：细菌总数 ≤5CFU/cm²，并未检出致菌。
- Ⅲ类区域细菌：总数 ≤10CFU/cm²，并未检出致病菌。
- Ⅳ类区域细菌：总数 ≤15CFU/cm²，并未检出致病菌。

图9 手指培养及结果判读

物体表面监测

- 采样时间：在消毒处理后4h内进行采样。
- 采样方法：
被采样本面积<100cm²取全部表面；如采样面积≥100cm²，连续采样4个位置（不可有重叠），每个位置采5cm×5cm的大小，用浸有无菌生理盐水或中和剂的棉拭子1支，在规格板内横竖往返均匀涂擦各5次，并随之转动棉拭子，剪去操作者手接触部位后，将棉拭子投入10mL无菌生理盐水试管内，立即送检。不规则的物体表面，用棉拭子直接涂擦，采样面积不小于30cm²。

图10 物体表面培养

采样点设置：非层流房间

- 室内面积≤30m²，在对角线上设里、中、外三点。里、外两点位置各距墙1m；室内面积>30m²，设东、西、南、北、中5点。其中东、西、南、北4点均距墙1m。9cm直径普通营养琼脂平板在采样点暴露5min后送检培养。
- 采样结束后，由外向内合上皿盖。
- 将已采样完毕的培养皿在6h内送进实验室，置于37℃温箱内培养48h。

图11 空气培养

表5 物体表面培养及空气培养结果判读

环境类别		空气平均菌落数		物体表面平均菌落数 / (CFU·cm⁻²)
		CFU/皿	CFU/m³	
Ⅰ类环境	洁净手术部	符合 GB 50333 要求	≤ 150	≤ 5.0
	其他洁净场所	≤ 4.0（30min）		
Ⅱ类环境		≤ 4.0（15min）	—	≤ 5.0
Ⅲ类环境		≤ 4.0（5min）	—	≤ 10.0
Ⅳ类环境		≤ 4.0（5min）	—	≤ 10.0

CFU/皿为平板暴露法，CFU/m³ 空气采样器法。
平板暴露法检测时的平板暴露时间

3）遇可疑 TEE 检查引起的感染，必须记录并报至下列三类部门：本机构负责感染控制的部门，相关的卫生行政机构，超声仪器生产厂家、消毒剂生产厂家或清洗消毒机生产厂家。

（6）持续改进

1）通过质控小组、专家指导、定期培训、定期考核等方式持续改进（表6）。

表6 持续改进

每月督查表

主管部门：医务处医务科			
科室：心脏超声诊断科		督查：2021 年	
督查项目：应急管理—TEE 紧急意外抢救			

督查要点	督查结果		
	合格	需改进	备注
1. 科室人员知晓应急预案相关内容	√		
2. 定期组织应急预案培训与演练	√		
3. 科室对应急演练中存在的问题有改进	√		

存在问题：

无

督查部门：医务处	督查日期：2021 年 3 月 17 日
科室负责人：	拟整改完成时间：

续表

课程安排		
时间	培训内容	授课人
2020.10.17		
8∶30~9∶00	开班典礼	
9∶00~10∶00	TEE 及 3D TEE 临床应用概述	舒先红
10∶00~11∶00	TEE 标准切面	孔德红
11∶00~12∶00	TEE 在心脏外科术中的应用	董丽莉
12∶00~14∶00	午餐及午休	
14∶00~15∶00	TEE 在房室间隔缺损封堵及左心耳封堵中的应用	陈海燕
15∶00~16∶00	TEE 在经皮主动脉瓣置换术 TAVI 中的应用	赵维鹏
16∶00~17∶00	TEE 应用注意事项	罗丽敏
2019.10.18		
8∶00~9∶00	TEE 探头清洗与消毒	樊莉
9∶00~10∶00	TEE 技术进展及使用技巧	涂大楼
10∶00~12∶00	TEE 体模使用介绍及操作	
12∶00~14∶00	午餐及午休	
14∶00~16∶00	TEE 体模操作分组练习	
16∶00~17∶00	全天学习总结及答疑，结业典礼	

第二章 心超室安全管理制度

节数	内容	生效日期	修订日期	页数
第一节	心超室安全管理制度			
	一、心超室安全管理制度	2010 年 8 月生效	2015 年 7 月第一次修订 2018 年 3 月第二次修订	2-1
	二、心超室查对制度	2010 年 8 月生效	2015 年 7 月第一次修订 2018 年 3 月第二次修订	2-2
第二节	心超室应急预案			
	一、心超室火灾的应急预案和流程	2010 年 8 月生效	2015 年 7 月第一次修订 2018 年 3 月第二次修订	2-4

续表

节数	内容	生效日期	修订日期	页数
第二节	二、心超室停电应急预案和处理	2010 年 8 月生效	2015 年 7 月第一次修订 2018 年 3 月第二次修订	2-5
	三、心超室停水应急预案和流程	2010 年 8 月生效	2015 年 7 月第一次修订 2018 年 3 月第二次修订	2-6
	四、心超室病人突发心跳呼吸骤停应急预案和流程	2010 年 8 月生效	2015 年 7 月第一次修订 2018 年 3 月第二次修订	2-7
	五、心超室病人意外跌倒应急预案和流程	2010 年 8 月生效	2015 年 7 月第一次修订 2018 年 3 月第二次修订	2-8
	六、心超室 TEE 清洗机故障应急预案和流程	2015 年 3 月生效	2018 年 3 月第一次修订 2020 年 3 月第二次修订	2-9
	七、心超室叫号系统故障应急预案和流程	2010 年 8 月生效	2015 年 7 月第一次修订 2018 年 3 月第二次修订	2-10
	八、心超室超声仪器故障应急预案和流程	2010 年 8 月生效	2015 年 7 月第一次修订 2018 年 3 月第二次修订	2-11
	九、心超室制纯水机故障应急处理预案	2020 年 3 月生效	2021 年 3 月第一次修订	2-12
	十、心超室锐器伤应急预案和流程	2010 年 8 月生效	2015 年 7 月第一次修订 2018 年 3 月第二次修订	2-13
	十一、心超室眼部溅到污物应急预案和流程	2010 年 8 月生效	2015 年 7 月第一次修订 2018 年 3 月第二次修订	2-14

第三章　心超室感染及预防控制管理制度

节数	内容	生效日期	修订日期	页数
第一节	心超室清洗消毒制度			
	一、心超室院内感染与预防控制制度	2010 年 8 月生效	2013 年 7 月第一次修订 2018 年 3 月第二次修订 2019 年 2 月第三次修订	3-1
	二、心超室清洗消毒灭菌质量监测制度	2010 年 8 月生效	2015 年 7 月第一次修改 2018 年 3 月第二次修改 2020 年 4 月第三次修改	3-2

续表

节数	内容	生效日期	修订日期	页数
第一节	三、心超室清洗消毒灭菌质量控制制度	2010 年 8 月生效	2015 年 7 月第一次修改 2018 年 3 月第二次修改 2020 年 4 月第三次修改	3-3
第二节	心超室工作流程			
	一、诊室工作流程及标准	2010 年 8 月生效	2015 年 7 月第一次修改 2018 年 3 月第二次修改	3-4
	二、清洗消毒室工作流程及标准	2010 年 8 月生效	2015 年 7 月第一次修改 2018 年 3 月第二次修改 2020 年 4 月第三次修改	3-8

<h3 align="center">第四章　心超室教育培训制度</h3>

节数	内容	生效日期	修订日期	页数
第一节	心超室在职培训考核制度			
	一、心超室培训制度	2010 年 8 月生效	2015 年 7 月第一次修改 2018 年 1 月第二次修改	4-1
	二、心超室考核制度	2010 年 8 月生效	2015 年 7 月第一次修改 2018 年 1 月第二次修改	4-2
第二节	心超室相关科室联系制度	2010 年 8 月生效	2015 年 7 月第一次修改 2018 年 3 月第二次修改	4-3

<h3 align="center">心超室岗位职责</h3>

节数	内容	生效日期	修订日期	页数
第一节	心超室医生岗位职责			
	一、常规班岗位职责	2010 年 8 月生效	2015 年 7 月第一次修订 2018 年 3 月第二次修订	1
	二、备 1 班岗位职责	2010 年 8 月生效	2015 年 7 月第一次修订 2018 年 3 月第二次修订	2
	三、备 2 班岗位职责	2015 年 3 月生效	2016 年 3 月第一次修订	3
	四、特需班岗位职责	2015 年 3 月生效	2016 年 3 月第一次修订	4
	五、值班岗位职责	2010 年 8 月生效	2015 年 7 月第一次修订 2018 年 3 月第二次修订	5

续表

节数	内容	生效日期	修订日期	页数
第一节	六、体检班岗位职责	2010 年 8 月生效	2015 年 7 月第一次修订 2018 年 3 月第二次修订	6
	七、心内科介入治疗术中 TEE 岗位职责	2015 年 3 月生效	2016 年 3 月第一次修订 2018 年 3 月第二次修订	8
	八、心外科手术术中 TEE 岗位职责	2010 年 8 月生效	2015 年 7 月第一次修订 2018 年 3 月第二次修订	9
	九、预检班岗位职责	2010 年 8 月生效	2015 年 7 月第一次修订 2018 年 3 月第二次修订	10
第二节	心超室护士岗位职责	2020 年 3 月生效	2021 年 3 月第一次修订	11
第三节	心超室工人岗位职责	2010 年 8 月生效	2015 年 7 月第一次修订 2018 年 3 月第二次修订 2020 年 3 月第三次修订	12

心超室操作规程

节数	内容	生效日期	修订日期	页数
第一节	心超室各类标准操作规程			
	一、新启用机器标准操作规程	2010 年 8 月生效	2015 年 7 月第一次修订 2018 年 3 月第二次修订	1
	二、朊毒体、气性坏疽及突发不明原因的病原体污染物品处理标准操作规程	2016 年 8 月生效	2020 年 3 月第一次修订	2
第二节	食道超声探头洗消标准管理规程			
	一、食道超声探头洗消标准规程	2010 年 8 月生效	2015 年 7 月第一次修订 2018 年 3 月第二次修订 2020 年 3 月第三次修订	3
	二、食道超声探头洗消管理要求	2010 年 8 月生效	2015 年 7 月第一次修订 2018 年 3 月第二次修订 2020 年 3 月第三次修订	4
	三、食道超声探头洗消注意事项	2010 年 8 月生效	2015 年 7 月第一次修订 2018 年 3 月第二次修订 2020 年 3 月第三次修订	5

续表

节数	内容	生效日期	修订日期	页数
第三节	清洗消毒室清洗效果监测标准			
	一、清洗消毒室清洗效果检测标准操作规程	2010 年 8 月生效	2015 年 7 月第一次修订 2018 年 3 月第二次修订 2020 年 3 月第三次修订	6
	二、清洗消毒器（机）清洗效果监测标准操作规程	2015 年 3 月生效	2018 年 3 月第一次修订 2020 年 3 月第二次修订	7
第四节	诊室设备操作标准操作规程			
	一、诊室超声机操作标准操作规程	2010 年 8 月生效	2015 年 7 月第一次修订 2018 年 3 月第二次修订	8
	二、诊室工作站操作规程	2010 年 8 月生效	2015 年 7 月第一次修订 2018 年 3 月第二次修订	9

心超室质量标准

节数	内容	生效日期	修订日期	页数
第一节	清洗消毒室食道超声探头质量监测标准			
	一、食道超声探头消毒质量检测标准	2020 年 3 月生效	2021 年 3 月第一次修订	10
	二、食道超声探头清洗消毒水槽质量监测标准	2020 年 3 月生效	2021 年 3 月第一次修订	11
	三、食道超声探头消毒环境质量监测标准	2020 年 3 月生效	2021 年 3 月第一次修订	12
	四、食道超声探头质量控制过程记录与可追溯要求	2020 年 3 月生效	2021 年 3 月第一次修订	13
第二节	心超室与其他科室质量联系标准	2010 年 8 月生效	2015 年 7 月第一次修订 2018 年 3 月第二次修订	14

2）通过 PDCA 循环持续改进（表 7）

表 7　PDCA

方策群组Ⅰ	对策名称:	基础准备	
	问题点:	攻坚点 1, 2	TEE 探头消毒等候时间，TEE 检查医生满意度

What 改善对象: 攻坚点 1, 2 How 改善内容: 1. 物理空间划分规范 2. 人员防护着装规范 3. 选择最适合的消毒方法	对策实施: 负责人: 樊莉、陈永乐、孔德红、汪咏莳、万泉、王亚男、李政、孙敏敏、姚豪华、许诺 实施时间: 2021.3.16—2021.7.16 实施地点: 心超科、心内科、心外科、感控中心
对策处置: 对策有效，继续实施，将其列入标准化作业。	对策效果确认: 1. TEE 探头消毒等候时间缩短 2. TEE 检查医生满意度提高

方策群组Ⅱ	对策名称:	候诊	
	问题点:	攻坚点 2	TEE 探头消毒等候时间，TEE 检查医生满意度

What 改善对象: 攻坚点 2 How 改善内容: 1. TEE 专利清洗水槽 2. OPA 高水平消毒方案 3. 二氧化氯快速消毒方案 4. 特殊消毒 5. 无菌纯化水清洗探头 6. 无菌耦合剂和保护套 7. TEE 专用储存柜存放探头	对策实施: 负责人: 樊莉、陈永乐、孔德红、赵维鹏、汪咏莳、万泉、王亚男、李政、陈海燕、许诺 实施时间: 2021.3.16—2021.7.16 实施地点: 心超科、心内科、心外科、网络中心
对策处置: 对策有效，继续实施，将其列入标准化作业	对策效果确认: 1. TEE 探头消毒等候时间缩短 2. TEE 检查医生满意度提高

方策群组Ⅲ	对策名称:	检查	
	问题点:	攻坚点 2	TEE 探头消毒等候时间，TEE 检查医生满意度

What 改善对象: 攻坚点 1, 2 How 改善内容: 1. 消毒剂浓度监测 2. 探头清洗效果监测 3. 探头消毒质量监测 4. 质控记录 5. 持续改进	对策实施: 负责人: 潘翠珍、樊莉、陈永乐、孔德红、汪咏莳、万泉、王亚男、李政、孙伟、许诺 实施时间: 2021.3.16—2021.7.16 实施地点: 心超科、心内科、心外科、感控中心
对策处置: 对策有效，继续实施，将其列入标准化作业。	对策效果确认: 1. TEE 探头消毒等候时间缩短 2. TEE 检查医生满意度提高

四、执行标准的成效

1. 执行标准的目标完成情况

（1）贯彻落实院感标准。

（2）提升TEE探头消毒效果，提高TEE探头消毒效率。

（3）缩短TEE候诊时间，增加TEE总量，提高门诊量及住院手术量。

（4）增加有效检查时间，提高工作效率。

（5）提高院感防控意识和能力。

（6）完善院感防控体系和制度。

（7）规范院感防控流程和行为。

（8）提升院感防控效果和水平。

2. 执行标准前后变化

（1）环境改建（图12）

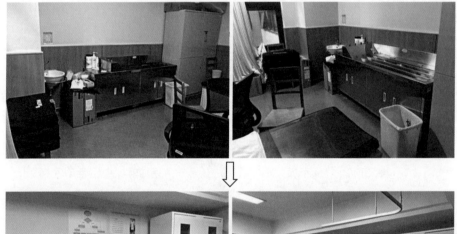

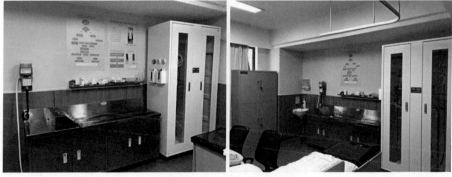

图12 改建前后对照图

（2）规范且形成了标准化作业书（图13）

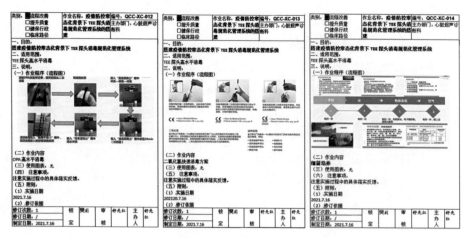

图13 标准化作业书

（3）TEE检查医生满意度（%）（图14）提高，TEE探头消毒等候时间（min）（图15）下降

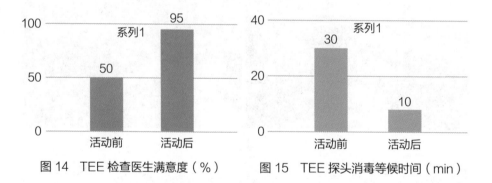

图14 TEE检查医生满意度（%） 图15 TEE探头消毒等候时间（min）

（4）门诊TEE增长统计图（图16）：在新冠疫情的影响因素下，数量依旧呈上升趋势

（5）推广及应用

1）20世纪80年代起开办超声心动图新技术研讨会、国家级继续教育学习班，迄今为止已成功举办50余期，学员1 500余名，陈灏珠院士、姜楞教授均参与授课。

2）2018年起专门开办TEE学习班，迄今为止已成功举办5期。

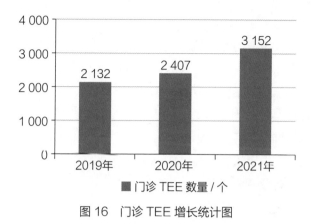

图 16　门诊 TEE 增长统计图

（6）辐射及影响

1）心超科不仅拥有自己的公众号，还在新民晚报、健康报、大众健康、康复、现代家庭、青年报、Shanghai Daily 等报刊陆续发表相关科普文章数篇，并在上观新闻、上海发布、丁香医生、澎湃、东方卫视等官方媒体及微信、微博转载发表视频讲座及科普文章。

2）建立以医院为中心辐射多家医院的临床答疑平台，实时输出专业技能，受众 500 余人，涉及医院 50 余家。

3）制作科室双语宣传片，在医院多处健教屏滚动播放。

（7）科研成果

以第一作者及通信作者身份在中文核心期刊发表相关论文 5 篇，SCI 发表论文 1 篇，多次参加中外学术会议交流，出版图书 3 本，多媒体教材 1套，获得发明专利 1 项，实用新型专利 6 项（包括食管超声探头保护套、咬口、内镜清洗消毒水槽、食管超声探头自动清洗消毒机构、食管超声探头便携式固定架等）。

五、执行标准的总结

1. 推动标准执行工作建议

（1）针对科室及医院要求。

（2）充分考虑医生实际水平。

（3）考虑患者病情的复杂性。

（4）结合实际，及时调整，及时跟踪反馈。

（5）分类汇总，方案可行有效。

（6）适当扩大调研范围。

2. 完善标准制修订工作建议

（1）简化计划拟定流程。

（2）优化解析及实施流程。

（3）收集更全面详细的数据。

（4）考虑患者来源和病种的制约及应对措施。

（5）考虑长期超负荷运作可能对医疗及感控质量的影响及相应对策。

（6）跨学科合作开拓新方向。

（樊莉）

25 标准引领，智慧助力，精准防控

——WS/T 591—2018《医疗机构医院门急诊感染管理规范》

（四川省人民医院）

一、执行标准的背景

四川省人民医院历史悠久，建院 82 年，目前是集医、教、研管理于一体的大型三甲综合医院。在 2021 年全国三级公立医院绩效考核排名第 27 位。开放床位 4 300 张，一院多区同质化发展。医院由院士领衔，拥有 13 个国家临床重点专科，一个国家区域医疗中心，多个分中心，18 个省级质量控制中心。

新冠病毒感染疫情突发，对医院院感防控工作提出了严峻的考验。门诊是医院防控的第一道防线。结合四川省人民医院实际情况，进行深入、全面的 SWOT 分析。第一，四川省人民医院组织管理架构清晰，分级管理责任到人，拥有省级感染质量控制中心、省护理质控中心、医院感染质量控制中心和多名全省院感专家组成员，先后参与非典、甲型 H1N1、禽流感等传染病的应急防控，积累丰富的传染病防控实战经验，是省内首家取得互联网医院执业资质医院。第二，四川省人民医院建筑设计容量为 5 000 人次 / 日，实际日门诊量达 1.5 万人次，是建筑设计容量的 3 倍，2019 年门（急）诊量 538 万，位居全国第 9 位，高峰时段进入门诊人流量 7 000 人次 / 小时，人流量大，人员易聚集，交叉感染风险大。对新冠疫情防控提出了严峻的考验。第三，疫情的快速传播，部分院感失防案例，复工复产要求，对我们的防控提出了挑战；突发疫情的未知性，治疗不确定性，防控超过普遍经验，无现成模板可循，防控如履薄冰；部分医院院感失防，院内传播，头悬利刃；复工复产、疫情防控，齐头并进。为此，四川省人民医院迎难而上，完善应对机制，进一步提升应对公共卫生事件的处置能力，提升全院人员对院感标准的执行能力，院感管理的科学化、精细化发展；促进"互联网＋医疗"发展，加快智慧门诊、智慧医疗建设，引导就诊模式改变，线下居家候诊、分时段就诊，线上图文问诊，视频问诊，足不出户居家就诊，群众个人防护意识提高、手卫生、呼吸咳嗽礼仪大众普及；所有院区院感防控同质化、标准化，根据医疗机构门（急）诊医院感染管理规范和传染病预检分诊管理办法，执行精准防控，牢筑第一道防线。

二、执行标准的计划

1. 要因分析（图1）

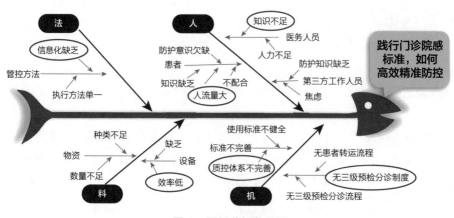

图1　要因分析鱼骨图

2. 执行标准目标　对照标准，建立针对新冠肺炎疫情防控的门诊预检分诊体系，借助互联网门诊的建设和应用，高效精准防控疫情。

3. 执行标准策略　执行 WS/T 591—2018《医疗机构门急诊医院感染管理规范》文件的第7条 预检分诊，通过梳其中的9个条目，提炼了5大方面的内容（表1）。

表 1　执行标准策略

梳理条目	提炼内容
7.1、7.2	制度和流程
7.5、7.8	物资与设施设备保障
7.9	人员管理
7.4、7.6	患者筛查与人流管控
7.3、7.7	患者转运与定点检查

4. 健全组织架构，多专业/多岗位参与　健全组织架构，设立分级院感员，实行三级院感督查；门诊部在医院感染管理委员会的指导下，联合医务部、护理部、信息部、后勤保障部、宣传部多团队协作，多专业、多岗位参与（图2，图3）。

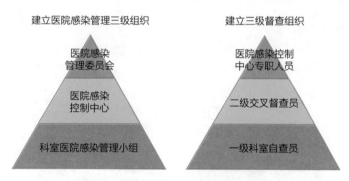

图 2　医院感染管理和督查三级架构

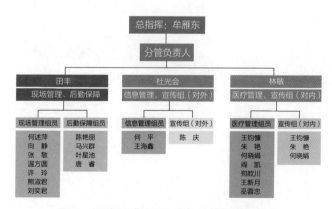

图 3　门诊部"新冠飞扬"防控指挥部构架

5．采用 PDCA，从制度、物资与设施设备、人员三大重要保障，患者筛查、患者转运、定点诊疗三个关键节点，进行改进，并制定项目计划表和技术线路图（图 4，图 5）。

WHAT	WHEN																			WHO	HOW	WHERE
月份周期	2020.1		2020.2				2020.3				2020.4				2020.5				2020.6	负责人	管理工具	地点
活动项目	3	4	1	2	3	4	1	2	3	4	1	2	3	4	1	2	3	4	1			
制度和流程																				田丰 杜光会	PDCA	门诊
物资与设施设备保障																				张敏 熊淑君	PDCA	门诊
人员管理																				田丰 陈庆	PDCA	门诊
患者筛查与人流管控																				陈庆 何平 黄诗琴	PDCA	门诊
患者转运与定点检查																				张敏 熊恒玉 袁霏	PDCA	门诊

计划：········　实际：——
表 1 活动计划　制表人：徐泽俊　制表时间：2020年6月30日

图 4　执行标准的计划

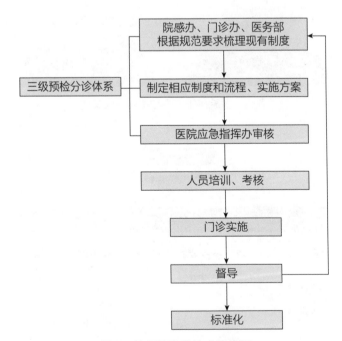

图 5　执行标准的技术路线图

三、执行标准的过程

见图 6 ~ 图 26。

1. 建立和执行针对新冠肺炎疫情的门诊三级预检分诊制度

现状： 　现有的门诊预检分诊制度达不到新冠肺炎的预检分诊防控要求 **对策内容：** 根据各级规定建立应对新冠肺炎疫情的门诊预检分诊制度。 完善质控体系保障新预检分诊制度的正确实施。 强化院感控制，布局无死角院感管理。 　　　　　　　　　　　　　　　**P**	**对策实施：** 　实 施 人：田丰、杜光会 　实施时间：2020.1.19—2020.5.31 　实施地点：门诊 **实施内容：** 1. 基于院感及新冠防控相关文件，建立了以门诊大门为一级筛查，诊区入口为二级筛查，诊室为三级筛查的门诊三级预检分诊制度。 2. 制定详细的实施方案、流程、预案，建立相关制度，多角度完善三级预检分诊。 3. 健全督导质控体系，进行环节控制。实行分级分楼层管理，每个预检点设现场督查员进行预检分诊质量控制，预检分诊专项质控小组不定期督导。 4. 强化院感无死角管理，网格式院感督导员布局，执行平行检查和交叉检查，暴露问题立即整改，闭环管理。每周数据上报，问题分析，优化流程。 　　　　　　　　　　　　　　　**D**
对策处置 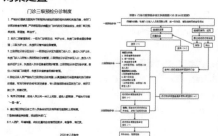 **对策有效继续实施，并形成标准化** 　　　　　　　　　　　　　　　**A**	**效果确认：** 1. 制定了针对新冠肺炎传染病的门诊三级预检分诊制度，于 2021 年 1 月 20 日以医院红头文件形式下发执行，后期修订 2 次。 2. 制定实施方案、相关制度、流程及预案共计 15 个，修订 42 次。 3. 成立了新冠防控专项质控小组，接受院级及以上质控 12 次，门诊部质控 11 次，各小组内部质控总计 39 次，整改条目 263 条。 4. 成立了门诊院感督导小组及巡查机制。 　　　　　　　　　　　　　　　**C**

2. 物资与设施设备保障

现状:

1. 一级响应阶段防疫物资紧缺。
2. 门诊公共区域手卫生设施欠缺。
3. 体温筛查设备数量不够、效率低。
4. 新冠疫情防控期间空气消毒要求高。

对策内容:

1. 梳理不同时期各工作岗位防护要求。
2. 在公共区域增加手卫生设施。
3. 体温检测设备改进。
4. 在公共区域和诊区增加空气消毒设备。

P

对策实施:

实 施 人:张敏、熊淑君

实施时间:2020.1.24—2021.3.31

实施地点:门诊

实施内容:

1. 梳理门诊各级分诊岗位防护要求并下发,通过微信小程序对防护物资进行管控和使用指导。
2. 在所有分诊点所有岗位、通道、门诊入口醒目位置设置无接触感应式免洗手消毒剂。
3. 在门诊入口、大厅、自助售卖区及自助服务区增加自助口罩售卖机。
4. 由门诊部牵头,后勤保障部协助,在诊区全面加装空气净化系统,所有诊室全面安装空气净化消毒机。
5. 一级和二级预检分诊处采用体温检测仪对患者进行体温筛查。
6. 自2020年5月1日开始调研并完善智能门闸和门禁系统,员工和提前录入信息的患者可通过人脸识别、体温检测和口罩佩戴检测后进入。
7. 2021年3月在门诊办公室增加流量监测报警设备,对门诊的各入口、大厅和诊区入口等人员容易集聚的区域进行人流量监测,超过人流量限制的实时报警。
8. 增加预约、签到、发票打印、报告查询和打印的自助设备。

D

对策处置

对策有效继续实施,并形成标准化

A

效果确认:

1. 制定或修订疫情防控不同时期门诊工作人员防护标准4个,物资分配和使用指导小程序1个。
2. 在门诊预检分诊点所有岗位、电梯、通道设按压式免洗手消毒剂138点位,设置无接触感应式免洗手消毒剂65点位。
3. 增加自助口罩售卖机10台。
4. 在公共区域增加紫外线消毒设备48台,诊室增加空气消毒设备126台。
5. 增加红外线体温监测设备15台。
6. 增加集人脸识别、流行病学调查结果确认、体温监测和口罩佩戴检测一体的智能门闸系统12台。
7. 增加人流量监控系统1台,对门诊18个重点区域进行流量监控。
8. 增加发票和各类检查检验报告自助打印机26台,增加自助预约机和取报告机32台,所有项目均实现了手机或自助机缴费。

C

表2 不同时期工作岗位防护要求

阶段	一级预检分诊	二级预检分诊	三级预检分诊
一级响应	一次性外科口罩、一次性医用帽、一次性隔离衣、一次性手套	一次性外科口罩、一次性医用帽、一次性隔离衣、一次性手套	1. 一次性医用外科口罩、工作服，必要时穿戴一次性手套； 2. 感染科、呼吸科：一次性外科口罩、一次性医用帽、一次性隔离衣、手套、面屏
二、三级响应	一次性外科口罩、一次性医用帽、一次性隔离衣、一次性手套	一次性外科口罩、一次性医用帽、一次性隔离衣、一次性手套	1. 一次性医用外科口罩、工作服，必要时穿戴一次性手套； 2. 感染科、呼吸科：一次性外科口罩、一次性医用帽、一次性隔离衣、手套
疫情常态化	一次性外科口罩、一次性医用帽、一次性隔离衣、一次性手套	一次性外科口罩、一次性医用帽、一次性隔离衣、一次性手套	1. 一次性医用外科口罩、工作服，必要时穿戴一次性手套； 2. 感染科、呼吸科：一次性外科口罩、一次性医用帽、一次性隔离衣、手套
	一次性医用外科口罩、工作服，必要时穿戴一次性隔离衣、手套及帽子	一次性医用外科口罩、工作服，必要时穿戴一次性手套	1. 一次性医用外科口罩、工作服，必要时穿戴一次性手套； 2. 感染科、呼吸科：一次性外科口罩、一次性医用帽、一次性隔离衣、手套

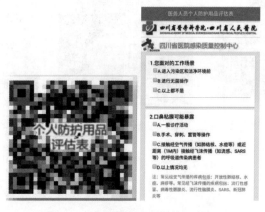

图6 个人防护用品评估表二维码

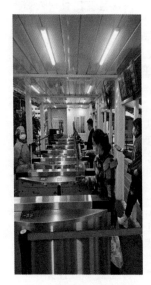

图 7　智能门闸系统

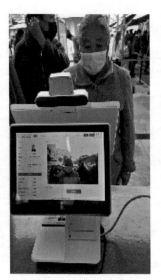

图 8　智能流调机

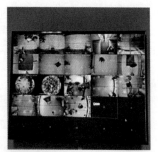

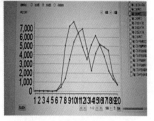

图 9　人流量监测系统

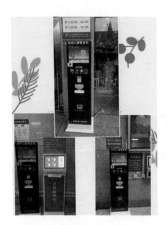

图 10　自助口罩售卖机

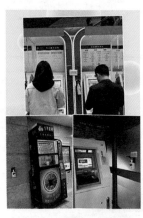

图 11　感应式手消毒机

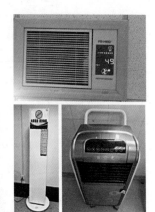

图 12　空气消毒设备

3. 人员管理

现状：	对策实施：
1. 工作人员针对新冠疫情的防护用品使用知识不足。 2. 患者缺乏新冠疫情的防护用品使用知识和疫情期间就诊知识。 **对策内容：** 1. 加强专业人员的培训。 2. 多举措加对患者实施健康宣教。 3. 工作人员健康管理。	实 施 人：田丰、陈庆 实施时间：2020.1.24—2021.1.31 实施地点：门诊 **实施内容：** 1. 由门诊部牵头，院感办指导，采用微信群、APP 等多种途径和多种方式相结合，对医护人员、第三方人员等工作人员进行疫情更新内容、二级预检分诊、院感防控等内容的培训。 2. 通过线上和线下结合，向患者宣传新冠疫情防控常识和期间就诊流程、防护用品使用等相关知识。 3. 在微信公众号增加患者导航服务，减少患者在门诊路线咨询和停留的时间。 4. 工作人员每日健康打卡、每月新冠筛查，全员疫苗接种，制定并发布健康异常及流调异常者的上报及处理流程。

P   D

对策处置	效果确认：
门诊护理人员岗位培训计划 注：选修内容供没有门诊工作经历的护理人员培训用 对策有效继续实施，并形成标准化	1. 共举办现场讲座 16 次，发放视频培训 1 746 人次，问卷星考试 510 人次，抽问 702 人次，笔试考核 1 846 人次。 2. 发布就医指南或新冠防控知识推文 / 科普推文 78 篇，阅读量 302 751 次，视频 21 个，点击量 8 万余次。 3. 增加露天广场展架 15 个，电子显示屏 6 个，上墙标识及告知 7 个，桌上立牌类 30 个。 4. 发布疫情期间在岗人员每日健康状况监测问卷 1 个、预约接种调查表 1 个。

A   C

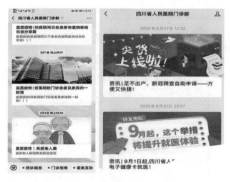

图 13　线上"直面疫情"专题系列报道

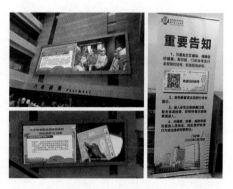

图 14　线下电子屏、展板等宣教标示标牌

4. 患者筛查与人流管控

现状： 1. 无现成的新冠流行病学筛查表。 2. 患者挂号和就诊的方式灵活，如何保证患者流行病学筛查和体温检测的全面覆盖是重点和难点工作。 3. 门诊空间有限，患者人流量大。 **对策内容：** 1. 根据不同时期新冠疫情的特点制定相应的流行病学调查表。 2. 采用不同的方式对患者及家属进行流行病学筛查和体温检测。 3. 采取多种措施管控人流量。 4. 改造空间布局。	对策实施： 　　实施人：陈庆、何平、黄诗琴 　　实施时间：2020.1.24—2020.5.1 　　实施地点：门诊 **实施内容：** 1. 由专人负责，根据疫情防控不同阶段的要求，制定并动态更新流行病学调查表，每日实时通报最高风险区域。 2. 对于线上预约挂号的患者，设置患者和陪同人员的流行病学调查前置，就诊当天凭绿码、挂号凭证或纸质版流行病学调查表（老年人）方可通行。 3. 在一级和二级预检分诊处对所有患者进行体温监测和流行病学调查核实，三级预检分诊嵌入流行病学调查表，设置为门诊电子病历系统必填项。 4. 采用号源管控、全预约挂号、分时段就诊、互联网门诊等方式控制门诊人流量，避免人群集聚。 5. 增加室外休息等待区和自助服务区，减少门诊室内人流量。
<div align="center">**P**</div>	<div align="center">**D**</div>
对策处置 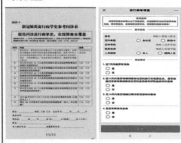 对策有效继续实施，并形成标准化	效果确认： 1. 制定及修订新冠流行病学调查表 10 个。 2. 2020 年 2 月—2021 年 4 月筛查患者体温 14 661 687 人次，复核体温 2 682 634 人次，单纯发热 3 160 人次，有流行病学史 54 人次，转运发热门诊 962 人次。未出现一例漏筛患者。 3. 患者预约挂号率由 67.23% 上升为 86.17%，分时段就诊落实率 100%，门诊挂号量由一级响应阶段平均 1 780 人 / 日增长为常态化阶段 11 077 人 / 日的情况下，最高峰时段人流量控制在 3 500 人 / 小时。 4. 增加室外患者休息等待区 5 个，增加室外自助服务区 1 个和咨询服务区 2 个。
<div align="center">**A**</div>	<div align="center">**C**</div>

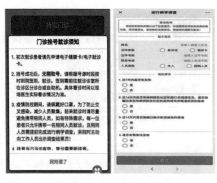

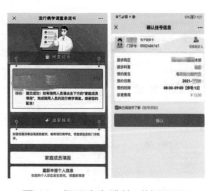

图 15　挂号平台设置流行病学调查前置　　图 16　绿码患者跳转到挂号界面

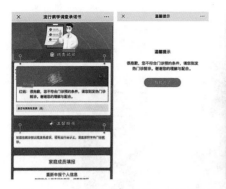
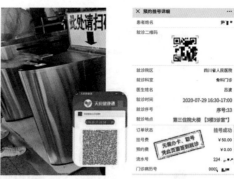

图 17　红码患者先到发热门诊排除　　　　图 18　分时段进入诊区候诊

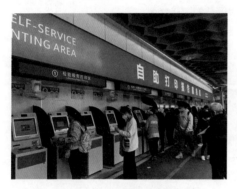
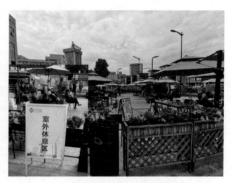

图 19　室外自助服务区　　　　　　　图 20　户外休息区

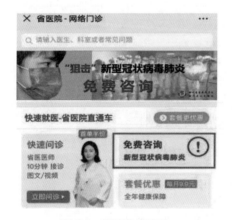
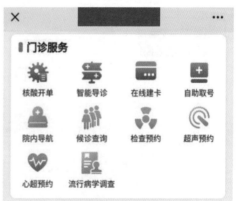

图 21　新冠免费咨询　　　　　　　图 22　自助核酸开单

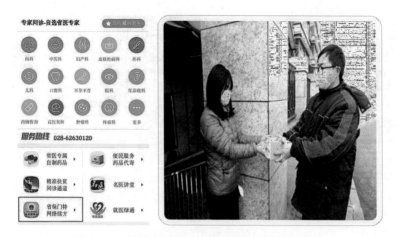

图23 门特线上复审、医保结算和药物配送到家

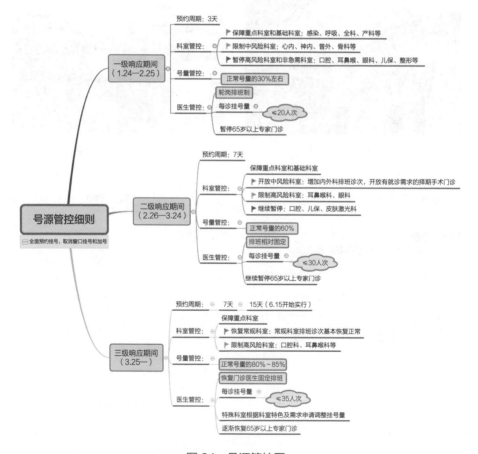

图24 号源管控图

5. 患者转运与定点诊疗

现状:

1. 有感染门诊和感染科病房,设有发热门诊但空间不能满足新冠疫情防控要求。

2. 从门诊的发热和/或有流行病学史的患者需转运到发热门诊行进一步分诊和检查确认。

对策内容:

1. 根据新冠疫情防控要求改扩建发热门诊。

2. 制定各预检点患者的转运路线。

3. 患者转运过程的安全保障。

对策实施:

实 施 人: 张敏、熊恒玉、袁霏

实施时间: 2020.1.20—2020.6.30

实施地点: 门诊

实施内容:

1. 2020 年 1 月 17 日,由应急办、感染科、门诊部配合协作改扩建发热门诊,设置预检分诊点、根据是否有流行病学史分为发热门诊一和发热门诊二,规范设置三区两通道,并独立配套的检查检验项目,形成闭环管理。

2. 门诊部根据不同时期疫情防控要求和门诊布局特点,制定各预检点患者的转运路线。

3. 转运过程中管控专用通道,实施患者的引导和周围人群的隔离。

4. 对患者经过的区域实施终末消毒。

5. 制定清晰的标识标牌。

P | D

对策处置

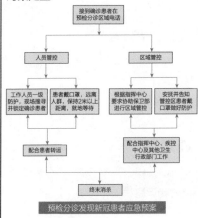

预检分诊发现新冠患者应急预案

对策有效继续实施,并形成标准化

效果确认:

1. 改扩建发热门诊 1 000 平方米,涵盖接诊、检查、候诊、隔离等全流程。

2. 制定患者转运路线 10 条,转运患者 962 人。

A | C

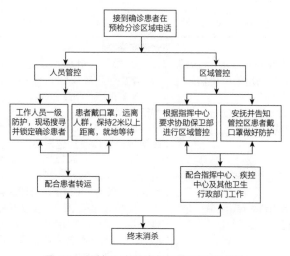

图 25　预检分诊发现新冠患者应急预案

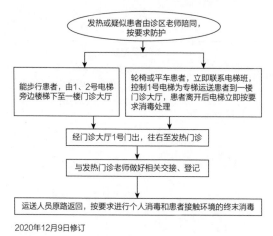

2020年12月9日修订

图 26　预检分诊发现新冠患者转运路线

四、执行标准的成效

1. 工作人员院感防控意识和能力显著提高　开展全院培训 60 余场，培训 51 230 人次，考核 42 220 人次，通过率 100%。发布就医指南或新冠防控知识推文/科普推文78篇，阅读量302 751次，视频21个，点击量10万余次（图27，图28）。

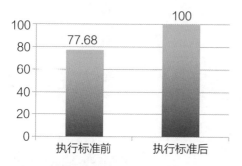

图27　执行标准前后工作人员新冠防控
知识考试成绩/分

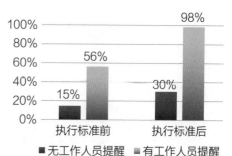

图28　执行标准前后患者手卫生依从性

2. 完善了院感防控体系和制度　建立三级预检分诊制度及其实施方案、相关制度共计16个，规范门诊工作流程及预案48个，并形成标准化。通过医院发文，形成了完善的门诊三级预检分诊体系。

3. 规范院感防控流程和行为　患者预约挂号率和网络门诊量明显上升，分时段就诊落实率100%，门诊挂号量由一级响应阶段平均1 780人/日增长为常态化阶段13 077人/日的情况下，最高峰时段人流量控制在4 500人/小时，患者就诊等候时间缩短了28%。增加露天广场展架15个，电子显示屏6个，上墙标识及告知7个，桌上立牌类30个。

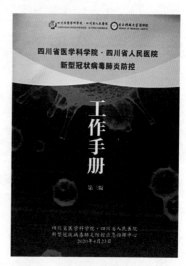

图29　医院新冠病毒肺炎防控
工作手册

4. 提升院感防控效果和水平　自新冠疫情一级响应以来，截至2021年12月31日，累计筛查29 931 108人，送发热门诊2 786人，无一例漏筛，院内感染发生率为0，成功处置7起大型突发事件。

5. 标准化及推广　出版《突发公共卫生事件医院门诊应急管理手册：新冠疫情门诊防控攻略》等专著12部；发表论文56篇，SCI论文10篇；

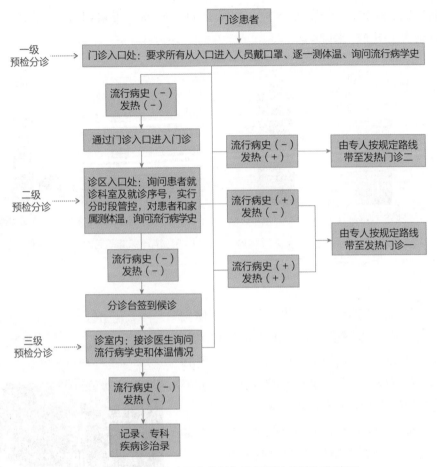

图 30　综合门诊（不含儿科）三级预检分诊工作流程

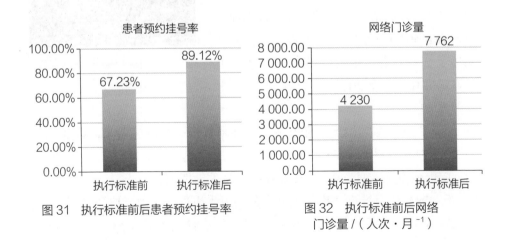

图 31　执行标准前后患者预约挂号率

图 32　执行标准前后网络
门诊量 /（人次·月 $^{-1}$）

获批课题 12 项，实用新型专利 9 项，获科技进步奖 1 项。开展防疫专题远程讲座，培训 100 余家医院近 30 000 人次，配合抽调专家参加省内各种疫情防控 43 次，共抽调专家 178 人次。接待参观学习 50 批次共 1 000 余人次，在 52 项继续教目开展防疫专题讲座，培训 6 576 人次。开展线下帮扶 28 家基层医院及其医共体，培训 752 人。专家奔赴郑州、宁夏、宜宾等全国各地参与疫情处置工作，进行指导帮扶。全国首家互联网门诊开通"新冠病毒肺炎免费咨询通道"，2020 年 1 月 24 日除夕夜紧急上线，春节期间，点击量过十万，咨询量 6 000 多人次，在筛查疑似患者、减少交叉感染中起到了积极的作用，助力全国疫情防控工作，获得中央电视台新闻报道，同时在医联体内广泛推广应用，多项有力措施获官网和媒体转载，获全国医院擂台西南赛区最具价值案例奖、全国医院擂台西南赛区第二名、第三届中国医院绩效大会"满意度评价"单元杰出实践奖等多项大奖。

五、执行标准的总结

对照标准细化执行方案是精准防控的基础，强化质控和督导是控制院感细节的关键。门诊院感落实需多部门联动，树立人人都是院感员的理念。用智慧的手段可有效提高防控效率，节约人力、物力和财力，形成持续质量改进的长效机制。

（徐泽俊　张敏　温方圆　向静）

26 践行标准,"隔"出安全

··

——WS/T 311—2009《医院隔离技术规范》

(济宁市第一人民医院)

⚖ 一、执行标准的背景

近年来,SARS、H1N1、MERS 等重大传染病频发,特别是 SARS 的院内感染,暴露出我国隔离预防工作中的短板,因此在 2009 年,国家颁布了第一部针对医院隔离预防技术应用的行业标准——《医院隔离技术规范》。规范实施以来,医院分层级、有重点地健全相关制度流程,定期开展隔离技术相关培训与考核,每年组织大范围应急演练,并通过督导检查保障措施落实,已将隔离技术规范融入日常工作之中。

2020 年初,新冠病毒感染疫情暴发,面对来势汹汹的疫情,我们该如何隔离防护、如何保障医患安全、如何避免疫情扩散,执行《医院隔离技术规范》面临新的挑战。是挑战也是检验,济宁市第一人民医院具备执行《医院隔离技术规范》的良好条件,可以达到疫情背景下规范再适用的目标。

首先,济宁市第一人民医院具备执行规范的硬件保障。济宁市第一人民医院始建于 1896 年,前身为美国教会巴可门医院和山东省立医院第三分院,是山东省历史悠久、文化深厚的百年老院之一。经过 125 年的发展,医院分总院区、东院区和西院区,设置床位 4 200 张,开设临床医技科室 59 个,就诊患者辐射山东、江苏、安徽、河南 4 省的 30 个县市区,是济宁及周边地区医疗急救和保健康复中心,是山东省鲁西南地区学科门类齐全、医疗设备先进、专业特色突出的三级甲等大型综合公立医院。

其次,济宁市第一人民医院具备执行规范的软实力。1995 年设置感染管理部,是国内开展医院感染管理工作较早的医院之一,现有专职人员 23 人,包括医疗、护理、管理、公卫、检验、药学等专业,平均年龄 36 岁、医师占比 65%，人员梯队合理，专业分配均衡。同时院长担任医院感染管理委员会主任，科室设置医院感染管理小组和感控监督岗，健全了医院感染管理三级组织体系。

二、执行标准的计划

根据 SWOT 分析结果，确定了济宁市第一人民医院的薄弱点为建筑布局受限和医务人员隔离措施落实不到位两个方面，通过头脑风暴、实地考察提出 12 项具体策略，进一步整合为一二五计划，即围绕一个中心，通过二项措施，达到五个目标。一个中心为以问题为导向，落实医院隔离技术规范，三项措施为硬件上完善建筑布局，软件上开展全员培训和规范隔离行为，五个目标为建筑布局合理化、防护行为规范化、执行措施标准化、疫情防控实效化、感控成果最大化。具体技术路线图见图 1。

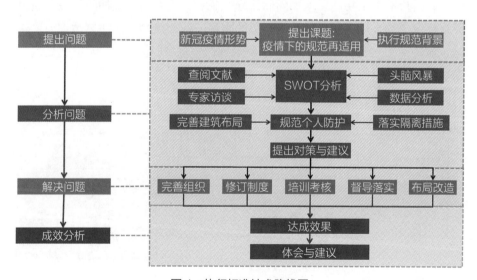

图 1　执行标准技术路线图

三、执行标准的过程

（一）完善建筑布局

新冠病毒是一种呼吸道传播疾病，根据《医院隔离技术规范》5.2 呼吸道传染病病区建筑布局与隔离要求，结合疫情防控不同阶段，医院共分三个阶段进行改造，具体如下。

1. 疫情初期　疫情初期，社区卫生服务中心关闭，乡镇卫生院作为发热哨点，不能接诊发热患者，大量发热患者涌入二级以上医疗机构，发热门诊留观压力骤增，而隔离留观病室数量不足，急需扩大隔离病区，时间紧，任务重，医院召开紧急会议，以"快速响应"为原则，将尚未投入使用的新建病房楼改造为隔离病区。

新建病房楼为左右对称结构，中央为主通道，两侧设有消防通道和医疗废物通道，空间充足，通道较多，便于改造。后走廊为医务人员通道，设男女更衣室和防护用品穿戴区。经第一缓冲间进入潜在污染区，保留原医护办公室、治疗准备室功能。增加隔断建立一脱、二脱及第二缓冲间。患者通道设在楼宇中部，进入污染区后进行单间隔离。医疗废物通过西侧污物通道转运，避免交叉污染。最终开辟 3 层留观病区，共 51 张床位，能够满足留观需求。改造图见图 2。

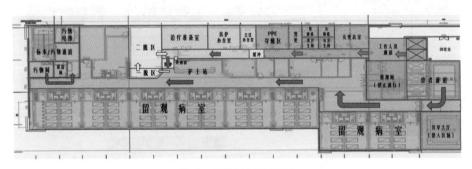

图 2　留观病室改造图

2. 常态化阶段　2020年3月以来，济宁市疫情防控各项工作进入常态化阶段，为筑牢疫情防控安全屏障，济宁市于3月16日开始实行全民核酸检测，原核酸实验室规模小，即使24小时检测，因结果报告时间长导致患者满意度降低。

作为百年老院，医院建筑年代较早，改造困难，布局流程不能满足目前要求，发热门诊无法增设内部CT，CT检查又是排除新冠肺炎的重要条件，候诊区面积不足，患者无处等待核酸、血液检查结果及CT报告，无法做到闭环管理，再加上新建病房楼需投入使用，留观病房不足的问题仍然存在。

为解决这两项困难，医院新建发热门诊和核酸检测实验室，感染管理部联合医务部、护理部、门诊部、感染性疾病科、检验科等相关部门，经多番论证，最终制定发热门诊及留观病房及核酸采样点及检测实验室新建方案。医院领导争取市政、卫生健康委政策支持，简化招标流程；基建部门督促工期确保及时完工；医疗设备部、总务部督促相关设备设施供应。

仅用2周，建成符合规范、功能齐全的带留观病房的发热门诊及核酸检测实验室，新建发热门诊位于院区西南角，建筑面积675平方米，诊区内设独立CT、候诊大厅空间充足，自助设备完善，就诊、采血、采样、检查、留观功能齐备；率先实现医务人员进出污染区双通道设计，患者就诊严格闭环管理，避免交叉感染。新建核酸检测实验室分区合理、流程规范，日检测量高达10万份，是山东省规模最大、检验能力最强的实验室之一，极大缩短了患者等待时间，提高了就诊满意度。改造图见图3、图4。

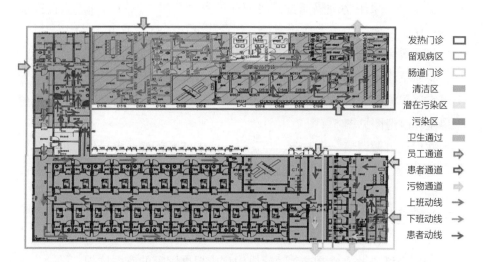

图3　新建发热门诊及留观病室布局流程图

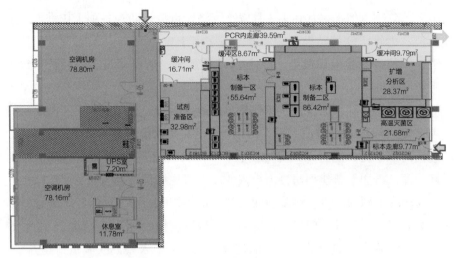

图4　新建核酸检测实验室布局流程图

3. 本土疫情时期　2022年9月初，济宁市暴发本土疫情累计确诊患者648例，区域涉及14县市区，患者数量多、传播速度快、救治压力大，按照市委市政府工作部署，济宁市第一人民医院24小时内紧急腾空西院区作为全市唯一一家市级"一点两区"救治医院，完成了14病区、手术室、ICU"三区两通道"改造。规划设计患者就诊通道、出入院通道，工作人员进出通道、清洁物资运送通道、污物通道、检验检查通道、标本运送通道，并将各通道形成文件进行公布。医院将东门设置为患者入口，西门设置为工作人员入口，采用物理隔离方式将两通道完全分离，所有车辆进入前提前报备；住院楼南门为患者住院通道，门诊楼北门为员工通道，采用卷帘门、物理隔断等完全隔离；医院门诊东侧的原儿科门诊选址为黄码医院门（急）诊，将原急诊科功能全部搬至此，满足就医需求。关闭放射科、超声科等辅助科室，采用移动设备完成辅助检查，最大限度减小患者活动区域，降低感染风险。改造图见图5～图7。

我们通过微调整、小改造、巧建设，追求"高标准、惠民生、可持续目标"，实现安全硬隔离，建立起感染性疾病诊疗长效机制。

（二）规范隔离行为

根据隔离技术规范要求，医疗机构"应根据国家的有关法规，结合本医

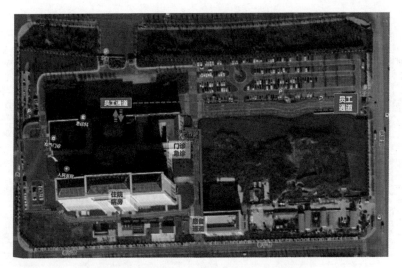

图 5 "一点两区"医院院区布局流程图

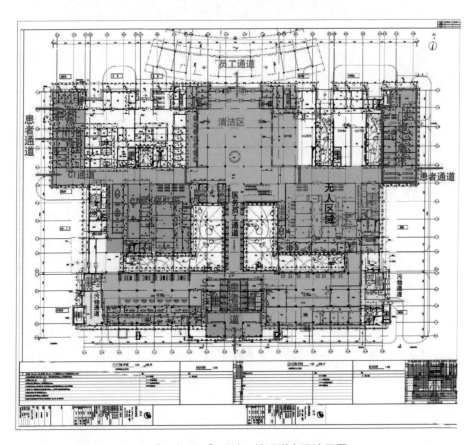

图 6 "一点两区"医院一楼通道布局流程图

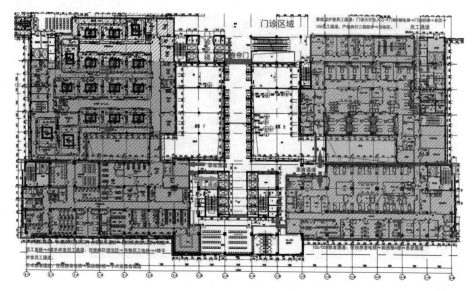

图7　"一点两区"医院四楼通道布局流程图

院的实际情况，制定隔离预防制度并实施"。为此，医院采取一系列措施规范隔离行为，确保制度落实。

1. 完善制度流程　在研读规范的基础上，现场听取科室意见，基于标准预防理念，规定不同传播途径疾病隔离措施，明确医护患各方职责任务，多部门合作敲定细节，共同制定制度流程，并在试行中不断更新完善。

2. 细化全员培训　将制度流程转化为培训大纲，面向医护、管理、后勤、保洁、安保、患者、陪护人等不同受众开展针对性的线上线下培训，通过一对一教学确保重点岗位技能过关，通过知识考核促升医护培训效果，通过公众媒体培养群众防控意识，力求人人践行感控。

3. 严格质控督导　制订质控计划，细化质控方案，依托三级质控网络开展多种形式督导检查。

（1）一级质控——科室自查

一是各科室成立感控督导岗，负责指导落实各项感控制度与防控措施，每日开展自查随时发现隔离防护工作中存在的问题，立即整改、责任到人。

二是各病区评选优秀病室，根据陪护人遵守防控措施的情况进行评比，每周颁发流动红旗，鼓励陪护人自觉遵守隔离措施。

（2）二级质控——部门督察：感染管理部制订地毯式全覆盖质控计划，每周推进一个质控专项，每月完成全科室巡查，每季度完成全项目督导，督导计划见图 8；设计量化赋分型质控标准，通过将质控数据指标量化的形式严格把控风险点，找到落实隔离制度的薄弱环节，质控督导活动有的放矢；落实专职人员分区包保制度，感控专职人员每人包保 2~3 个重点科室，全面负责其院感质控工作，每日进行现场巡查，每周一次深入摸底，实时掌握科室动态，及时发现风险环节；利用现场检查、视频监控、ATP 检测等多种形式落实督导检查，做到每次有重点、有记录，每月有总结、有奖惩，质控结果通过院内 OA 和质控会议进行反馈，见成效、促提升。

月份	重点推进			专项督导		
1 月份	医院感染病例监测	病原学送检	手卫生（外科手）	个人防护用品	清洁消毒	手卫生
2 月份	医院感染病例监测	病原学送检	手卫生（外科手）	审核修订科室风险评估	多重耐药菌	外科换药（无菌技术操作）
3 月份	医院感染病例监测	病原学送检	手卫生（外科手）	环境清洁消毒	手卫生	重症医学科
4 月份	医院感染病例监测	病原学送检	手卫生（外科手）	院感资料质控	三管防控	清洁消毒
5 月份	医院感染病例监测	病原学送检	手卫生（外科手）	手术感染防控	医疗废物管理	血液透析/无痛内镜部
6 月份	医院感染病例监测	病原学送检	手卫生（外科手）	标本采集转运	三管防控	多重耐药菌
7 月份	医院感染病例监测	病原学送检	手卫生（外科手）	环境清洁消毒	院感资料质控	手术部位感染防控
8 月份	医院感染病例监测	病原学送检	手卫生（外科手）	环境卫生学采样	三管防控	医疗废物管理
9 月份	医院感染病例监测	病原学送检	手卫生（外科手）	现患率调查	多重耐药菌	重症医学科/新生儿病房
10 月份	医院感染病例监测	病原学送检	手卫生（外科手）	外科手消毒	三管防控	口腔科门诊/消毒供应室
11 月份	医院感染病例监测	病原学送检	手卫生（外科手）	职业暴露管理	医疗废物管理	多重耐药菌
12 月份	医院感染病例监测	病原学送检	手卫生（外科手）	手术感染防控	清洁消毒	手术室/产房

图 8　医院感染质控计划

（3）三级质控——院级协查：由分管院长带队，每周召集医疗、护理、院感、门诊、总务等相关部门进行行政查房，检查形成督导通报，在多部门协同机制下及时发现并解决临床存在的实际问题，共同助力感控工作。

全院感控一盘棋，为充分调动学习感控知识、落实感控措施的积极性，医院每年组织主题竞赛和评先树优活动，根据竞赛名次、日常工作开展、参与感控活动等情况综合评价，选出感染控制管理先进科室 20 个，感染管理先进个人 40 名，同职称晋升挂钩，使医务人员对感控重视程度及感控能力进一步提高。

四、执行标准的成效

（一）建筑布局合理化

疫情期间，医院新建发热门诊、肠道门诊、留观病室、核酸检测实验室、核酸采集点等6处建筑，改建儿科发热门诊、缓冲病房、留观病区、输液室等17处布局，使建筑布局合格率达到100%。

（二）防护行为规范化

通过一系列培训督导活动，各级各类工作人员防护意识不断提高，每诊疗一位患者使用的防护用品数量呈现上升趋势，防护相关知识理论考核合格率达98.1%，操作考核合格率达95.6%，具体见图9，通过视频监控暗访获得的防护用品使用合格率达90.3%。此外，通过一系列宣教活动，陪护人也树立起防控意识，掌握基本的隔离技能，防护能力得到提升，问卷调查显示陪护人隔离防护知识知晓率达82.8%。

（三）执行措施标准化

为使《医院隔离技术规范》更好地适用于疫情期间的医院感染防控工作，医院因时制宜完善感控制度流程82项，疫情防控相关制度流程54项，使临床隔离防护工作有章可循，有据可依。通过多轮次督导检查，隔离措施执行率由75.5%提高到92.1%，进步率21.9%，目标达成率114.5%，实现行为规范化（图10）。

（四）疫情防控实效化

疫情期间，济宁市第一人民医院发热门诊共接诊患者20.4万人次，留观983人，"一点两区"救治医院接诊患者2 305人次，收治入院570人，累计核酸阳性32人，做到患者全治愈，医护零感染！

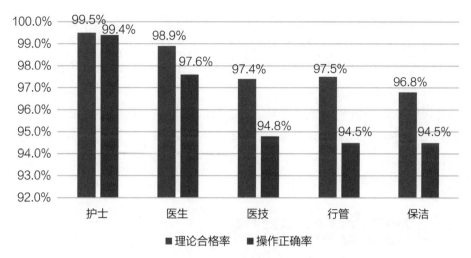

图9　各类人员理论合格率和操作正确率对比图

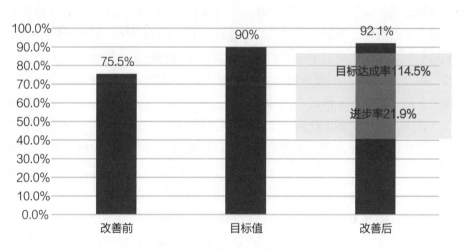

图 10　隔离措施执行率前后对比图

（五）感控成果最大化

在做好院内感控工作的基础上，作为院感质控中心挂靠单位，济宁市第一人民医院参与山东大学《医院感染管理》专业系列教材编订及网络课程录制；牵头制定"济宁市医院感染防控督导台账"及"济宁市二级以上医疗机构发热门诊、感染性疾病科验收标准"，每年组织全市学术交流会议 2 次，全市感控巡查 4 次，推广标准化理念，提升区域感控水平。

疫情期间更是组织感控专家完成省市级防控督导二百余次，主导完成全市发热门诊验收 43 家、感染性疾病科验收 12 家、方舱医院 5 处、集中隔离点 15 处，医院派出援鄂人员 7 人、支援市公卫医疗中心 65 人，为抗击新冠肺炎疫情作出应有贡献。

医院工作得到上级部门充分认可，2017 年以来多次在省市级技能竞赛中获得一等奖，2019 年荣获感控青年演讲比赛全国二等奖，2021 年荣获执行标准竞技赛山东赛区第一名。

五、执行标准的总结

通过此次案例，我们对执行标准有了更深刻的体会，首先，规范是开展一切工作的基础，疫情期间文件要求不断更新，但归根结底以《医院隔离技术规范》为基础。规范中每句话都有深刻且丰富的内涵，执行规范不是一味地"拆"和"建"，不能盲目地"穿"和"脱"，而要牢牢把握规范的硬要求和大方向，根据实际情况灵活的掌握和运用。

其次，要树立标准化的理念，提高标准化意识，规避由个人解读标准不同带来执行标准的误差。济宁市第一人民医院通过建立组织制度、广泛宣传培训、统一督导标准，将复杂的问题程序化、模糊问题具体化、分散的问题集成化，形成标准化管理理念，提高标准化意识。

最后，倡导多部门合作，人人践行标准。标准的执行不是一人一时一地之事，需要全院全员参与。济宁市第一人民医院在执行标准过程中充分发挥医院感染三级管理组织作用，积极联合各行政部门，开展联合督导；采用多种形式充分调动专职人员、临床人员积极性，致力于实现"人人参与感控、人人践行标准"。

在党的二十大开局之年，让我们遵照习近平总书记的指示：用高标准助力高技术创新，促进高水平开放，引领高质量发展！

（孙春燕 高晖）

27 镜与净

——WS 507—2016《软式内镜清洗消毒技术规范》

（哈尔滨医科大学附属第二医院）

⚖ 一、执行标准的背景

哈尔滨医科大学附属第二医院于 1954 年建院，是一家三级甲等医院。占地面积 50 万平方米，床位 6 005 张，临床科室 44 个，医技科室 16 个，年门诊量近 230 万人次，年出院近 23 万人次。职工 4 642 人，高级职称 827 人。博士生导师 151 名，硕士生导师 310 名。

消化内科成立于 1972 年，有病区 4 个，开放床位 262 张，医护共计 125 人拥有三个消化内镜诊疗中心分为病房内镜中心、门诊内镜中心、干部病房内镜中心，是原卫生部内镜专业技术培训基地、拥有一流设备仪器，并配备具有国家标准的内镜洗消设备，在省内率先应用数字化洗消追溯系统平台，开展高精尖内镜微创诊疗技术，2019 年年诊疗量近 10 万例（图 1）。

这个庞大诊疗数字给内镜洗消工作带来巨大挑战，通过 SWOT 深度分析，我们发现其中最大的两个挑战：一是内镜结构复杂、清洗难度大；二是内镜检查方式特殊，经口经肛门操作，也就是我们的内镜需要进入病患的体内，任何小小洗消上失误都可能造成交叉感染，健康所系性命相托，院感防控我们不能有一丝懈怠，因此，我院领导高度重视迅速反应，组建团队成立品管圈，先是查阅大量文献、细致研究我国现行使用的 WS 507—2016《软式内镜清洗消毒技术规范》，并深度挖掘世界先进国家内镜规范的精髓，最后梳理现有流程和制度，并开展现状调查（图 2）。

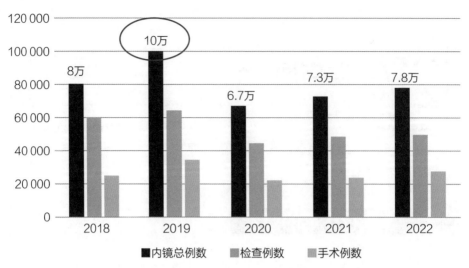

图 1 2018—2022 年内镜总例数、检查例数、手术例数情况

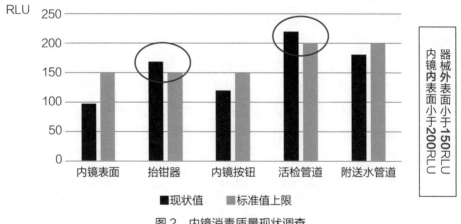

图 2 内镜消毒质量现状调查

二、执行标准的计划

在现状调查中我们发现，内镜活检管道、抬钳器容易造成菌落存留，因此我们的执行目标就定为：分解洗消流程，细化步骤，强化内镜洗消过程的质量控制。策略：多部门合作，多维度查找风险点，通过"品管圈"管理项目对内镜洗消流程和转运进行环节管控（图 3）。

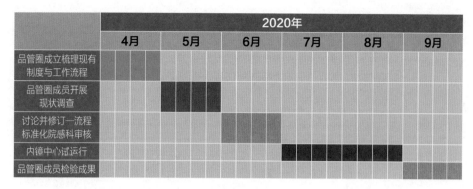

图 3　品管圈

🔗 三、执行标准的过程

执行标准过程即计划实施，主要进行内镜洗消的环节管控，分为"三阶段、十步骤"，我们对每一步按照标准进行细节把控，收集整理数据，通过（帕累托图）数据分析，我们发现前七个问题是现存主要风险点，需立即整改，整改前用（鱼骨图）深度分析问题原因，总结归纳出前四个风险点为硬件问题，后三个风险点为传播链控制问题；下一步就要对标整改：应用PDCA 质量管理工具进行质量控制。具体过程：

1. 按照品管圈会日程，MDT 分两组，通过品管圈调查表进行环节管控（图 4）。

2. 三阶段洗消前、中、后；十步骤：即人员防护、床旁预处理、测漏、酶洗、漂洗、消毒、终末漂洗、干燥、转运、监测及存储十个步骤，进行细节把控，精细到每一步骤（图 5）。

3. 设计内镜清洗消毒质量执行情况调查表，从洗消前、洗消中、洗消后三大维度，五十个条目进行评分，评分规范为：实行赋分制："是"为 1分，"否"为 2 分；<6 分不合格，对 50 次操作进行赋分统计；从大到小排列，将问题按发生频数多的前 7 位标红（图 6）。

4. 对现存问题进行帕累托图数据分析，按问题出现频次、累计比例，找出现存 7 个主要风险点。用鱼骨图深度分析问题原因（图 7），并进行总结，归纳出 7 个重点问题：预处理时间不足、清洗酶配制比例问题、末次漂洗用水使用不规范、疫情期间空气消毒问题、内镜（新冠）转运暴露风险问

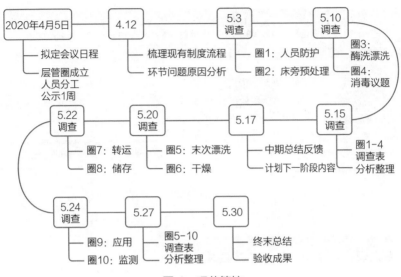

图 4 环节管控

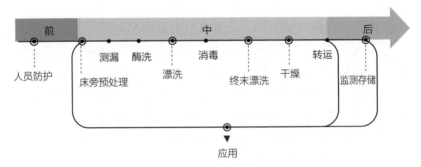

图 5 洗消阶段及步骤图

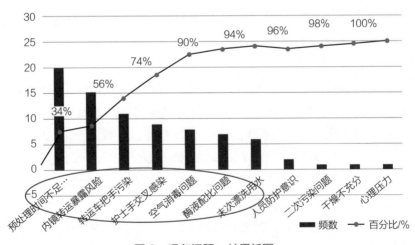

图 6 现存问题 - 帕累托图

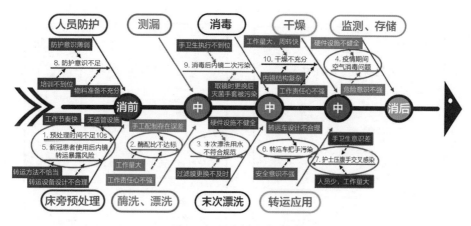

图 7　问题分析 - 鱼骨图

题、转运车把手污染问题和护士压腹手交叉感染问题。下一步对标整改：应用 PDCA 质量管理工具进行质量控制，并不断持续改进。在预处理送水送气时间不足环节达标率由 30% 提升到 100%，在清洗酶配制比例不标准环节残留蛋白从 98 下降到 32.3，在末次漂洗用水使用不规范环节菌落数由 8 降到 4，纯净度由 46 降到 2，针对空气消毒问题操作间指标由 2.3 降到 1.1，消毒间指标由 2.6 降到 2.0，使得每个指标都达到标准化（图 8）。

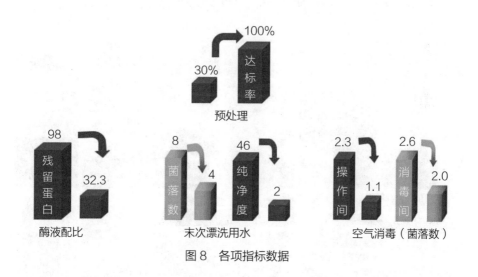

图 8　各项指标数据

此外，针对内镜转运暴露风险问题、转运车把手污染问题和护士压腹手交叉感染问题进行了两大创新（图 9）。首先是研发自动翻盖 + 洗消 + 转运

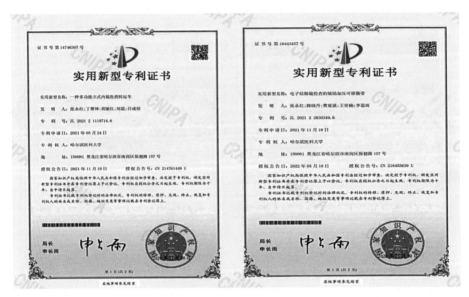

图 9　两大创新 - 专利

功能的转运车，极大地降低了转运的暴露风险与污染，然后是研发了自动加压腹带，解决了护士压腹手交叉感染的问题，并获得了国家级大学生创新创业训练计划项目的结业证书及黑龙江省医疗新技术一类推广。

　　5. 统一标准，全员培训，并辐射推广基层医院（图 10）。

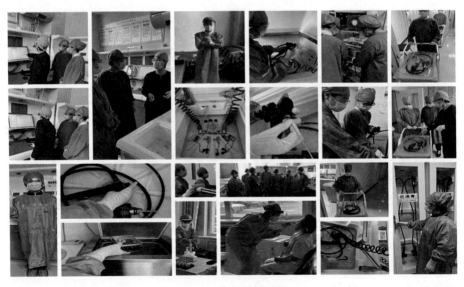

图 10　执行现场回顾

四、执行标准的成效

执行标准取得巨大成效，即"四维、三化、一提升"，从根本上解决问题。

1. 从四个维度在根本上得到了巨大成效。对患者而言，内镜洗消规范，保障了患者的安全；对科室而言，完善了院感防控体系和制度，提高了院感防控意识和能力；对医院而言，提升了院感防控效果和水平，降低了医院感染和职业暴露风险；对社会而言，促进了行业发展进步和全民大健康理念提升（图11）。

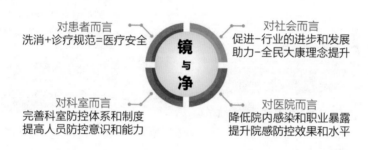

图 11　执行标准成效 - 四个维度

2. 三个标准化

（1）从床旁预处理、测漏、酶洗、漂洗、消毒、终末漂洗到干燥、存储、监测，注重每一步洗消细节，科学培训，发扬慎独精神，实现了"内镜洗消流程"标准化（图12）。

（2）针对特殊感染患者，从确诊、疑似患者的内镜诊疗和物品及环境处置两个方面制定了相应的诊疗流程，促进了"特殊感染患者的内镜诊疗流程"标准化（图13）。

（3）组织学习相关制度，学习先进的内镜管理理念，应用头脑风暴法，针对现状制定切实可行的管理制度，全员遵照执行，并不断完善改进，做到人人认可，可操作性强，促进了内镜中心"管理制度"标准化。

3. 在执行过程中，团队协作、互帮互助，团队精神也得到了大幅提升（图14）。

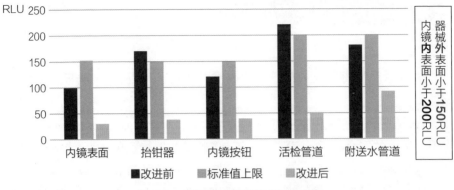

图 12　内镜消毒质量检测达标情况

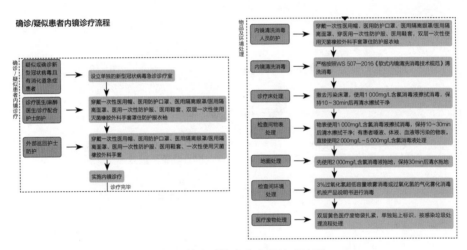

图 13　特殊感染患者内镜诊疗流程

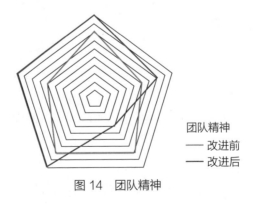

图 14　团队精神

同时，在标准执行过程中获得团队成果 2 项及个人成果 8 项。并辐射推广带动基层医院共同进步（图 15）。

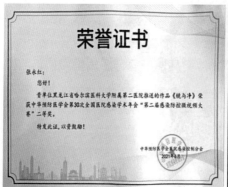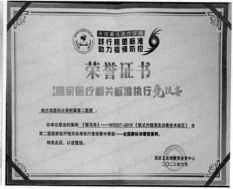

图 15　荣誉证书

五、执行标准的总结

执行过程中要着眼于科学、创新。在科学管理的基础上严格执行各个环节，注重团队协作，对每一个微小细节进行把控，勇于创新，在过程中持续改进，辐射推广，促进效益最大化的同时还是从日常做起，重在预防，重在日常。要做到在执行标准上精益求精，在夯实标准上镜益求净——镜与净。

（张永红　张港玉　孔晨爽　杨波）

守"口"如瓶，水"倒"渠成

——WS/T 509—2016《重症监护病房医院感染预防与控制规范》

（西安交通大学第一附属医院）

呼吸机是一种高级生命支持设备，是重症患者有效治疗手段之一。然而随着呼吸机的使用，呼吸机相关性肺炎随之产生，并逐渐成为院感防控的一大挑战。呼吸机相关性肺炎（ventilator-associated pneumonia，VAP），是指气管插管或气管切开患者接受机械通气 48 小时后及撤机、拔管 48 小时内发生的肺炎。VAP 是 ICU 常见的感染并发症，直接导致住院时间延长、经济负担加重，甚至死亡。目前，VAP 的发病危险因素可分为与宿主、住院过程和药物治疗三类。由于研究对象、时间、诊断方法、危险因素暴露时间、定植微生物类型的不同，危险因素可以有较大差异。目前，有足够的证据表明 VAP 是可以预防的，医院可以降低 VAP 发生率。

一、执行标准的背景

（一）医院介绍

西安交通大学第一附属医院是集医疗、教学、科研、康复、预防保健为一体的委直委管三级甲等综合医院。编制床位 5 690 张，开放床位 3 300 张，在职职工 6 285 人，高级职称 802 人，国家级人才 32 人次。2022 年门急诊患者 409.5 万人次，出院患者 18.1 万，手术例次 5.9 万，平均住院日

5.83 天。2018—2021 年度三级公立医院绩效考核检测指标等级 A+，西北第一。入围首批"辅导类"国家医学中心创建单位

（二）科室介绍

重症医学科是西北地区亚专业最齐全的重症医学科，是陕西省首批国家临床重点专科建设单位、陕西省重症医学质控中心，拥有完备的生命支持系统及高级生命支持设备。

（三）案例背景

重症患者各项侵入性操作多，因此院感防控是临床工作的重中之重。我们在感控目标性监测中发现，重症医学科呼吸机的使用率逐年升高（图 1），呼吸机相关性肺炎即 VAP 的发生率从 1.5‰上升到 11.7‰（图 2），VAP 的管控刻不容缓。

我们应用 SWOT 工具分析（图 3），充分认识我们的优势、劣势及面临的不良风险，寻找改进措施，降低 VAP 的发生。

我们严格按照卫生行业标准，对标日常工作。设计核查列表（表 1），进行现状调研。

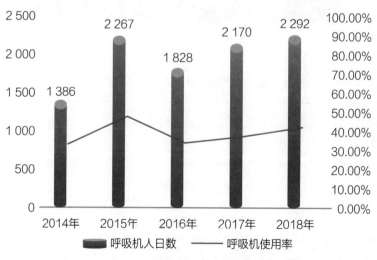

图 1　2014—2018 年重症医学科呼吸机使用情况

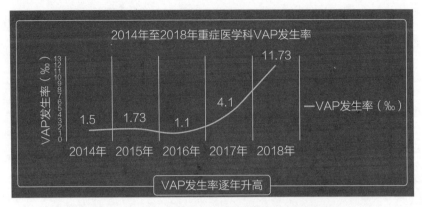

图2　2014—2018年重症医学科 VAP 发生率

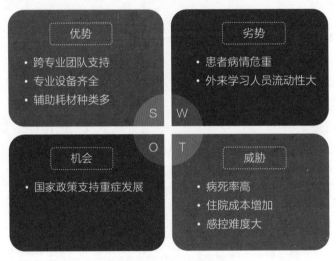

图3　SWOT 工具分析

表1　重症医学科 VAP 预防措施质控表

1. 患者床头抬高 ≥ 30°

2. 气管插管或者气管切开固定牢固，刻度无改变

3. 备有气囊压力表，气囊压监测每 6~8h 一次，现场测气囊压力 25~30cmH$_2$O

4. 一次性吸痰管一人一用一丢弃 / 密闭式吸痰管有标识

5. 正确吸痰、无菌操作

6. 患者口腔清洁，无污渍，氯己定溶液口腔护理每 6~8h 一次

7. 呼吸机管路每周更换，有标识，一次性呼吸机管路无复用

续表

8. 冷凝水未超过积水杯 2/3 满，有冷凝水收集装置	
9. 呼吸机管路中没有冷凝水	
10. 负压吸引管有标识，每日更换，集痰瓶＜2/3 满	
11. 气道通畅，无明显痰鸣音，无痰痂	
12. 每班记录患者呼吸音、痰液性质、咳嗽能力情况	
13. 每天记录患者插管类型、深度、时间检查项目及存在问题	
14. 呼吸机有使用登记本，按需消毒空气过滤网，现场检查过滤网清洁	
15. 每日评估镇静镇痛程度	

经统计，重症医学科呼吸机冷凝水的管理和口腔护理占缺陷比例的 83.3%（表 2），根据 80/20 原则，选定这两项作为改善目标（图 4）。

表 2　重症医学科缺陷频次

项目	缺陷频次	缺陷占比 /%	累计百分比 /%
呼吸机管路冷凝水管理	28	58.3	58.3
口腔护理	12	25	83.3
气囊压检测	5	10.4	93.7
床头抬高	2	4.2	97.9
手卫生	1	2.1	100
呼吸机及管路按规范消毒	0	0	100
浅镇静	0	0	100
呼吸机面板消毒 1~2 次 /d	0	0	100
声门下吸引	0	0	100
合计	48		

注：调查 1 周（2018 年 3 月 10 日—3 月 17 日），统计入选患者 75 人日数，一天两次共检查 150 次。

依据公式：目标值 = 现况值 -（现况值 × 改善重点 × 圈员能力）计算出改善的目标值，冷凝水管理缺陷率由 58.30% 降至 17.70%，口腔护理缺陷率由 25.00% 降至 7.50%。通过降低冷凝水管理缺陷率及口腔护理缺陷率最终降低 VAP 的发生率。

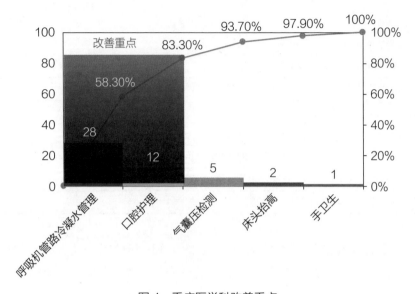

图 4　重症医学科改善重点

⇄ 二、执行标准的过程

（一）组建团队

科室成立了以科主任、护士长为核心的专项改善小组（图 5），核心成员包括科室感控医生、感控护士、护理组长，团队成员讨论绘制改善计划甘特图（图 6），制定技术路线（图 7）。

（二）查找问题

团队成员进行头脑风暴，从"人、法、料、环"四个方面绘制鱼骨图（图 8，图 9），按照 5-3-1 评价法进行打分。针对口腔护理不达标这项问题最终圈选出三个要因：口腔护理操作费时效果差、经口气管插管患者口腔护理难度大、口腔护理效果评价标准不统一。针对呼吸机管路冷凝水管理不达标这项问题最终圈选出两个要因：呼吸机管路易积水，对冷凝水关注度不高两个要因。

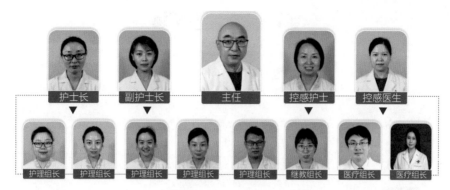

图 5　专项改善小组

what	when											who	how	where
年周项目	2019年3月	2019年4月	2019年5月	2019年6月	2019年7月	2019年8月	2019年9月	2019年10月	2019年11月			负责人	方法	地点
	1 2 3 4 5	1 2 3 4	1 2 3 4 5	1 2 3 4	1 2 3 4 5	1 2 3 4	1 2 3 4 5	1 2 3 4	1 2 3 4					
组建团队												韩娟	/	重症医学科
现状调查	··· ···											徐超	检查表	
问题分析		··· ···										全体成员	头脑风暴	
制定方案			··· ···									全体成员	甘特图	
同质化培训												王莉娟	一对一	
专业团队主导实施												全体成员	流程图	
专人质控												张利娟	现场查看	
数据统计分析								··· ···				何晓娜	数据分析法	
得出结论									···			全体成员	分析	
应用推广												韩娟	标准化授课	
备注	计划线：······		实施线：											

图 6　绘制改善计划甘特图

（三）改善过程

1. 口腔护理作为 ICU 护理工作中非常重要的一环，目前普遍认为口腔卫生状况的好坏与机械通气性肺炎的发生有直接的关系，建立人工气道在一定程度上破坏了机械通气患者口鼻腔对细菌的天然屏障作用，增加了患者口腔感染的风险，因此对机械通气患者进行严格有效的口腔卫生护理是对气道的重要保护，也是呼吸机相关肺炎（ventilator associated pneumonia，VAP）预防策略的重要环节之一。ICU 中患者大多为呼吸机插管，鼻饲插管，长期昏迷的患者，在这些情况下口腔护理举足轻重，国内许多学者通过研究发现，科学的口腔护理能有效降低口腔内细菌繁殖。美国 2014 年发布的《急性病医

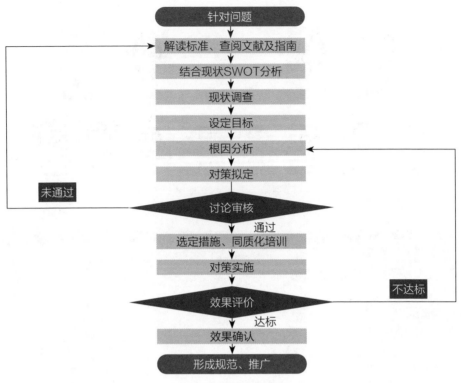

图 7　制定技术路线

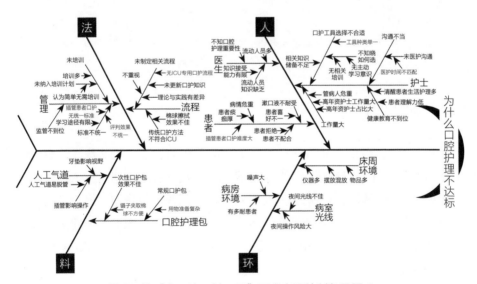

图 8　从"人、法、料、环"四个方面绘制鱼骨图 1

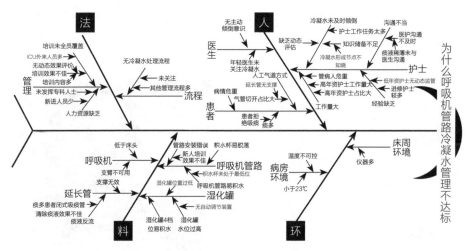

图9 从"人、法、料、环"四个方面绘制鱼骨图2

院呼吸机相关肺炎预防策略》中指出，口腔护理可能降低 VAP 的感染率。

针对重症医学科口腔护理不达标的要因，我们采用 PDCA 的方法进行改进。

（1）Plan：①引进口腔护理新产品；②优化气管插管固定方式；③制定口腔护理效果评判标准

（2）Do

1）引进新型可冲洗负压海绵牙刷（图10），在口腔护理的同时用微量负压进行冲洗，既可以避免大量口腔护理液误入气道的风险，又可以避免吸引压力较大造成的黏膜损伤，同时具有强大的清洁作用，防止多重耐药菌感染的风险。

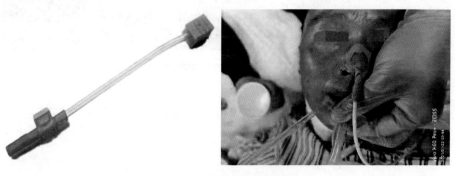

图10 可冲洗负压海绵牙刷

2）患者口腔分泌物多时使用吸唾器持续口腔吸引（图11），防止微误吸。

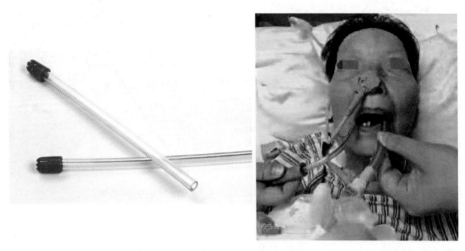

图 11　使用吸唾器持续口腔吸引

3）优化气管插管固定方法，全员培训考核（图12）。

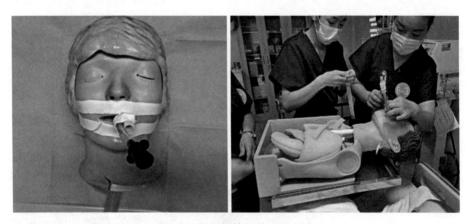

图 12　优化气管插管固定方法

4）引进 Beck 口腔护理清洁度评估表（表 3），护士依据评估表制定患者个体化口腔护理方案，包括口腔护理频次、口腔护理溶液的选择。

表3　Beck 口腔护理清洁度评估表

改良 Beck 口腔评分表

	1分	2分	3分	4分
口唇	光滑、红润完整、湿润	轻微干燥发红	干燥、肿胀水疱	水肿炎性水疱
牙龈	光滑、红润	苍白、干燥破损	红肿	非常干燥、水肿、发炎
粘膜	完整、湿润	苍白、干燥破损	红肿	非常干燥、水肿、发炎
舌头	光滑、红润完整、湿润	干燥、舌面可见凸起乳头粘膜改变	干燥、肿胀、舌尖和舌面有溃疡	非常干燥、水肿、发炎
唾液	稀薄、量多	总量增多	量少、少许粘稠	较粘稠
牙齿	清洁无渣	少许残渣	中等残渣	较多残渣
牙菌斑	无	<1/3 牙齿覆盖面	<1/2 牙齿覆盖面	>1/2 牙齿覆盖面
频次（依据评分分值）		7~12分	13~18分	19~24分
口腔护理频次		1次/8h	1次/6h	1次/4h
湿润口唇频次		1次/4h	1次/2h	1次/1h

改良 Beck 口腔评分干预措施

Beck 口腔评分（分）	干预措施
5	负压吸引式牙刷刷牙法系统性口护，2次/d
6~10	负压吸引式牙刷刷牙法系统性口护，2次/d 湿润口腔及口唇，1次/4h
11~15	负压吸引式牙刷刷牙法系统性口护，3次/d 湿润口腔及口唇，1次/2h
16~20	口护，1次/4h。每班一次负压吸引式刷牙法系统性口护，4次/d，与棉球擦拭法口护2次/d交替；湿润口腔及口唇，1次/1~2h

（3）Check：设计口腔护理检查表（表4），感控护士每日现场督查口腔护理执行情况（图13）。对策实施后，在口腔异味、溃疡等口护效果方面得到了很好的改善（表5），口腔护理执行率提高（图14），效果显著。

表 4 口腔护理检查表

床号：15　　姓名：吉维隆

时间 项目	10：00	14：00	18：00	22：00
插管方式	经鼻	经鼻	经鼻	经鼻
插管型号	7.0#	7.0#	7.0#	7.0#
插管深度	27cm	27cm	27cm	27cm
Beck 评分	9分	8分	11分	8分
执行人（医/护）	刘昱/徐翠翠	刘昱/徐翠翠	刘昱/徐翠翠	高兰/张利娟

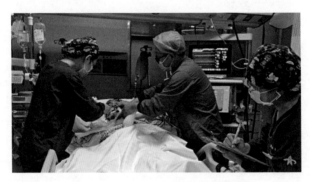

图 13　现场督查口腔护理执行情况

表 5　在口腔异味、溃疡等口护效果方面得到了很好的改善

表 1　两组患者口腔护理时间比较（min.n，x±s）

	n	备物时间	口护时间 （$p < .05$）
实施前	60	4.77±0.68	7.17±1.02
实施后	60	4.20±0.92	5.33±1.06

表 2　两组患者口腔护理效果比较/例（%）

	n	口腔异味 （$P=0.16$）	污垢残留 （$P<0.05$）	溃疡 （$P=0.17$）	牙菌斑 （$P<0.05$）	细菌培养 （$P<0.05$）
实施前	60	7（23.3%）	12（40%）	7（23.3%）	6（20%）	8（26.7%）
实施后	60	2（0.7%）	3（10%）	2（0.7%）	0（0%）	1（3.3%）

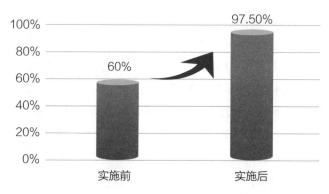

图 14　重症医学科口腔护理执行率

（4）Action：①可冲洗牙刷操作 SOP 纳入科室常规培训项目；②经口气管插管固定 SOP 纳入科室常规培训项目（图 15）；③经口气管插管口腔护理技术在省级重症关键技术培训班上进行技能操作推广。

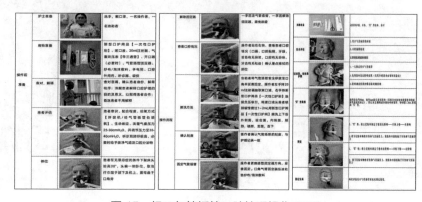

图 15　经口气管插管口腔护理操作 SOP

2. 呼吸机管路内的冷凝水为污染物，是细菌寄居的重要部位，使用中冷凝水集液瓶应置于管路最低位置，并及时清除冷凝水。有研究表明，湿化罐、雾化器内装液体应每 24 小时全部倾倒更换灭菌用水，用后终末消毒。针对重症医学科冷凝水管理不达标的要因，我们采用 PDCA 的方法进行改进。

（1）Plan：①增加辅助设备，增加呼吸机距患者高度；②制定冷凝水管理规范；③落实管理措施

（2）Do

1）优化呼吸机管路放置，促进冷凝水引流：①科室呼吸机配置的管路支架容易损坏，且安装管路后位置固定，不能随体位一起变换。针对这一问题，科室定制多档位的呼吸机管路支架（图16），该支架放置于床垫下，可以随床头角度的调整一起调整，保证体位变换时呼吸机管路不会被牵拉；②重症医学科呼吸机放置于吊塔置物架上，呼吸机放置高度会影响管路积水杯的位置。重症医学科呼吸机位置普遍较低，导致积水杯处于倾斜状态，不在管路最低位置，影响冷凝水收集效果。针对这一问题，我们上调吊塔置物板的位置（图17），增加呼吸机距离患者的高度，保证呼吸机管路积水杯处于最低位，促进冷凝水引流。

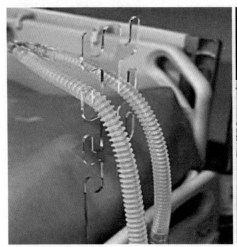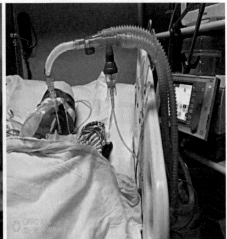

图 16　多挡位的呼吸机管路支架

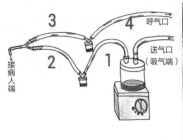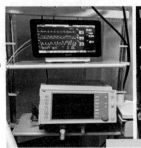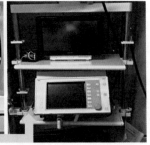

图 17　上调吊塔置物板位置

2）呼吸机湿化器内需加入无菌注射用水，通过加热产生水蒸气起到湿化作用，临床工作中，护士经常因工作忙碌导致湿化器加水过多，在呼吸机压力作用下，过多的水进入呼吸机管路内，甚至进入患者气道。针对这一问题，我们使用可调节输液装置给湿化器加水（图18），精准控制呼吸机湿化器水位。

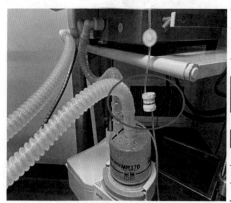

气道温度与呼吸机湿化罐注水速度对应调节表	
气道温度/℃	呼吸机湿化罐注水速度/（滴·min⁻¹）或（ml·h⁻¹）
30	13（40）
31	14（42）
32	15（46）
33	16（50）
34	17（54）
35	18（58）
36	19（62）
37	20（66）

图18　调节输液装置给湿化器加水

3）床旁固定冷凝水收集装置（图19），提高冷凝水倾倒执行率。

4）ICU护士工作繁忙，经常忽视管路内冷凝水倾倒，我们在床旁放置语音提示器提醒护士每小时倾倒冷凝水（图20）。

5）落实冷凝水管理专项培训，专项考核。

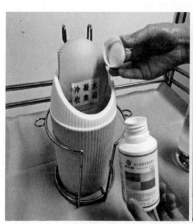
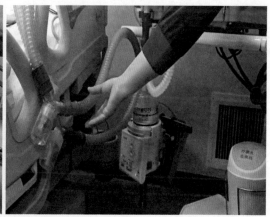

图19　床旁固定冷凝水收集装置

（3）Check：设计冷凝水管理查检表（图21），感控护士每日现场督查冷凝水管理执行情况。对策实施后，冷凝水管理合格率由41.7%上升至92.1%（图22）。

（4）Action：①制定了冷凝水收集桶管理规范（图23）；②冷凝水收集桶被多家医院借鉴在临床使用。

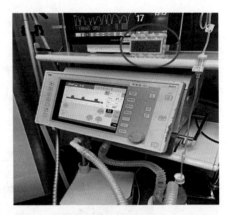

图20 放置语音提示器提醒护士每小时倾倒冷凝水

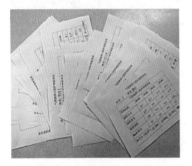

图21 冷凝水管理查检表

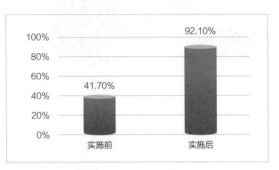

图22 冷凝水管理合格率

图23 制定冷凝水收集桶管理规范

三、执行标准的成效

通过 VAP 精细化管理，全员 VAP 防控能力显著提升。全科人员冷凝水知识知晓率由 72% 提高至 100%，冷凝水管理合格率由 41.70% 提高至92.1%，口腔护理执行率由 60% 提高至 97.50%（图 24），呼吸机冷凝水管理缺陷率由改善前的 58.3% 下降至 7.9%，口腔护理缺陷率由改善前的 25% 下降至 2.94%，VAP 的发生率从 11.7‰ 下降到 2‰ 以下（图 25）。通过此次改善行动，科室制定并完善 VAP 预防相关文件 3 项，新增 SOP4 项（图 26），发表 VAP 相关核心期刊 8 篇，专利 7 项。每年举办院内外培训班，受益万余人。在抗击新冠肺炎的工作中，将 VAP 精细化管理措施运用于重症新冠患者，使他们重获新生。

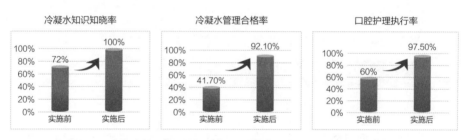

图 24　冷凝水知识知晓率、冷凝水管理合格率和口腔护理执行率

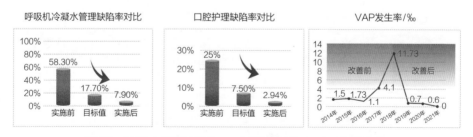

图 25　冷凝水管理缺陷率、口腔护理缺陷率、VAP 发生率

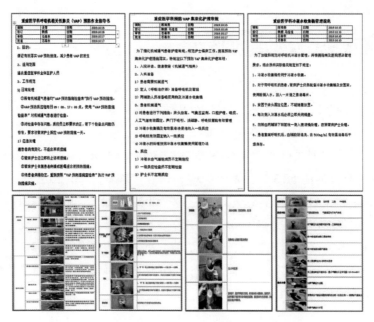

图 26　制定并完善 VAP 预防相关文件

 四、执行标准的总结

1. 采用新型口腔护理用具，结合 Beck 评估表可以提高口腔护理效果；
2. 关注呼吸机放置高度，促进冷凝水有效引流；
3. 采用定时语音播报方式可以提高倾倒冷凝水的及时性。

（张蕾　马佳佳）

29 争分夺秒，精准施策，严防死守，感控当先

——WS/T 511—2016《经空气传播疾病医院感染预防与控制规范》

（银川市第一人民医院）

一、执行标准的背景

　　银川市第一人民医院始建于 1957 年，是一所集医疗、急救、教学、科研、预防保健及社区医疗服务于一体的大型综合性三级甲等医院。医院感染管理科成立于 1988 年，自成立以来，始终秉承依法管理、科学防控的理念，积极开展医院感染预防与控制工作，2019 年更名为院感保健部。2018 年获批银川市级"临床医学重点专科"；2020 年获批自治区级"临床重点专科"建设项目；2022 年建立了全区首家院感实训基地。自 2012 年起承担宁夏回族自治区医院感染管理质量控制中心工作，2015 年起承担银川市医院感染管理质量控制中心工作，2017 年起承担宁夏医院协会医院感染管理专业委员会和宁夏中医医院感染管理质量控制中心工作。

　　2020 年突如其来的新冠病毒感染，作为银川市唯一一家市属三甲医院虽然综合业务能力和技术过硬、人员充足，具有一定应对突发公共卫生事件的经验。但银川市第一人民医院地处市中心发热门诊功能弱化，配套设施设备不全，布局流程不符合医院感染防控的要求，也缺少针对突发传染病的人力储备。为了充分发挥医疗机构的"哨点"作用，有效落实新冠病毒感染患者早发现、早上报、早诊断、早治疗、早隔离，院感科利用抗击"非典""甲流"的实战经验并结合《经空气传播疾病医院感染预防与控制规范》中规范要求，与时间赛跑，打赢了这场疫情防控阻击战。

二、执行标准的计划

（一）规范解读，制定目标

为有效阻止新冠病毒在医院内的传播，需要对患者识别、转运、安置、诊疗过程中的清洁、消毒灭菌以及隔离和防护的全流程采取综合性措施，任一环节的疏漏，都可能会导致医院感染的发生甚至出现暴发。这其中涉及的医院感染防控要求与技术包括了布局流程、预检分诊、隔离、消毒、防护等；内容涉及现行的多项法律、法规、标准、规范。因此以《经空气传播疾病医院感染预防与控制规范》为主，《医院隔离技术规范》《医疗机构消毒技术规范》和《二级以上综合医院感染性疾病科建设的通知》等为辅，结合银川市第一人民医院实际情况明确了以发热门诊建设为核心推进全院疫情防控工作。

（二）梳理难点，设定策略

对标准要求，通过建章立制、完善软硬件设备设施，实现发热患者识别、转运和安置，实现流程、组织和空间上三位一体对接，完成患者全程一体化管理。

首先在组织上跟进落实政府新冠病毒感染疫情诊疗方案和要求，加强疫情组织领导，统筹部署各项防控措施；第二硬件设施上，改建优化建筑布局流程，合理分配资源，满足疫情防控需求；第三制度流程上，建章立制，梳理预检分诊及就诊流程；第四科学防护排查，加强知识培训和防控措施的落实，提升人员防控意识。以达到流程标准化、行为规范化、措施精准化、实施常态化的理念来推进标准的贯彻执行。

（三）PDCA，逐步推进

1. 执行该标准得到了医院领导层的高度肯定和支持，成立以院长为领导核心的疫情防控小组。以"1+2+6"为行动口号，调动全院医务人员积极性，建立有效可行、持续改进、管理精准的疫情防控管理模式。

2. 为有序地推进标准的落实，利用 PDCA 循环管理工具，对实施的各项具体对策和进度进行整体的安排部署。首先需要解决建筑布局流程，保证发热门诊空间和流程上的合理用度，完成患者识别，转运、安置要求，做好培训与健康教育，清洁、消毒与灭菌等工作。医务人员熟知经空气传播疾病防控重点，明确该类疾病全流程防控要求（图 1）。

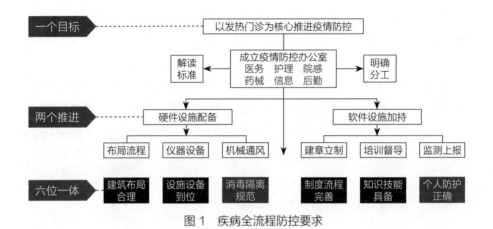

图 1　疾病全流程防控要求

3. 为应对疫情的变化形式，在制订计划的同时，根据疫情防控形势做出调整，对每一项对策的实施有前瞻性的对策考虑，做到关口前移，并设置了客观可测量的目标指标。让对策落实的情况可量化。

三、执行标准的过程

以六大"关口前移"对策推进标准执行，从全流程的防控角度整合和细化各项防控要求。

（一）建筑布局和流程关口前移

银川市第一人民医院发热门诊规划难度大、旧楼改建风险大，施工方人员难以就位，且缺乏改建经验。疫情初期，正值春节，院感科联合后勤服务部,在院领导的大力支持下紧急协调工人、清空现有库存、调配物资,三方共同审核和规划施工图纸,对患者就诊区、隔离病房、功能区和候诊区等先后进行改造。与此同时在发热门诊内设置 CT 检查室,规划医务人员 / 患者进出路线、医用物资转运路线、医疗废物转运路线,保证不发生交叉逆流。为保证气流流向,保证房间之间不发生气流流窜,完善机械通风改造。短时间内不仅满足了"三区两通道",同时配备自助挂号机、取药机等,实现全区首家发热患者挂号、候诊、留观、诊疗、检验、检查和用药"七不出门"、全程一体化管理模式。对于确诊患者按规定转运至定点医院,建立专用转运通道,并建立负压转运担架和转运车辆清洁消毒流程。

为保障医务人员安全,发热门诊设置监督岗并在防护用品穿戴和脱卸区域安装 24 小时视频监控,配备对讲功能,监督岗及院感科、疫情防控领导小组对每一名医务人员防护用品穿脱流程进行现场和视频监控,工作结束及时培训立行立改,保障医务人员安全。

(二)感控制度和流程保障关口前移

院感科根据医院实际情况完善现有制度流程,解析国家规范标准,制定考核条目。疫情初期主持编写《新冠肺炎医院感染预防与控制手册》,随着疫情变化,制定各项应急预案,加强防控意识,提高全院医务人员应急处置能力。及时更新发热门诊、门(急)诊预检分诊等重点部门相关防控制度,规范管理。定期梳理防控工作流程,从患者识别、转运、安置到医务人员个人防护,切实落实。

为保证培训效果和防控措施的落实,科室上报每日疫情防控专项问题清单("一个主动"),发现问题建立台账销号管理,科级、院级督导同步推进("两个同步")。需要多部门协调解决的问题,每天在疫情防控推进会中沟通反馈并同步解决。同时使用信息化手段,利用感控工作间手持 APP,结合ATP 检测和荧光标记等多种方法对疫情防控措施落实情况进行督导,实现问题全程闭环管理。

(三)防控知识和技能培训关口前移

针对培训人员多,职能复杂,普遍经验不足,知识薄弱等特点,采用分层级、分批次，线上线下、情景互动的形式进行培训，利用现场提问、扫码答题、现场实操、自学自测等方式进行考核。针对医务人员防护用品穿脱，创新感控"师资"力量培训，短时间内完成全院所有医务人员培训考核，并授予合格证书。2020年全院培训50余场，培训人数超3 000余人。

（四）门（急）诊预检分诊关口前移

在全区首次提出将门（急）诊预检分诊关口前移的理念，并在各级各类医疗机构中推广、应用。根据新冠肺炎症状制定预检分诊询问要点，包括体温、呼吸道感染症状、流行病学史等内容，在执行标准时根据疫情形势及时更新调整。在全院建立并落实"三级预检分诊"制度：一级为门（急）诊预检分诊，在院区外设置预检分诊点，测量体温、查验"双码"，第一时间识别、排查发热患者，建立双通道，如遇发热、疑似患者直接由专人引导至发热门诊就诊，落实双签字。正常门（急）诊就诊患者可直接从大厅进入院区，同时封闭医院其他出入口，设置医务人员专用通道，刷脸进出。二级预检分诊，为门（急）诊诊区和病区外预检分诊点，再次测温、验码，门诊严格执行"一医一室一患"。病区落实出入人员登记、陪护证查验和核酸结果管理等。三级预检分诊，门诊诊区和住院病区，病历中要有流行病学问诊记录。

（五）防护用品储备和审核关口前移

疫情初期快速预判，1月初起进行物资储备。对医用防护口罩、医用外科口罩、医用防护服、一次性隔离衣等医务人员个人防护用品的正确选择和使用，以及消毒剂的配制和使用等进行审核、咨询、指导和储备。每日清点库存，根据科室实际情况制定科室防护用品领用清单，动态管理。

（六）医务人员防护级别关口前移

疫情初期精准预判，国家公布新冠病毒会"人传人"之前，对全院医务人员防护等级进行升级。普通门诊和病区医务人员从一般防护升级为一级防护，急诊、呼吸科门诊、预检分诊等从一级防护升级为二级防护；对全院医务人员，有效开展穿脱防护用品培训，降低感染风险。同时当患者能耐受时发放和正确指导佩戴外科口罩并进行手卫宣教，降低疾病传播风险。

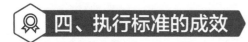

四、执行标准的成效

（一）院内各项量化指标显著提升

通过一系列标准化的建设和执行后，银川市第一人民医院管理效率大幅度提升。全院知识培训覆盖率、督导覆盖率、医务人员核酸检测能力覆盖率等得到显著升高（图2）。

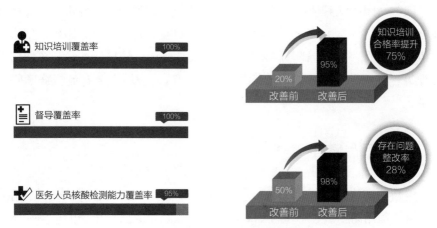

图2 知识培训、督导、医务人员核酸检测能力覆盖率

（二）院内制度流程标准化管理

对患者就诊流程优化，形成闭环管理，对环境清洁消毒和医务人员防护指引进行标准化，实现全院所有人员零感染、筛查患者零漏诊、转运患者零差错（图3，图4）。

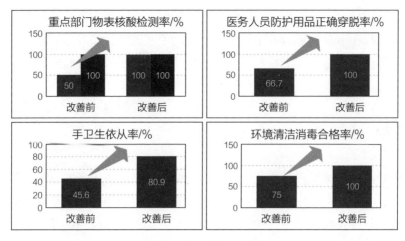

图 3 标准化管理后成效

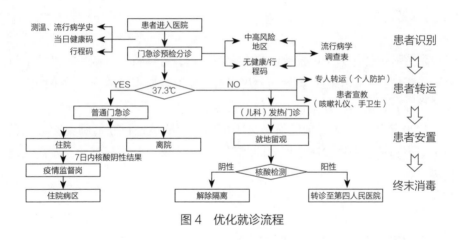

图 4 优化就诊流程

（三）制度/培训全区推广

作为宁夏院感质控中心，牵头组建全区抗击新冠肺炎感控专家组，以院内成功案例为模板，制定《宁夏回族自治区医疗机构内新冠肺炎预防与控制流程》《新冠肺炎医务人员防护指引》等多项制度，并督导落实。

对全区各级各类医疗机构医务人员进行新型冠状病毒基本知识、医院感染防控、医务人员防护技术、常态化疫情防控专项培训；对定点医院、方舱医院、集中隔离医学观察场所、援外医疗队队员和宁夏部分高校就疫情防控知识和防控经验进行线上、线下培训，并对收治确诊病例收治病区进行实地督导。同时指导全区各级各类医疗机构防护口罩、隔离衣及防护服等防护用品正确选择和审核。随着疫情推进和政策的不断调整，指导全区医疗机构新建或改建发热门诊、新冠核酸检测实验室及隔离病房等的建筑布局和工作流程优化。

（四）助力全区实现"零"感染

疫情期间继续推进县级院感质控中心的建立，完成了所有县级质控中心的成立，实现了区、市、县三级质控网络全覆盖，以点带面，横向到边，纵向到底，指导各级质控中心协助当地卫生行政部门开展疫情防控督导、培训和指导工作，助力全区实现了医务人员"零"感染，患者"零"交叉感染。

（五）对外援助

院感科主任作为中国抗疫医疗专家组成员，赴沙特、科威特援助抗击新冠肺炎疫情，分享中国在救治新冠患者过程中有效防控院内交叉感染的措施及成功经验，得到沙方、科方同仁的肯定。

2020年先后三次对援助非洲贝宁中国医疗队员进行新冠肺炎医务人员防护知识和技能操作视频培训。同时科室外派专职人员驰援湖北，圆满完成任务。

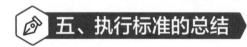

五、执行标准的总结

（一）执行标准的体会

感染控制至关重要，它保护的不仅是患者，而是包括医务人员在内的所有人的安全。在本次标准执行过程中暴露出了医院的短板，如对发热门诊的建设不重视，功能和作用被弱化，在推行初期，成为最大的难点。发热门诊是传染病防控体系中不可或缺的组成部分，要时刻保持警惕。执行标准中对每一步的精准预判，是本次标准成功执行的保障，因此关口前移的重要性不言而喻。

（二）执行标准的建议

执行标准是一个连续、长期、动态的过程，执行标准需要具备以下五大条件。一是实现一项标准的推进需要打造一支专业、高效的团队，分解标准，责任到人；二是标准执行不是一个部门、一个科室可以完成的，需要多学科共同协作，才能覆盖全院；三是执行一项标准需要全程监督，只有与医院实际情况相结合的执行才能发挥真正作用；四是标准的执行不是单一的，要积极运用管理工具与相关标准结合才能快速推进；五是标准执行是一个长期的过程，需要不断丰富深化、延伸，要不断总结经验、持续质量改进。

（三）执行标准的下一步计划

在标准执行中发现医务人员防控能力短板，如防护用品的审核标准不掌握、重点部门布局流程不熟悉、传染病防控风险识别能力不够和突发公共卫生事件处置能力不够等。因此亟须查漏补缺，快速建立学科基地，将培训与实践相结合，达到全员参与，平战结合、常态感控，提升感控能力的目的。

（陈兴华　植小玉　杜龙敏）

清洁常在，健康长存

——WS/T 512—2016《医疗机构环境表面清洁与消毒管理规范》

（新疆维吾尔自治区人民医院）

 一、执行标准的背景

　　医疗机构环境即健康照顾的环境。对患者应该有积极的影响，并具有治疗作用，可以满足患者的需要。医疗机构的职责之一是为患者提供一个安全舒适的治疗性环境，以促进全民健康。医疗机构环境的安排、布置等工作程序都需要以患者为中心，考虑患者的舒适与方便，尽量减轻其痛苦。因此，创造及维护一个最佳的物理和社会环境对患者的康复是很重要的。

　　医疗机构环境表面的清洁质量是医院相关性感染（health care-associated infections，HAIs）预防与控制的基础，污染的环境表面是易感患者获得病原微生物感染的重要来源，改善环境表面清洁质量，可以有效终止 HAIs 的暴发，降低感染的发生率。有文献表明，重症监护室环境中广泛存在鲍曼不动杆菌，且大多数部门为多重耐药菌，耐药性已达到比较严重的程度。日常及终末环境清洁消毒能减少多重耐药菌垂直传播 10%～30% 的发生率。而一个不当的环境清洁不仅不能清除表面的污染物与病原微生物，甚至会造成环境表面的二次污染。

　　2016 年 12 月 27 日，国家卫生计生委发布了推荐性卫生行业标准 WS/T 512—2016《医疗机构环境表面清洁与消毒管理规范》（以下简称《环境表面规范》）并于 2017 年 6 月 1 日正式实施。本文就该规范对临床操作的重要性，从管理要求、清洁与消毒原则、日常清洁与消毒、强化清洁与消毒、清洁工具复用处理等方面进行重点解读，便于医务人员的参照执行。各级各类医疗机构应高度重视环境清洁，提高对本规范的执行力与依从性，为广大的患者提供清洁而安全的诊疗环境。

1986 年新疆维吾尔自治区人民医院正式开展医院感染管理控制工作，1989 年成立医院感染管理委员会，2003 年医院感染管理控制科正式成立（隶属于医务部），是全疆最早独立成科的医疗机构之一。2021 年成立医院感染管理办公室（独立部门）成了全疆感控专业中建制最全、专职人员专业最合理的感控部门。落实医院感染管理三级组织体系，负责全院的感染管理工作。经过 20 余年风雨历程，新疆维吾尔自治区人民医院打下了扎实的感控基础，建立了良好的感控文化。运用信息系统开展医院感染全面综合性监测、目标性监测、环境卫生学监测及质量控制等防控工作。

🗒 二、执行标准的计划

1. 制定总体目标　针对环境表面规范涉及的范围广泛、相关执行人员多、基础工作繁杂等特点，建立重症监护室环境清洁消毒的长效机制、不断提高重症监护室医务人员相关制度流程的知晓率、逐渐降低监护室发病率及"三管"［中心静脉导管、呼吸机（有创）、导尿管］感染率、规范环境清洁操作及监测的同质化管理。

2. 制订具体目标与计划

（1）执行策略：对照标准要求，强化组织管理，完善制度及流程修订并严格执行落实；控制医院环境表面污染源头，明确环境表面清洁消毒的责任主体；按照环境表面污染风险确定清洁消毒的要求，切断多重耐药菌的接触传播；全方位、多角度、不同方式环境物体表面清洁消毒评价方法。

（2）组建执行团队：多部门联动，明确各部门的职责与要求；

医院感染管理办公室：重症监护室医院感染目标性监测，常规化医院感染质量控制考核，并从中发现问题，提出整改措施，督促改进措施落实，评估效果。

重症监护室：完善医院感染管理监控小组，严格落实医院感染预防控制措施，发挥主体责任，践行感控工作。

临床检验中心：发现多重耐药菌及时通报院感办及临床科室，培训全院标准采集标本流程，定期向全院发布细菌耐药监测数据。

药学部：指导及督导临床科室，合理使用抗菌药物，并定期向全院发布抗菌药物预警情况分析。

后勤服务中心：规范处置医疗废物，加强重点科室保洁人员感控意识，督导保洁工作。

（3）执行计划：为有序推进标准的落实，实施各项具体对策，需要对推进的进步进行整体的安排，在2020年期间完成各项措施的落实，并绘制的甘特图（表1）及技术路线图（图1）。

表1　执行标准计划（甘特图）

阶段	步骤	2020年												负责人
		1月	2月	3月	4月	5月	6月	7月	8月	9月	10月	11月	12月	
P	主题选定	-----												杨环、周媛
	计划拟定	-----												杨环、周媛
	现况调查		-----											杨环、周媛
	目标设定		-----											杨环、周媛
	因素解析				-----									杨环、周媛、田梅、阿依提拉
	对策拟定				-----									杨环、周媛、田梅、阿依提拉
D	对策实施					-----							-----	杨环、周媛、田梅、阿依提拉
	对策改善					-----							-----	杨环、周媛、田梅、阿依提拉
C	效果确认					-----							-----	杨环、周媛
A	标准推行											-----		杨环、周媛
	检讨回顾											-----		杨环、周媛

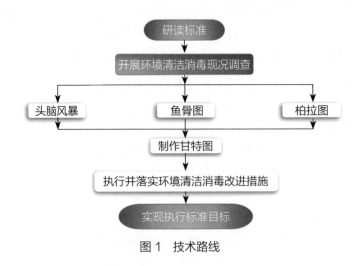

图1　技术路线

三、执行标准的过程

1. 重症监护室存在的问题　2019 年 8—11 月，重症监护室住院 32 名患者，11 名患者检出鲍曼不动杆菌，其中医院感染病例 6 例（11 例次），以下呼吸道感染为主。运用荧光标记法及微生物培养法对重症监护室环境清洁状况进行调查，结果显示，荧光标记法合格率 19.52%（8/41），微生物培养法鲍曼不动杆菌检出率 32.4%（17/47）。不合格单位主要：医务人员手、床头桌、输液泵、移动护理终端（PDA）、鼻饲注射器、隔离衣、呼吸机湿化罐、监护仪、理疗仪、治疗车等，均为手高频接触的物体表面。

2. 原因分析　项目改进团队通过现状调查及 MDT 讨论，运用鱼骨图（图 2）、根因分析（表 2）及真因验证（图 3）等因果发现工具，最后确定医务人员知晓率低、环境清洁理念不强、手卫生依从性差、标准操作不规范、保洁用具不分及清洁复用方式不正确为本次改进项目的真因。运用"5W1H"制订改进计划（表 3）。

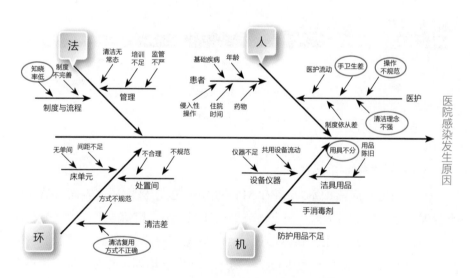

图 2　重症监护室鲍曼不动杆菌原因分析

表 2 真因验证

项目	发生频数	累计百分比 /%
知晓率低	31	21.38
清洁理念不强	26	39.31
手卫生差	22	54.48
操作不规范	19	67.59
保洁用具不分	16	77.24
清洁复用方式不正确	14	86.90
设备流动	11	94.48
床单元不足	6	100

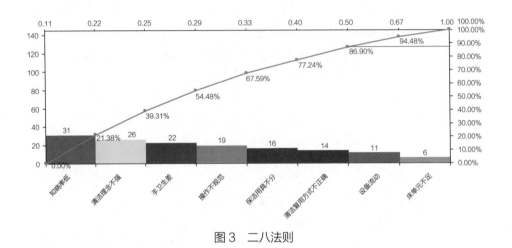

图 3 二八法则

3. 制定项目改进对策

（1）强化重症监护室对 WS/T 512—2016《医疗机构环境表面清洁与消毒管理规范》的培训工作。制定规范培训计划，将全院综合监护室及专科监护室均包含在内；使用多媒体形式对《环境表面规范》进行专项培训工作；感控专职人员对重症监护室进行"一对一"的专项培训，并对培训效果进行考核评价，考核合格后方可上岗操作（图4）。规范开展医院感染目标性监测—重症监护室目标性监测，针对疑难或疑似感染病例，感控专职医生、主管医生现场，面对面进行病例分析讨论工作。

（2）建立"清洁单元"新理念，遵循"先清洁、再消毒"的原则。清洁

表 3　重症监护室环境表面清洁改进项目计划表

What	Why	How	Where	When	Who
1 知晓率低	培训途径单一，医务人员对医院制度及流程不熟悉	针对环境清洁消毒各环节的问题制定医院《清洁消毒制度》《多重耐药菌感染预防控制 SOP》等。组织院科两级感染防控知识培训，根据不同工种制定不同培训计划，并定期考核	院感办 临床科室	2020 年 1—12 月	—
2 清洁概念不强	医护人员对于清洁、消毒理念存在偏差，导致错误的工作方式	加强培训，树立现代医院感染预防的"清洁单元"理念，明确清洁和消毒方法，明确医护与保洁人员清洁、消毒职责分工	院感办 临床科室	2020 年 1—12 月	—
3 手卫生差	培训宣传单一，考核制度不完善质量控制考核力度不足	加大手卫生的培训及宣传力度，制定医院手卫生制度，运用多种方式加大质量考核，利用科技手段快速检测当场反馈，加深医护人员的印象	院感办 临床科室	2020 年 1—12 月	—
4 操作不规范	患医院轮转、实习、进修生较多科室带教制度落实不足，培训不到位，监督力度不足	制作标准操作流程及查检表，严格落实外来医护人员带教流程，加大医院感染管理质量考核制度	院感办 临床科室	2020 年 1—12 月	—
5 保洁具不分	保洁用具未能明确分区，且用具较为陈旧	制定病区保洁用品的管理规范，明确分区、分颜色进行管理，对于较为陈旧的保洁用品进行更新换代	院感办 后勤服务中心 临床科室	2320 年 1—12 月	—
6 清洁用品复用方式不正确	部分清洁用品复用方式选择不够准确，存在消毒清洁不到位现象	选择符合国家相关标准规范的消毒产品，浓度及清洗方式合理	院感办 临床科室	2020 年 1—12 月	—

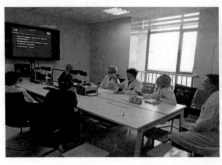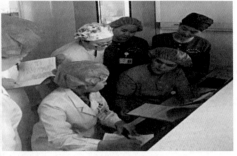

图 4　加强重症监护室的培训工作

单元以患者病床为中心，其周围的环境表明与相关的所有医疗设备视为一个清洁单元，在完成该单元的清洁工作之后，转移至下一个患者单元清洁时，所有使用过的清洁工具均应更换或抛弃。明确护理、护工及保洁人员的职责分工，各司其职，提高工作效率（图 5）。

（3）加强手卫生的监督及考核工作。采用院感专职与培训后的实习生、进修生等方式，每日深入各重症监护室进行手卫生正确率、依从率的调查。采用微生物培养监测及荧光监测法对手卫生效果进行评价（图 6）。

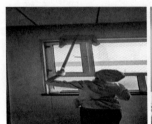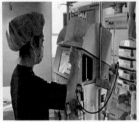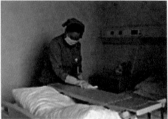

图 5　明确各岗位工作职责

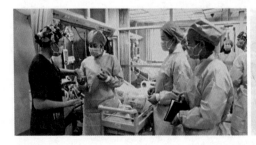

图 6　强化手卫生督导及考核

（4）依据《医疗机构环境表面清洁与消毒管理规范》（WS/T 512—2016）规范要求制作标准操作视频。向全院各重症监护室进行循环播放，规范行为管理。修订并完善环境表面清洁消毒方法，制作环境清洁消毒核查表，加强日常监督工作，落实感染防控措施执行情况。将荧光标记法作为环境清洁消毒医院感染管理质量考核专项内容，并纳入到科室绩效考核中。根据《环境表面规范》要求，将环境卫生学监测方法做到同质化管理。严格按照项目改进计划执行，定期反馈问题，组织 MDT 及讨论下阶段工作重点（图 7）。

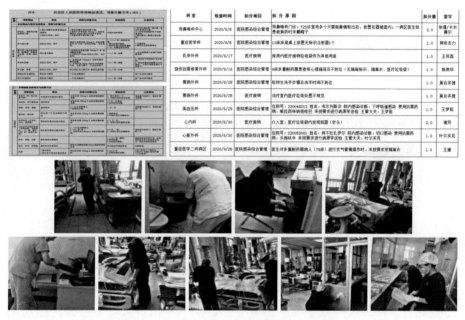

图 7　加强医疗机构环境管理的集束化措施

（5）更新保洁用具"颜色编码"，配备消毒湿巾。将传统的"大头拖把"更换为微纤维，扁平脱卸式拖把，对所有的保洁用品均实施"颜色编码"分区使用，对难以清洁部位（拐角的角处、狭窄处、不易擦到的深处和药品直接接触处等）或精密仪器，采用覆盖防护方法，便于清洁（图 8）。

（6）更改保洁用品清洁方式，拒绝"二次浸泡"。保洁用具传统的清洗方式均在同一容器中进行清洁，存在交叉的污染的风险，取缔这种反复的清洁方式，严禁"二次浸泡"，将全院所有的保洁用具统一送至清洗中心，进行统一管理。

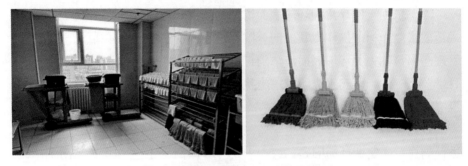

图 8　更新保洁用具，实施颜色编码

四、执行标准的成效

1. 执行标准过程中的难点

（1）对新入职医护人员、实习生、进修生、保洁员仍需要加强相关标准操作规范的培训工作。

（2）仍需采用多种方式、方法及设备继续加强环境清洁消毒工作的措施落实情况。

2. 执行标准前后的变化

（1）培训成效：通过标准的执行，感控专职人员通过多种培训形式，全面的感控知识，如手卫生、多重耐药菌管理、侵入性操作预防控制内容、环境清洁消毒方式等，强化重症监护室各岗位的培训工作，逐渐提高医院感染防控能力，保障医疗安全。2020 年各重症监护室医务人员对感染防控知识均有不同程度的提高，其中审计外科监护室知晓率增幅为 25.88%（图 9）。

（2）执行措施成效：依据前期调研，通过管理工具，制定感控防控措施并落实。重症监护室日感染率、留置导尿管相关泌尿道感染率、中心静脉插管相关血液感染率、呼吸机相关性肺炎感染率均呈现下降趋势。而环境表面荧光标记监测合格率、手卫生正确率及依从率均有不同程度的提高，详见（图 10 ~ 图 16）。

3. 完善长效机制，提升管理能力

（1）通过项目措施的实施，完善并修订新疆维吾尔自治区人民医院"医院感染消毒制度"、"医务人员手卫生管理方案"等，从管理上形成了贯彻标准的长效机制。

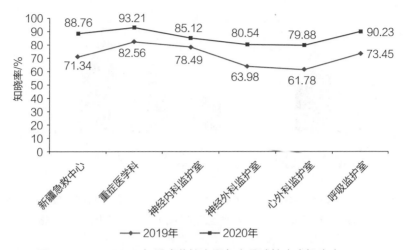

图 9　2019—2020 年重症监护室医务人员感控内容知晓率

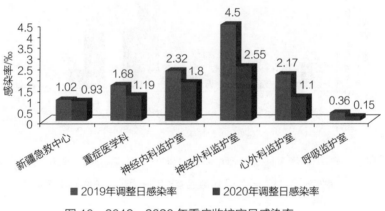

图 10　2019—2020 年重症监护室日感染率

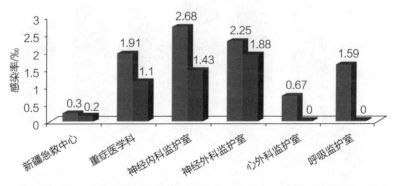

图 11　2019—2020 年重症监护室留置导尿管相关泌尿道感染率

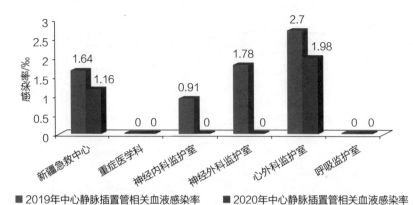

图 12　2019—2020 年重症监护室中心静脉插管相关血液感染率

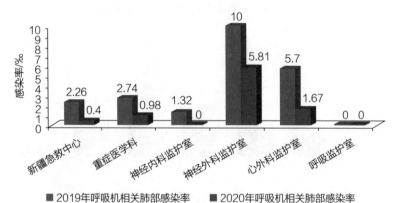

图 13　2019—2020 年重症监护室呼吸机相关性肺炎感染率

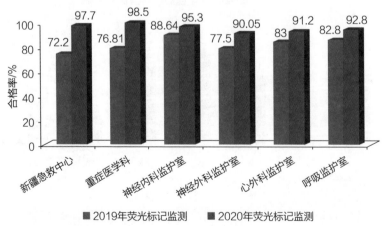

图 14　2019—2020 年重症监护室环境表面荧光标记监测合格率

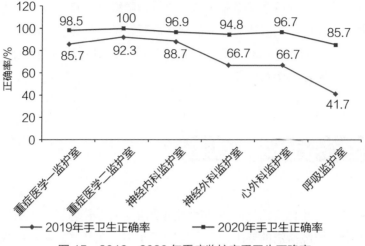

图 15　2019—2020 年重症监护室手卫生正确率

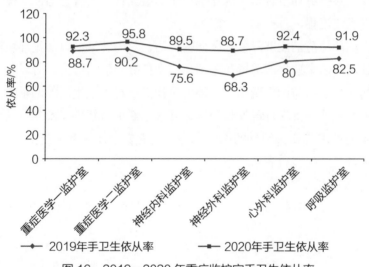

图 16　2019—2020 年重症监护室手卫生依从率

（2）通过医院感染监测 -- 重症监护室目标性监测，医院感染质量控制考核等手段，每月对重症监护室各项监测指标进行专项反馈。每季度对环境清洁质量控制考核及环境卫生学监测进行调查并以监测简报的形式向全院反馈，针对突出问题，启动多学科联动，开展专项整改措施。

（3）通过案例实施，掌握了质量管理工具的灵活应用，不仅提高了团队的凝聚力及执行力，而且还提升了团队的科研能力。通过本次案例的实施改进项目，团队共计撰写并发文章 3 篇，申报新疆维吾尔自治区卫生适宜技术推广 1 项。将环境表面清洁消毒标准操作流程，融入到诊疗活动的全流程的管理中，并在哈密市、昌吉州、玛纳斯县医院等地进行适宜技术推广活动，并受到了当地医疗机构的好评。

 五、执行标准的总结

WS/T 512—2016《医疗机构环境表面清洁与消毒管理规范》虽然已经给我们明确指出环境清洁的要求，但在实际工作中，尤其基层医疗机构对患者使用后的被褥、枕芯等物品的清洁消毒较为困惑，执行措施较为单一且困难，建议能够有更加符合基层医疗机构实际情况且有具有普遍性、操作性较高的标准操作流程。

有效的环境清洁能够降低病原体的传播，院内感染可以通过环境清洁来减少。清洁是消毒效果的关键与基础，一个良好的清洁行为，可以有效减少环境或物体表面污染的细菌菌量。环境清洁消毒与手卫生同等的重要，环境清洁消毒必须严格落实标准操作流程，并且不断更新新理念及先进的处置方式；感染防控需要相关领导的大力支持，更需要全体医务人员的通力合作，践行人人都是感控践行者。

（周媛　田梅　阿依提拉·卡德尔　古丽扎尔·阿不力米提）

31 习"疫"为常，内镜清洗，鏖战不惜

——WS 507—2016《软式内镜清洗消毒技术规范》
（宁波市医疗中心李惠利医院）

一、执行标准的背景

宁波市医疗中心李惠利医院成立于 1993 年，系爱国侨胞李惠利先生捐资、市政府配套设立的集医疗、科研、教学为一体的宁波市首批三级甲等综合性医院。李惠利医院以"建设省内一流、国内知名的现代化医学中心"为愿景，以"仁心仁术、惠民利民"为宗旨，秉承"厚德、务实、创新、卓越"的医院精神，深化改革、锐意进取，各项事业得到长足的发展。

宁波市医疗中心李惠利医院内镜中心是集消化内镜、呼吸内镜等诊断与治疗为一体的诊疗中心，内镜中心设备先进、设施齐全，全院软式内镜由内镜中心进行同质化管理，辐射科室包括 ICU、EICU、CCU、心胸外科、麻醉科等。近年来，内镜中心不断引进新技术、开展新项目，借助高科技平台及众多内镜专科医师，为患者提供准确的食管、胃、十二指肠、大肠、肝胆胰疾病及气管疾病的诊断与治疗，在院领导及医务部的大力支持下由消化内科牵头联合结直肠外科、肝胆胰外科等共同开展消化道癌症的早期筛查，大力推进内镜下消化道癌的筛查、开展内镜下黏膜剥离术、内镜引导下胰腺超声穿刺、经内镜逆行胰胆管造影、病理刷检等技术，为解除广大患者的病痛贡献力量。

恰逢医院门诊大楼改建之际，内镜中心面临暂时搬迁，过渡用地面积仅为 440m^2，较之前减少 106m^2。与此同时受 COVID-19 病毒的影响，内镜中心作为高风险科室，有创操作的安全性、诊间布局的规范性以及软式内镜的安全复用界限一度受到广泛关注。

调查研究表明：根据微生物对消毒因子敏感程度，软式内镜的处理缺陷、追溯断链等因素导致内镜操作成为院感高风险因素。在维护生命健康的同时，如何对复用软式内镜建立安全有效的全流程闭环管理策略，提高医疗治疗安全水平成为我们新的目标。

秉承"人人都是感控实施者，人人都是感控监督者"的理念，我们创新应用"矩阵制"组织架构联合护理部、院感科、设备科、医务部、信息科、及临床科室共同开展多学科协作管理模式，对过渡期内镜中心进行重新的布局改造，优化软式内镜再处理流程，确保安全诊疗的同时，降低医院感染的发生。

二、执行标准的计划

我们以 2017 年 6 月 1 日实施的国家标准 WS 507—2016《软式内镜清洗消毒技术规范》为基本纲要，借助 PDCA 管理工具，通过严格落实以下 6 项举措推动标准执行：①整体布局、规划：分区域诊疗、功能区块独立、传递窗设计、医患双向通道、设立电子门禁系统等；②设计构建软式内镜全流程运转路线从而达到优化流程的目的；③参与设计全流程追溯打卡系统并进行不断迭代；④购置全自动洗消机，消毒（灭菌）剂全系采用过氧乙酸，镜房使用负压干燥镜柜；⑤制定全院软式内镜生物监测计划，定期进行 ATP 抽检；⑥创新理念：设计软式内镜密封包装，优化床旁预处理方法。

此外，我们在规范流程的基础上制定了全新的复用软式内镜"清洗 – 消毒 – 转运 – 使用 – 储存"流程，如图 1 所示，结合该流程拟定追溯系统关键环节的打卡节点，保证了内镜全流程可追溯的闭环管理。

三、执行标准的过程

在如此巨大的挑战下，我们的团队精读规范指南，进一步完善组织架构。基于规范敢于创新，优化管理流程，力求将内镜追溯系统数据抓取率和全员知晓率提升至 100%。

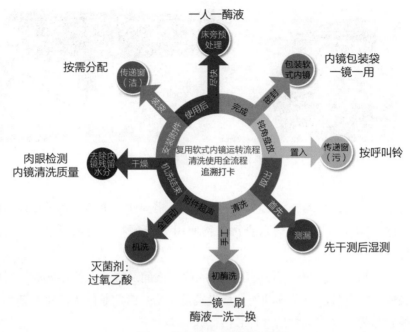

图 1 复用软式内镜转运流程

（一）把握时机进行整体布局

团队成员与相关职能科室专管员进行一对一结对，重新进行分工并明确职责。第一步，对标准反复精读，并查阅大量国内外相关文献内容。第二步，在院领导的支持下由科护士长及科内骨干参观各级内镜中心设计布局。第三步，从院级讨论到科内讨论，最终与设计师沟通商榷方案的可行性并绘制成 CAD 图。

（二）整体布局环境管理的优势

1. 独立功能区块 将长廊式结构改建成诊疗－洗消区域背靠背布局，医患双向单通道，内镜医护人员申请权限后凭胸牌刷门禁出入内镜中心。

2. 分区域诊疗 按标准进行区块设计，呼吸内镜与消化内镜的二次候诊区域完全独立分开。

3. 洁污分流缩短转运路线 创新使用上洁下污传递窗代替常规洁污分流环形转运路线，窗旁呼叫铃按钮对应洗消间呼叫铃与显示屏，如图 2 所示，按铃后促使软式内镜尽早进入复用时间。节约人力资源的同时可省去内

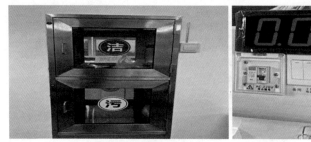
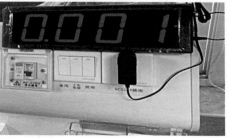

图2　上洁下污传递窗与呼叫铃显示屏

镜转运车的使用，节约经济成本。执行要点：需要建立上洁下污的传递窗的洁污概念，如有污染应及时根据污染物使用75%酒精、消毒湿巾、含氯消毒液擦拭。

4. 全线使用电动移门并增设辅助用房　诊间及缓冲区使用踢脚、触控双开关设计的全自动电子移动门。增设辅助用房：带门禁的无菌室、药品间及高值物品间，对相应物品进行6S管理。

（三）建立复用软式内镜强制打卡节点，形成闭环追溯

参与设计的软式内镜追溯系统应用5G无线网络技术覆盖全院，内镜中心所有软式内镜均配备唯一码并悬挂打卡芯片，工作人员配备实名制打卡手环与芯片卡，如图3所示，内镜追溯系统全流程实行操作人员和内镜双重闭环强制打卡。软式内镜在任何目标点位均可轻松获取"一镜一消一用一追溯"的真实打卡数据记录。

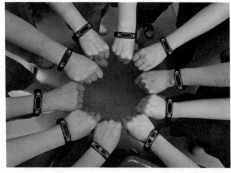
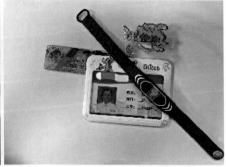

图3　门禁卡、打卡手环与打卡芯片

（四）复用软式内镜的存放管理

镜房全系采用负压干燥镜柜，呼吸内镜与消化内镜分开设置镜房，如图4所示。储镜房内支气管镜、胃镜、肠镜固定镜柜分类存放，经灭菌处理的内镜在镜柜内可保持72小时的洁净度，降低晨消需求。

在追溯系统内进行软式内镜存储时间的设置及警示条件，如图5所示。以镜号进行内镜身份标示，用红色表示失效、黄色表示近效剩余12小时、绿色表示12～72小时安全存储期进行直观展示，实现全域实时显示追溯镜柜内软式内镜的效期。

使用可固定软式内镜硬质器械盒放置软式内镜后用无纺布进行双层包装，如图6所示，定期轮流送供应室进行低温环氧乙烷灭菌。灭菌后内镜统一录入供应室消毒条码及镜号至追溯系统后放置于无菌室层架上，镜号与效期条码朝外，遵循左进右出的原则进行存入和取用管理。

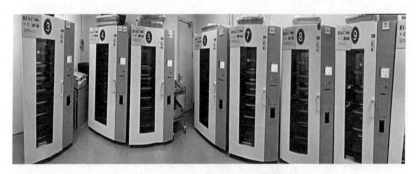

图4　消化内镜储镜房内全景

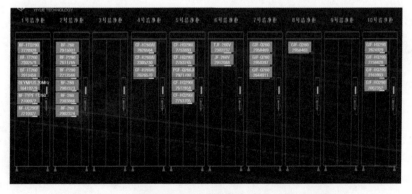

图5　存入内镜储镜柜的内镜追溯系统实时效期概览图

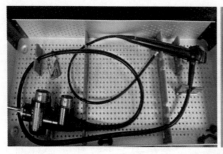
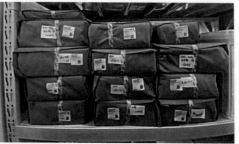

图 6 硬质储镜盒与无菌室层架

（五）一次性软式内镜无菌保护套的设计与使用

科内人员集思广益自主设计了一次性软式内镜无菌保护套，其外观上具备透明可视和密闭包装两大主要功能，使用花绳子和白绳子区分软式内镜的灭菌与高水平消毒级别，如图 7 所示。

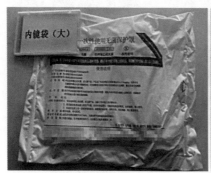
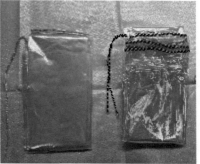

图 7 一次性软式内镜无菌保护套包装与外观

（六）复用软式内镜 SOP 全流程步骤说明

内镜中心全线采用机械清洗，消毒液全部采用过氧乙酸且一用一换一抛弃，具体操作流程详见如图 8 所示。

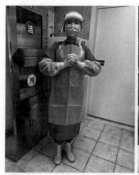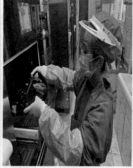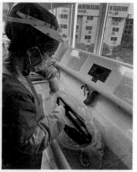

步骤图示：1 清洗室标准防护→2 取出完成洗消的内镜→3 装入袋子

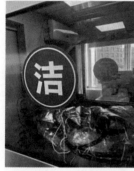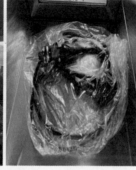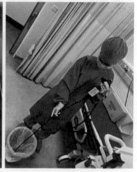

→4 密闭包装后置入洁窗→5 钝角盘放勿压镜头→6 用毕床旁预处理

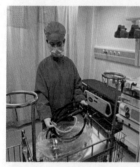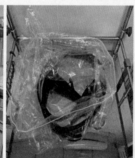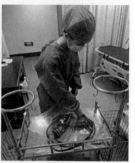

→7 盘圈后双手置入→8 注意置入时袋口外翻→9 脱去手套后收紧袋口

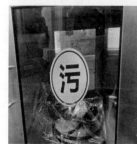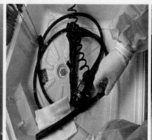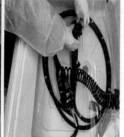

→10 盘放于污窗内尽快按铃→11 测漏：干测→12 湿测

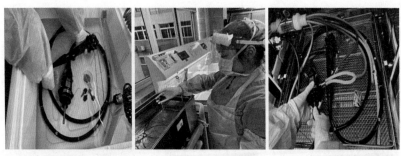

→ 13 初酶洗：手工刷洗→ 14 附件刷洗后超声振荡→ 15 进入机械清洗程序

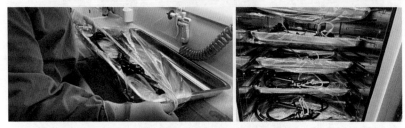

→ 16 优化应用镜柜托盘转运内镜→ 17 托盘＋内镜袋做到一次使用一袋到底

图 8 复用软式内镜 SOP 全流程步骤

（七）复用软式内镜 SOP 难点解析

1. 污染内镜为什么还要密闭包装？

在操作过程中严格遵照手卫生要求，一次性使用软式内镜无菌保护套外洁内污，污染手套摘除前切勿污染袋子外面，镜子置入袋子后摘除污染手套，及时将内镜袋收紧。

2. 为什么置入污窗后要及时按铃？

结束操作后由内镜医生持续吸引进入床旁预处理流程，内镜置入污窗后尽快按呼叫铃。软式内镜尽快进入复用时间可以限制生物膜的形成，一旦细菌生物膜形成以后，现有的标准复用流程与步骤均无法彻底清除细菌生物膜。

3. 如何在预处理环节尽量减少气溶胶的产生？

采用可封口预处理液，一人一袋，内镜置入后将袋口缩小，即可在内镜反复送气送水并吸引时有效降低气溶胶的产生。

4. 全流程流转过程中如何优化附件处置？

所有附件清洗后使用超声机震荡 10 分钟，内镜清洗刷在完成刷洗后与内镜、附件一同进入清洗机进入清洗流程。清洗结束后附件置入低温干燥柜进行干燥。

5. 实行全机械清洗关键要素？

机械清洗四要素：①所有部件充分拆卸，附件需经人工刷洗，超声振荡后转移至机械清洗。②通道接口完全吻合，全程测漏设备压力传感器全程监测。③设备物理全过程监测冲洗水压的精准控制。④酶液、灭菌液浓度适当，严格按产品说明书进行配比，由工程师定期进行蠕动泵的计量校准、监测并记录。

（八）全院软式内镜同质化管理策略

建立全院软式内镜同质化管理群，在群内及时沟通相关问题。制作病区复用软式内镜图册，如图 9 所示，一份展示于洗消中心接收处一份留档保存。每条软式内镜均使用硬质转运盒密闭转运，如图 10 所示，内镜交接本需送消人员对接转运人员，转运人员对接洗消接收人员，两两核对后进行双签名。将所有软式内镜悬挂洗消追溯系统芯片并录入系统。

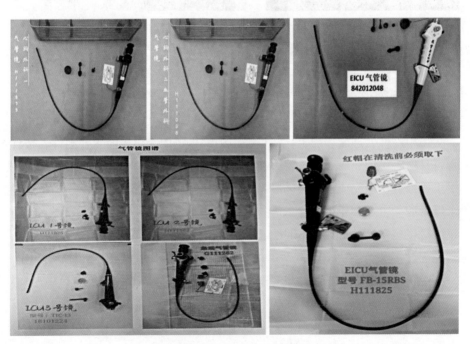

图 9　全院各类软式内镜图册展示（部分）

（九）专岗专培提高新流程执行正确率

制定院感年度学习考核内容的计划，并针对工作职责进行专岗专培，成立洗消工作坊进行软式内镜手把手清洗消毒流程的教学培训并进行考核。考核通过率达 100%，正确率达 95% 以上（图 11）。

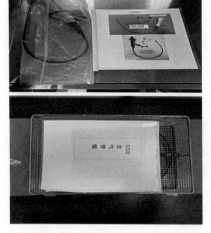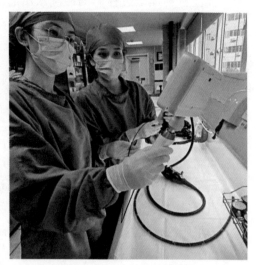

图 10　转运交接本及转运盒　　　　图 11　应用子母镜检查钳子管道

（十）镜柜附件处理流程

镜柜附件处理流程规范化：根据镜柜编号每周一出柜时更换附件，按计划每月所有镜柜完成一次轮替→在内镜完成洗消存入镜柜时完成安装→使用手工槽灌流功能完成酶液及洁净水灌流→全自动洗消机完成洗消→高压气枪干燥管腔→分类置于低温干燥柜→充分干燥后放入 EO 指示卡→双层无纺布包装送供应室 EO 灭菌→优化登记表：将条码贴在镜柜使用表的附录中。

（十一）生物监测与质控检查

由内镜中心院感质控员负责制定全院软式内镜、物表、水源、手卫生等生物监测计划表；制订院感质控检查计划并附带质控小组人员安排表；设计执行 CHECKLIST 表、清洗质量监测表以及内镜中心院感质检表等，详见图 12、图 13。

质控查检小组人员安排表

查检人员	查检内容	查检频次
陈惠蓉	清洗质量表	1次/周
邱琳奕	内镜质控表	1次/周
杨乐	内镜质控表	1次/周
洪燕	check list 表	2次/周
何雁	check list 表	2次/周
张群雁	check list 表	2次/周

院感质控查检计划

1.每周一进行清洗质量及内镜质控检查，发现问题，分析原因，给予解决措施，次周一进行短期效果评价，每月末进行汇总分析。

2.新SOP的check list表每周随机抽查2次，每季度末进行执行率汇总，对汇总数据进行问题分析并给出改进措施。

3.防护用品正确使用督查表由每日复苏班同志或值班组长进行查检记录，发现问题立即给予更正，每月末进行不正确防护的统计。

内镜中心的感控监督者是每一位内镜成员，建立院感群，发现问题，及时提出，共同努力做到最好。

复用软式内镜清洗流程check list 表

序号	目标任务	完成情况
1	尽快完成床旁预处理	
2	密封包装污染软式内镜	
3	置入传递窗（污窗）及时按呼叫铃	
4	取出后完成测漏（全自动清洗机全程测漏）	
5	完成手工初酶洗	
6	附件刷洗后超声震荡清洗10分钟	
7	内镜与附件一同进入全自动软式内镜清洗机	
8	补充干燥内镜残留水分，肉眼检测清洗质量	
9	安装内镜附件并用内镜袋进行密封包装	
10	按房间需求分配，并将内镜放入传递窗（洁窗）	

日期：　　　　操作者：

查检人：

图 12　人员安排、质控计划及 CHECK LIST 表

清洗质量监测登记表

项目（镜号）	检查方法	检查结果
内镜：	□目测法 □使用带光源的放大镜 □蛋白检测法	表面光滑无破损，管道刷检无肉眼可见污物，角度钢丝松紧合适。
内镜：	□目测法 □使用带光源的放大镜 □蛋白检测法	
内镜：	□目测法 □使用带光源的放大镜 □蛋白检测法	
内镜附件	□目测法 □使用带光源的放大镜 □蛋白检测法	
内镜附件	□目测法 □使用带光源的放大镜 □蛋白检测法	
内镜附件	□目测法 □使用带光源的放大镜 □蛋白检测法	
全自动清洗机		外表面清洁无水垢，机舱内无异物、无水垢

内镜中心质控查检表

查检日期：________　　查检人：________

检查项目	检查内容	存在问题	分析原因	整改措施	效果评价
洗消室	洗消室环境物表、工人穿戴以及操作规范，随机抽考				
	清洗消毒记录				
	浓度测试卡效期、使用频率				
	病区气管镜转运交接/消毒记录				
	内镜追溯系统数据库数据查检				
	内镜清洗/消毒/灭菌质量（使用放大镜）需设立查检表并记录				
	镜房镜柜使用维护记录				
	内镜使用、损坏、维护记录，追溯原因				
诊间	仪器设备功能、清洁/登记记录，电源线、踏脚等持续管理				

图 13　清洗质量监测表及质控查检表（部分）

（十二）执行标准计划进度分析

根据甘特图（图 14）所示从 2020 年伊始至 2023 年第一季度为止，执行标准计划的所有负责人全部完成目标任务。

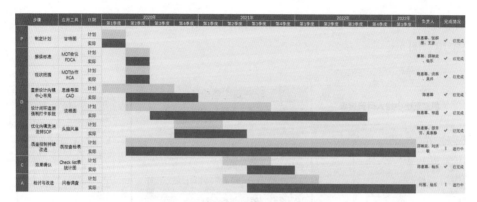

图 14　执行标准计划进度分析甘特图

四、执行标准的成效

基于规范，勇于创新，突破固有思维的枷锁，才能收获丰硕的成果。

（一）Checklist 抽检完成度及医护患满意度（图 15）

医、护、患满意度直线上升，全流程平均执行率达 95%，其中一镜一用一袋到底执行率达 98%，追溯系统数据抓取率达 100%（图 16）。

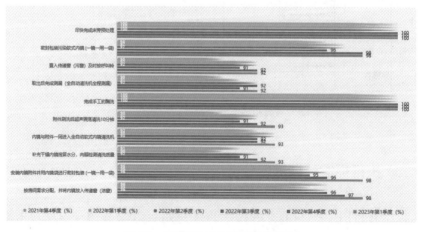

图 15　CHECK LIST 表统计结果

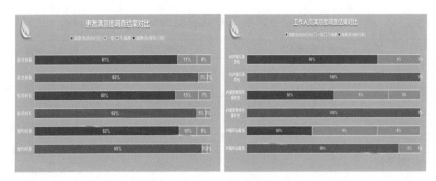

图 16　医、护、患满意度对比

（二）生物监测数据汇总

连续 6 个季度软式内镜生物监测菌落数检出为 0。此外，我们采用手持式 ATP 荧光检测，分别对完成初筛和床旁预处理后的内镜进行检测，验证刷洗与床旁预处理的效果（图 17）。

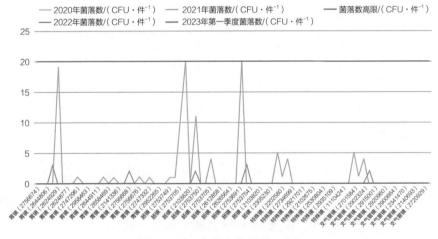

图 17　软式内镜生物监测汇总表

（三）PAA 与 OPA 的经济成本性价比分析

对我院使用的过氧乙酸（PAA）和邻苯二甲醛（OPA）的经济成本进行单根内镜消毒灭菌剂成本计算及对比分析，通过比较发现，使用 PAA 进行洗消每条内镜在一用一换的情况下比复用的 OPA 节省约 13.2 元，具体详见表 1。

表 1　过氧乙酸与邻苯二甲醛消毒灭菌成本对比分析

消毒（灭菌）剂名称	过氧乙酸	邻苯二甲醛
英文缩写	PAA	OPA
消毒灭菌参数最高级别	灭菌	高水平消毒
单价	1 300 元 / 组	715 元 / 桶
清洗机一缸用量	A+B	四桶一缸
厂家推荐平均洗消次数	70 次	90 次
单根内镜平均消毒灭菌成本	18.6 元 / 根	31.8 元 / 根

（四）总结质检问题迭代追溯系统

执行标准后的两年里同期工作量上升的同时，成本得到有效控制。通过不断地迭代，采用双向追溯，以确保数据抓取率达 100%。实时多平台动态监控，对每一条内镜的位置、状态和停留时间做到一目了然（图 18）。

通过追溯系统获取工作量数据，由系统对数据进行统计，分析工作峰值及效率推进国家绩效考核制度的落实（图 19，图 20）。

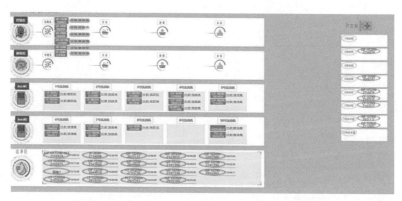

图 18　动态全流程洗消流转监控平台

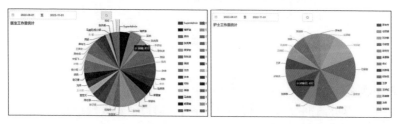

图 19　一键提取数据饼图（医护个人工作量）

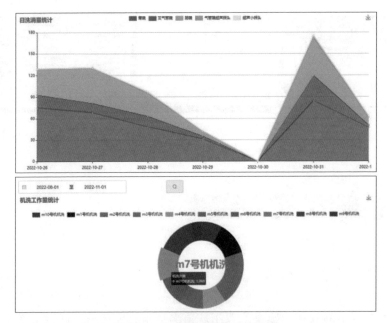

图 20　一键提取清洗机洗消数量

（五）荣誉证书及推广应用

三年内累计发表核心论文 10 余篇，并成功申请多项专利，通过医防融合，临床转化 2 项，本案例追溯系统获得国家软著 1 项，外观专利 1 项，推广临床应用单位 10 余家（图 21）。

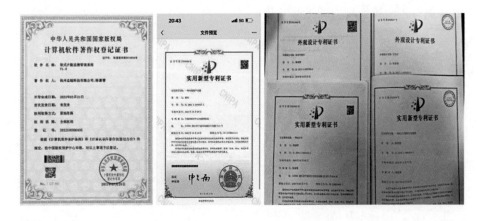

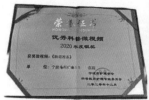 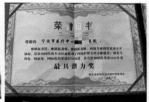 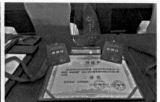

图 21 部分荣誉及专利文件

 五、执行标准的总结

（一）经验总结与分享

本案例中的软式内镜全流程闭环追溯强制打卡系统，通过多系统无线双向接口，实现真实追溯数据抓取，适用于大部分内镜中心。

本案例中的密闭包装软式内镜并结合上洁下污传递窗模式，适合各等级医院设计改建紧凑型内镜中心的参考执行。

（二）展望

基于规范，敢于创新，我们对未知保持敬畏，不断探索！在微创技术不断进步的同时，我们对软式内镜的清洗消毒要求越来越高，在确保安全有效的基础上，放眼于先进科技的衍生，结合消供中心、手术室的工作特色开创软式内镜的可追溯无菌时代！

（杨乐 邱琳奕 吴帅 秦瑞）

二级赛卓越案例

32 呵护生命，脱离危机

——WS/T 509—2016《重症监护病房医院感染预防与控制规范》

（当阳市人民医院）

一、执行标准的背景

重症监护病房是医院集中监护和救治重症患者的专业病区，在抗击新冠感染疫情时，当阳市人民医院是新冠病毒感染患者救治的定点医院，其中，重症医学科发挥着不可替代的作用。呼吸机相关性肺炎（ventilator-associated pneumonia，VAP）是机械通气过程中最常见而又最重要的并发症，VAP是气管插管机械通气48小时后或气管拔管48小时以内发生的肺炎，主要是细菌性肺炎。患者一旦发生VAP，则易造成脱机困难，从而延长住院时间，增加住院费用，严重者甚至威胁患者生命，VAP导致患者死亡发生率是普通患者的6~21倍，多插管1天，发生概率增加1%~3%，死亡率比普通患者高2~10倍。国内外研究数据表明，重症医学科VAP发病率和死亡率可高达50%，也是医院获得性肺炎中最常见和最重要的类型。2016年12月27日国家卫生计生委发布WS/T 509—2016《重症监护病房医院感染预防与控制规范》，2017年6月1日正式实施，行业标准中明确规定了呼吸机相关性肺炎的预防与控制措施，我科从标准发布起开始执行标准。

当阳市人民医院面临三级综合医院评定工作，呼吸机相关性肺炎发生率也是医疗护理质量考核重要指标之一，执行呼吸机相关性肺炎规范化流程，建立一个高效、便捷的规范化流程是保证医疗护理质量的关键，也是保证医护人员操作准确率的基本保障。

二、执行标准的计划

（一）制定总体目标

我科针对该项工作涉及内容广泛、执行医护人员多等重要特点，对照
WS/T 509—2016《重症监护病房医院感染预防与控制规范》，运用头脑风暴
法，广泛收集意见，认真研究归纳，详细分析 VAP 发生的现状及原因，利
用"二八定律"，最后将提高手卫生依从性、提高床头抬高准确率、提高口
腔清洁度为主要改进目标，来降低呼吸机相关性肺炎。

（二）制定具体目标与计划

执行策略　对照标准，我们通过采用数据统计分析、鱼骨图、SWOT 分
析法等多方面分析把握现状（图 1、图 2、图 3），找出主要问题，制定 9 个
具体对策来落实标准、贯彻标准。

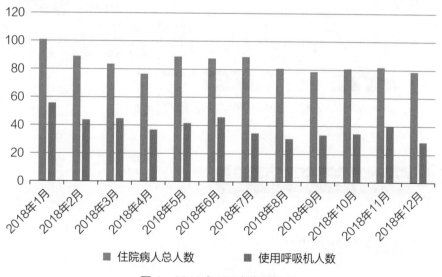

图 1　2018 年呼吸机使用人数

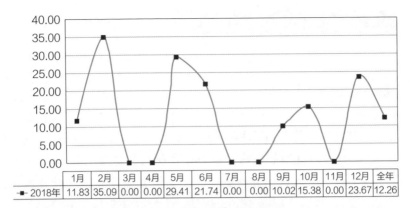

图 2　2018 年 VAP 发生率 /‰

	1月	2月	3月	4月	5月	6月	7月	8月	9月	10月	11月	12月	全年
2018年	11.83	35.09	0.00	0.00	29.41	21.74	0.00	0.00	10.02	15.38	0.00	23.67	12.26

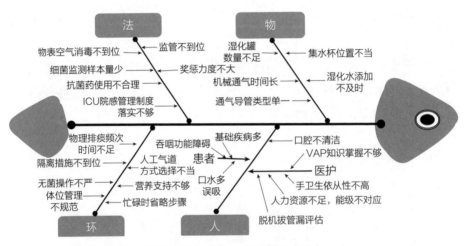

图 3　2018 年 VAP 发病风险因素

三、执行标准的过程

（一）组建质量管理团队

医院层面和科室层面组建质量管理团队，大家分工明确，各司其职。

医院层面：院感科负责督查、指导与考核；医务科负责沟通、参与各部门协调工作；护理部负责患者评估、预防措施落实与考核；药剂科指导医生临床用药规范；信息科完善信息化，做好智能监管，及时提醒与预警。

科室层面：成立呼吸机专科治疗小组，由最初 6 位增加到现在的 11 位成员，经过定期培训，强化护士专科技能，提升解决问题的能力。

（二）开展多元化系统培训

1. 为了提高重症医学科专科护理水平，呼吸机治疗小组制定实施方案，专科小组成员定期讨论培训学习，从线上到线下，从理论到实践，从基础的手卫生、口腔护理、人工气道、纤维支气管镜清洗消毒、呼吸机的管理，到解决工作中的实际问题，全面提升专科护理质量。

2. 对新入职、新入科护士进行重症医学基本知识和基本技能培训，新入职护士 6 个月培训计划，新入科护士 3 个月培训计划，分别进行相关培训后考核，每年培养 4~6 名专科护士。卫生员、护工等工勤人员入科也须按照计划进行相关培训 1 个月并通过考核后上岗。

3. 院方以送出去、请进来的方式加强专科医护培养。每年选送 2~3 名优秀医护人员赴上级医院进修学习，取得专科护士证或进修证；邀请上级医院专家来当阳市人民医院授课；对口支援医院专家长期驻点指导临床科室工作。

4. 重视培训效果，考核方式灵活，利用云端科教平台、问卷星等加强考核。

（三）加强病区管理，控制外源性感染

1. 在实施过程中，配备完善的洗手设施及各项物表、空气消毒设备。监护病区洗手设施每 2 床配备 1 套，单间每床配备 1 套，重症医学科 25 个床单元配备 15 套洗手设施。18 台等离子空气消毒机，定期检测及维护，保证空气消毒器的消毒效果，每天定时消毒病区空气 3 次、每次 1 小时。2 台床单位消毒机用于终末对棉胎、枕头、翻身垫等日常物品的消毒。速干手消毒剂由专班负责检查补充，并且每床至少备一瓶，方便医护人员操作前后取用。

2. 日常做好清洁、消毒与环境监测工作，疫情期间每天 3 次进行日常清洁消毒。

呼吸机清洁、消毒与维护保养：除了每天日常清洁消毒，每周一全病区大消毒外，还有第三方专业公司每季度维护保养。患者出院／转科后仪器设备落实终末消毒，医院及科室定期进行环境监测。2022 年当阳市人民医院作为国家级医院消毒与感染控制监测哨点医院，省疾控中心每季度定期对当阳市人民医院进行院感检测并严格把关。

3. 手卫生是标准预防的重要措施，也是最经济有效的医院感染防控措施，科室质控员利用手卫生依从性观察表，日常工作中随机观察医、护、工各级人员手卫生依从性，每月监测不同人群手部细菌菌落数，了解手卫生执行情况。医院通过各种竞赛活动、洗手舞、专项考核等不同形式将落实手卫生的工作深入人心，提升临床工作人员的院感防控意识。

（四）人工气道的管理

1. 医院配备多种类型人工气道导管，多样化气管导管供临床选择使用，急诊经口气管插管使用普通气管导管，需人工气道 14 天以内优先选用气囊上方带侧腔的气管导管，及时清除声门下分泌物，气囊放气或拔出气管插管前应确认气囊上方的分泌物已被清除。长期戴管机械通气患者尽早选择气管切开，解放患者口腔，有利于口腔护理和气道管理。

2. 经气管插管或气管切开管吸痰最主要的是清除气道内分泌物，保持气道通畅，以免形成痰痂阻塞气道，严格无菌操作且按需吸痰。新冠疫情后为避免交叉感染和污染空气均选择密闭式吸痰管，确保与患者人工气道紧密连接。对于误吸严重或者痰多、浓稠且肺部感染较重的患者，根据病情需要进行纤支镜肺泡灌洗治疗。

3. 呼吸机湿化方式使用电热恒温湿化装置，持续加温加湿，根据痰液性状实时调整，最佳的湿化效果是使吸入的气体到达气管隆脊时，温度能达到 37℃，饱和湿度为 100%，绝对湿度为 44g/L。定时检查湿化水，添加湿化液（灭菌注射用水）由开放式改为密闭式，防止湿化罐干烧或湿化水溢出，影响湿化效果。

4. 使用气囊压力监测表精准管理，每 4 小时监测气囊压，气囊压力维持在 25～30cmH$_2$O，防止漏气或气道黏膜受压坏死，减少患者误吸的发生。

（五）患者体位的管理

每2小时为患者使用楔形枕更换体位，可增加肺内通气血流比，及促进肺内痰液的排出。使用多功能电动护理床，床头角度测量器精准管理，便于护士准确控制床头角度，床头抬高30°~45°，床尾抬高15°，防止患者身体下滑，持续保持患者头胸能达到30°~45°。生命体征稳定的患者利用站立床进行肺康复锻炼。

（六）肺部物理治疗

危重患者由于体位受限、自主咳痰能力下降、镇静等原因，气道分泌物易潴留，通过每2小时翻身叩背使其从支气管壁上松动脱落，分泌物在呼气时移向中心气道利于排出。疫情放开以后，危重患者急剧增多，根据患者的病情制定个体化翻身策略，重症患者翻身叩背配合俯卧位通气，改善患者肺通气/血流分布，提高呼吸功能。落实机械排痰治疗，使用物理排痰仪机器能定时间、定频率保证质量和效果，减轻医务人员工作强度。

（七）改良的口腔护理方法

更新口腔护理用物，使用带吸引的牙刷进行口腔护理，运用口腔护理液进行冲洗＋刷洗＋吸引同步进行，每天3~4次，防止患者误吸，保障患者安全，并将改良的口腔护理方法拍成视频供新入科人员培训学习。同时我们还更新了气管插管患者口腔护理操作流程，并将流程上墙，方便大家随时学习和相互监督。

（八）加强患者营养支持

重症患者入科24小时内进行营养风险评估，由营养科介入开具个体化营养配方，早期肠内营养支持，为患者补充充分的能量及全面营养物质，护士还应评估患者对营养剂的反应：如腹泻、高血糖。部分胃瘫及肠蠕动差的患者使用鼻胃管＋鼻肠管，双管齐下，保证营养摄入同时有效防止反流引起误吸。不能采用肠内营养的，应给予肠外营养。管床医生每天评估置管的必要性，做好充分评估，防止留置时间过长引发新的感染，尽早脱机拔管。

（九）医院信息化系统支持

　　医院信息化管理系统，不仅解决了医院行政管理，提高医院的事务处理的工作效率，而且为医疗信息的收集、数据的整合统计、趋势的分析，为医生的决策提供数据支持。当阳市人民医院从 2018 年开始使用多系统实时监控，实验室信息系统（LIS）、医学影像管理系统（PACS）、医院管理信息系统（HIS）的不断完善和广泛应用，可以随时查看相关病例及数据，及时预警，并保证数据准确性和有效性。科室采用 SBAR 交班模式，细化交班内容，随时督查医疗护理质量。质控小组表单式进行督查和管理。质控科每月下科室督查指导工作，并发放整改通知书。质控员每月汇总相关数据，质控会讨论整改，制定有效措施。

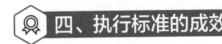

四、执行标准的成效

（一）目标达成情况

　　1. 通过对照标准实施一系列的改进措施后，对比当阳市人民医院2018—2022 年五年气管插管患者口腔清洁落实的情况，Ⅲ度和Ⅳ度明显好转，Ⅰ度占比 52.8%（图 4，图 5）。

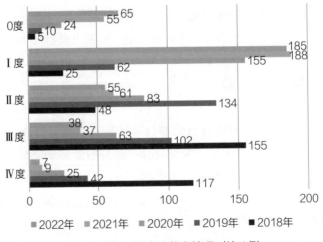

图 4　患者口腔清洁落实情况对比 / 例

分级	分级标准
0级	口腔清洁，黏膜无异常
Ⅰ级	舌苔厚，口腔黏膜有 1~2 个小于 1.0cm 的溃疡
Ⅱ级	有血迹、食物残渣、污物、痰痂，口腔黏膜有 1 个大于 1.0cm 的溃疡和数个小溃疡
Ⅲ级	口腔黏膜有 2 个大于 1.0cm 的溃疡和数个小溃疡，出血
Ⅳ级	口腔黏膜有 2 个以上大于 1.0cm 的溃疡和 / 或融合溃疡，口腔分泌物培养阳性、霉菌疱疹生长

图 5　分级标准

2. 日常工作措施督查中发现床头抬高检查次数在增加，但是不规范频次在下降，抽查医护人员均能熟练掌握相关知识，医护人员手卫生依从性明显提高，平均可达到 90%（图 6）。

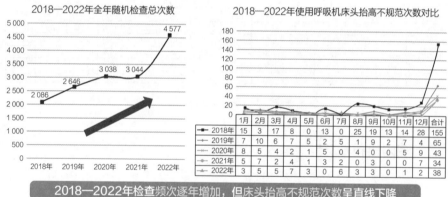

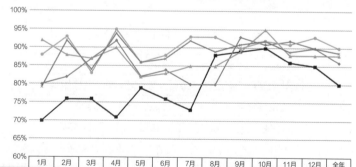

图 6　床头抬高情况对比

3. 每日评估呼吸机参数及带管的必要性，使用呼吸机时长每年在逐渐缩短。从 2018 年 VAP 的发生率 12.26‰下降到 2022 年的 2.88‰，改进效果显著（图 7）。

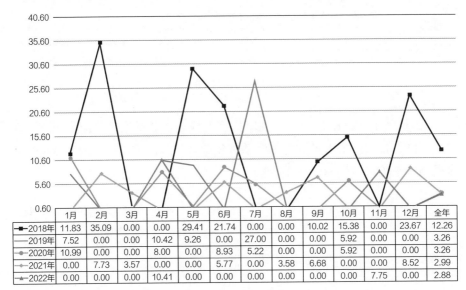

	1月	2月	3月	4月	5月	6月	7月	8月	9月	10月	11月	12月	全年
2018年	11.83	35.09	0.00	0.00	29.41	21.74	0.00	0.00	10.02	15.38	0.00	23.67	12.26
2019年	7.52	0.00	0.00	10.42	9.26	0.00	27.00	0.00	0.00	5.92	0.00	0.00	3.26
2020年	10.99	0.00	0.00	8.00	0.00	8.93	5.22	0.00	0.00	5.92	0.00	0.00	3.26
2021年	0.00	7.73	3.57	0.00	0.00	5.77	0.00	3.58	6.68	0.00	0.00	8.52	2.99
2022年	0.00	0.00	0.00	10.41	0.00	0.00	0.00	0.00	0.00	0.00	7.75	0.00	2.88

图 7 VAP 发生率 /‰

（二）院内执行成效

临床总结经验，改进工作流程，制定预防 VAP 的标准化流程（表 1）：

表 1 预防 VAP 标准化流程

日常工作	如无禁忌证，应将床头抬高 30°~45°
	评估镇静药使用的必要性，每日唤醒计划，6：00 停用观察
	呼吸机管路湿化液 8AM 更换，冷凝水每 4 小时倾倒
	8：00 评估呼吸机及气管插管的必要性，尽早脱机或拔管
	8：00—16：00—22：00 使用消毒作用的口腔含漱液进行口腔护理
	每 2 小时协助患者翻身叩背，9：00、16：00 行物理振动排痰治疗
	每 4 小时进行气管导管气囊测压，气囊压力为 25~30cmH₂O
每周工作	使用的一次性呼吸管路每周一更换，有污染时及时更换
	每周一维护班对所有呼吸机过滤网、阀门进行清洁消毒更换

通过质量敏感指标监测管理，提高了医护人员对质量管理参与度，增强了大家的责任感以及解决问题的能力，患者能顺利脱机家属才更加满意。

五、执行标准的总结

1. 通过对标准的认真解读和实施，我们将标准措施融会贯通，总结归纳如下：

穿好衣，戴好帽	提前到岗准备好	勤洗手，防感染
避免细菌到处跑	严隔离，严消毒	重症肺炎猛于虎
勤观察，勤维护	气管导管多评估	每天记录不能少
安全脱机最重要	勤翻身，多叩背	震动排痰效果好
头胸抬高 30 度	患者安全记心上	口腔护理很重要
一天三遍不可少	气道管理按规程	清洁管道保干燥
吸痰操作轻准稳	还需严把无菌关	及时清除分泌物
无菌操作按标准	细菌虽小危害大	治疗感染难上难
内外管道全消毒	气道湿化无菌水	药物镇静畅呼吸
呵护生命脱危机	大家用好呼吸机	抢救生命创奇迹

2. 目前医院面临的困难是重症团队年轻化，需发展亚专科建设等等，未来重症的发展方向将以专业化、信息化、精准化为主，让执行标准成为工作习惯，让工作习惯更加规范。为了患者安全脱机我们一直在努力。

（赵清芳　陈玲莉　施雄丽　王雯）

践行院感标准,助力疫苗接种

——WS/T 512—2016《医疗机构环境表面清洁与消毒管理规范》

（南京市栖霞区马群社区卫生服务中心）

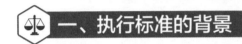

一、执行标准的背景

南京市栖霞区马群社区卫生服务中心位于紫金山东麓,使用面积 3 897 平方米,中心员工 96 人,年门诊约 20 万人次,服务人口 12 万余人,下设花岗第一社区卫生服务站和新街卫生服务站,开设全科医疗、中医科、康复科、口腔科、计划免疫科等十余个科室。

在庚子年初,突如其来的新冠病毒感染疫情让全球面临着一场严峻的考验,在这场没有硝烟的战役中,新型冠状病毒疫苗的接种成为不可或缺的重要一环。

在全国人民的期盼中,国家卫生健康委发布了在全国范围内开展全民新冠感染疫苗接种的通知,至此大规模的新冠病毒疫苗接种工作火速开展。

疫情就是命令,防控就是责任。作为马群街道内唯一公立非营利医疗机构,马群社区卫生服务中心承担了辖区 12 万余人的新冠病毒疫苗接种任务。如何更好更快地满足辖区群众对疫苗接种的需求?如何保障医护人员与接种百姓的安全?接到任务后,中心领导立即召开新冠病毒疫苗接种工作推进会,现场成立了"新冠病毒疫苗接种点领导管理小组"(图 1,图 2)。

并对计免科开展现场评估。计免科使用面积 130m²,共有 2 个问诊登记窗口,4 个接种台,公卫医生 2 名,护士 4 名,年接种人次约 3 万余人次。评估发现计免科工作人员少,接种任务重,科室没有保洁,也没有消毒设施设备,日常保洁工作都是护士兼职。评估过程中发现在环境表面清洁与消毒

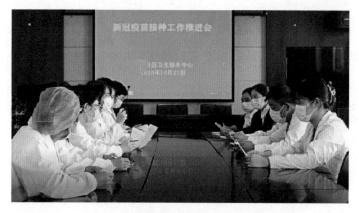

图 1　新冠病毒疫苗接种工作会现场

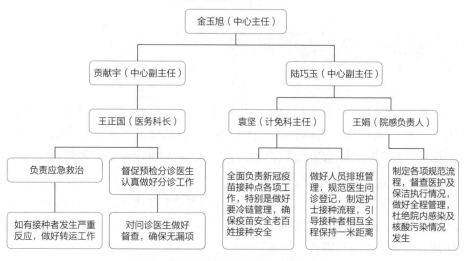

图 2　新冠病毒疫苗接种管理领导小组

方面存在问题较为突出。

　　查阅国内外相关文献，多篇文献显示新冠病毒能在各种环境物表中存活，可经过接触患者周围环境、手卫生、飞沫等多种途径传播。在新冠病毒疫苗接种部门、接种过程中做好环境表面清洁与消毒尤为重要；在省、市等上级疾控部门下发的各类接种通知中也重点强调要做好环境表面清洁与消毒工作。所以想要高质量完成接种任务，必须立即行动，改善接种点接种环境表面清洁与消毒工作（图 3）。

南京市新冠疫苗紧急使用工作方案
（初稿）

1. 加强环境消毒

（1）加强接种场所通风换气。有条件的可安装通风设备，保持接种单位内空气流通，接种日上、下午接种工作完成后使用紫外线进行空气消毒至少1小时；有条件的单位可使用循环风空气消毒机随时进行消毒，每次时间不少于30分钟；使用500-1000mg/L的含氯消毒剂对地面、桌椅、电脑键盘、鼠标等人体常接触区域和物体进行消毒，作用时间为30分钟，再用清水擦拭干净，每天至少2次，电脑键盘、鼠标等也可用75%的酒精擦拭。

（2）配足手卫生设施。接种单位要配备足够的免洗手消毒剂或洗手液，保证水龙头等供水设施正常。

（3）做好废弃口罩处理。接种单位要提供废弃口罩专用收集箱，使用过的口罩按医疗废弃物收集处置。

图 3　新冠病毒疫苗接种工作方案

二、执行标准的计划

根据马群街道常驻人口数量，估算出全民新冠病毒疫苗接种量 12 万余人次、36 万余针次，在原有计免科 130m² 面积基础上，加上原有的 2 名公卫医生、4 名护士是绝对无法完成接种任务的。为有序推进全民新冠病毒疫苗接种工作，"新冠病毒疫苗接种点领导管理小组"立即召开会议，会议决定选定，把下设的花岗第一社区卫生服务站改造为栖霞区新冠病毒疫苗马群街道花岗集中接种点；院感科同时组织大家学习 WS/T 512—2016《医疗机构环境表面清洁与消毒管理规范》（图 4）。

制定总体目标，针对计免科环境清洁与消毒方面的突出问题，"新冠病毒疫苗接种点领导管理小组"开会讨论，最终决定给予新冠病毒疫苗接种点招聘 4 名保洁人员；并制定了三个目标，分别为：

1. 提高新冠病毒疫苗接种点关于环境表面清洁与消毒微生物法检合格率，目标达到 100%；

2. 提高新冠病毒疫苗接种点关于环境表面清洁与消毒荧光标记法合格率，目标达到 95% 以上；

3. 提高新冠病毒疫苗接种点环境表面清洁与消毒率，目测无肉眼可见污垢、污迹、异味等。

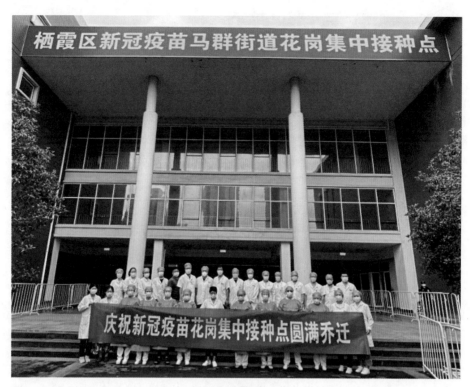

图4　组织学习

　　对照总体目标，为高效推进 WS/T 512—2016《医疗机构环境表面清洁与消毒管理规范》标准的落实，由"新冠疫苗接种点领导管理小组"拟定了活动计划书（图5）。

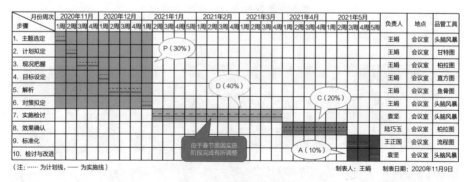

月份周次 步骤	2020年11月				2020年12月				2021年1月					2021年2月				2021年3月				2021年4月				2021年5月					负责人	地点	品管工具
	1周	2周	3周	4周	1周	2周	3周	4周	1周	2周	3周	4周	5周	1周	2周	3周	4周	1周	2周	3周	4周	1周	2周	3周	4周	1周	2周	3周	4周	5周			
1. 主题选定																															王娟	会议室	头脑风暴
2. 计划拟定																															王娟	会议室	甘特图
3. 现况把握																															王娟	会议室	柏拉图
4. 目标设定																															王娟	会议室	直方图
5. 解析																															王娟	会议室	鱼骨图
6. 对策拟定																															王娟	会议室	头脑风暴
7. 实施检讨																															袁坚	会议室	头脑风暴
8. 效果确认																															陆巧玉	会议室	柏拉图
9. 标准化																															王正国	会议室	流程图
10. 检讨与改进																															袁坚	会议室	头脑风暴

P（30%）　D（40%）　C（20%）　A（10%）

由于春节原因实施阶段完成有所调整

（注：…… 为计划线，—— 为实施线）　　　　　　　　　　制表人：王娟　　制表日期：2020年11月9日

图5　拟订活动计划书

🔗 三、执行标准的过程

由院感科牵头组织，医务科、护理部、计免科等科室共同参与制定了技术路线。绘制鱼骨图，针对"为什么环境表面清洁与消毒不规范？"进行原因分析。绘制柏拉图，得出改善重点，制定改善对策。

1. 针对培训不到位，开展多种形式多种渠道对全中心工作人员进行培训。首先，根据当前形势，进行针对性问卷调查，确定培训需求；其次对培训形式进行了调整，线上线下多种形式并举，同时对线下的培训全部采取"2+1"模式，其中的 2 指在不同日期组织两场内容相同的培训，培训后现场考核，根据考核结果了解工作人员的掌握情况，对考核中高频错误的考点确定下一次也就 1 的培训内容，将针对错题再次讲解正确内容，特别是保洁人员，不仅仅要"2+1"有时甚至"2+N"，确保中心工作人员不漏一人，全部掌握培训内容；制定口袋书、购买相关书籍，方便医护人员随时自学，了解环境清洁与消毒内容，掌握各项措施，保障新冠病毒疫苗的安全接种（图 6）。

2. 针对无"无消毒湿巾"，购置了对新冠病毒敏感的含 75% 酒精的消毒湿巾，为每一张接种台都配备了消毒湿巾，确保一物一巾（图 7）。

3. 制定环境表面清洁与消毒的原则（图 8）

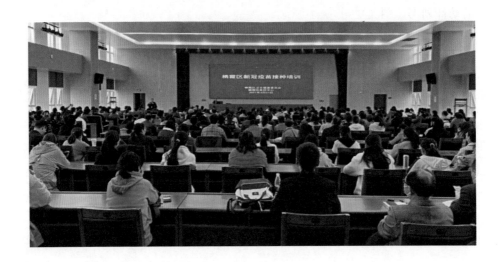

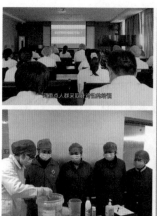
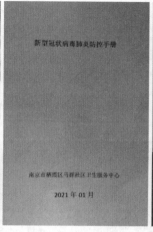
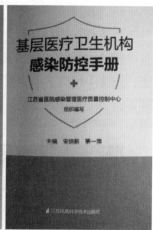

图 6　培训学习

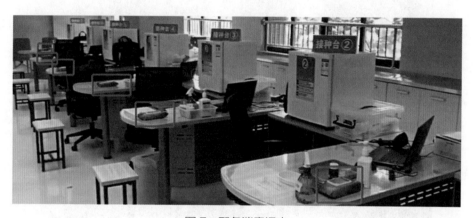

图 7　配备消毒湿巾

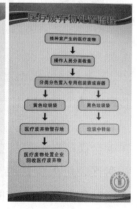

马群社区卫生服务中心环境表面清洁与消毒原则

1. 根据风险等级与清洁等级要求制订标准化操作规程；
2. 先清洁再消毒，采取湿式清洁方式；
3. 选择适宜的清洁、消毒剂；有明确病原体污染的环境表面按 WS/T 367-2012 选择消毒剂，并按说明书使用；
4. 无明显污染时可采用消毒湿巾进行清洁与消毒；
5. 清洁顺序：从上到下、里外、轻污染后重污染，有多名患者的病房，应遵循清洁单元化操作；
6. 对高频接触、易污染、难清洁消毒物表，可以覆膜，一用一更换；
7. 被患者体液、血液污染时，对污点随时进行清洁、消毒；
8. 环境表面不宜采用高水平的消毒剂进行日常消毒；
9. 布巾使用或污染后，一用一换，终末处理；
10. 实施清洁消毒应做好个人防护。

图 8　环境表面清洁与消毒原则

4. 购置合格的保洁工具，改善前计免科拖把未分区，一只拖把拖全科，且无处置间，改善后设置了处置间，购置了分色可脱卸拖把，并配足了数量，保洁人员能按规范要求每$20m^2$更换拖把头，使用后清洁消毒，悬挂晾干；淘汰了浸泡消毒容器，原来的桶看不清刻度，全中心的消毒浸泡容器全部更换为透明有刻度的，这样消毒液的配制浓度将更为准确（图9）。

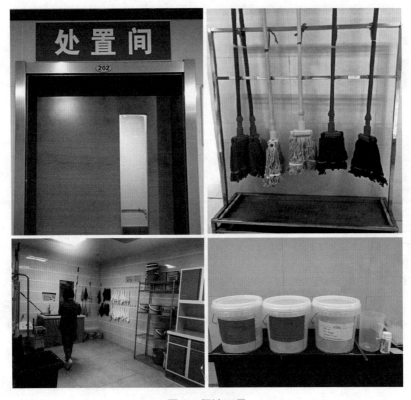

图9　保洁工具

5. 改善前计免科没有任何消毒器械，中心新冠病毒疫苗接种点每日可接种3 000人次以上，且新冠病毒疫苗接种历时春夏秋冬，像之前靠开窗通风肯定是不够的，为了有效避免因空气不流通而造成交叉感染，中心购买了8台循环风消毒机2台紫外线灯。空气消毒机有6台在留观大厅、2台在接种区，可人机共用，紫外线灯在每班结束后彻底消毒接种区域的环境物表及室内空气。同时我们还请了专业的空调清洗公司，对全中心的空调进行了清洗消毒（图10）。

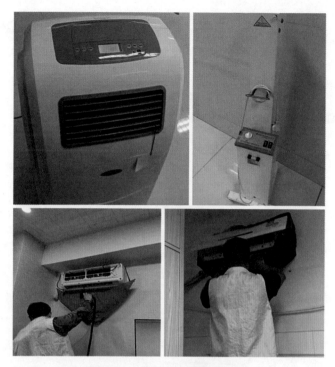

图 10　对空调进行清洗消毒

四、执行标准的成效

1. 执行标准后的目标达成情况，根据改善前存在的主要不合格问题，进行对策实施后环境表面清洁与消毒后微生物采样结果从改善前的53%，到改善的100%；荧光标记法合格率从原来的33%到改善后的96.31%，在环境清洁与消毒后的目测法检查中，环境整洁无异味，设定的是三个目标全部达成，说明措施有效（图11）。

2. 执行标准后取得成效　在执行标准的过程中，制定了"新冠病毒疫苗接种点预防核酸污染流程""新冠病毒疫苗针剂破损溢洒后处理流程""环境物表、地面发生溅污的 SOP""新冠病毒疫苗接种点的质控标准"；中心的新冠病毒疫苗接种点圆满完成辖区内老百姓的疫苗接种工作，并被评为"新冠病毒疫苗接种达标安心单位"，负责新冠病毒疫苗接种工作的两位副主任分别获得"全市抗击新冠肺炎疫情先进个人"（图12，图13）。

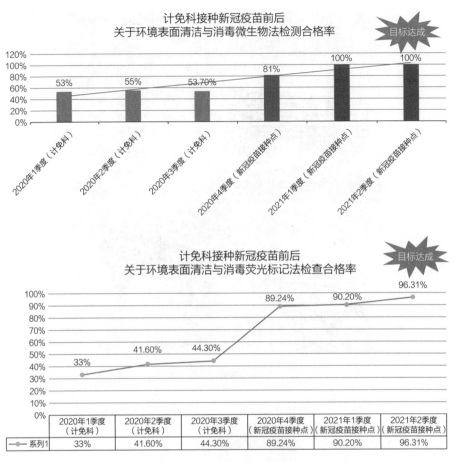

计免科接种新冠疫苗前后
关于环境表面清洁与消毒微生物法检测合格率

目标达成

计免科接种新冠疫苗前后
关于环境表面清洁与消毒荧光标记法检查合格率

目标达成

	2020年1季度 （计免科）	2020年2季度 （计免科）	2020年3季度 （计免科）	2020年4季度 （新冠疫苗接种点）	2021年1季度 （新冠疫苗接种点）	2021年2季度 （新冠疫苗接种点）
系列1	33%	41.60%	44.30%	89.24%	90.20%	96.31%

图 11　环境表面清洁与消毒检测

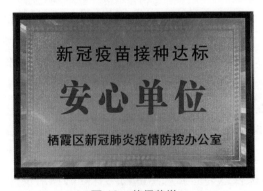

图 12　获得荣誉

首先对以下环节进行培训：

1. 疫苗可能污染环节、开瓶、抽液、排气时防外泄方法；
2. 接种工作中产生的医疗废物处置方法；
3. 接种工作中的个人防护及安全注射；
4. 接种结束后环境清洁方法及流程。

接种前

1. 实施疫苗接种人员穿好工作服及隔离衣，戴手套做好个人防护，规范手卫生；
2. 备齐必要物品；
3. 查验疫苗外观有无破损裂缝等，发现破损将疫苗用纸巾包裹投放锐器盒并对污染区域按溢洒处置流程进行清洁消毒。

接种中

1. 规范抽吸疫苗，减少抽吸液体时产生气泡；
2. 排气尽可能减少液体的排出，可在疫苗瓶内排气，也可排至弯盘，弯盘内垫75%酒精纱布；
3. 手套如被污染立即脱下，洗手后佩戴新手套。

接种后

1. 医护人员离开接种室更换口罩，一次性隔离衣；
2. 按规范做好接种各单元空气、物表常规清洁和消毒工作；
3. 产生的医疗废物使用双层垃圾袋进行包装并扎紧封口，避免疫苗株核酸通过医疗废物等污染接种点及以外的环境。

注意点

1. 如排气或接种过程中由于各种原因导致药液外泄，立即按照溢洒处置流程对污染区进行清洁消毒。

图 13　新冠疫苗接种点预防核酸污染流程

　　3. 截至目前，中心新冠病毒疫苗接种点已接种 38 万针次，其中还为 17 个社区、三所大学、两家工厂提供了上门接种服务，得到老百姓、校方及工厂员工的多次好评。在接种的过程中无一例核酸污染事件发生，关于环境表面清洁与消毒工作做到了高标准，完美地执行了环境表面清洁与消毒的管理规范（图 14）。

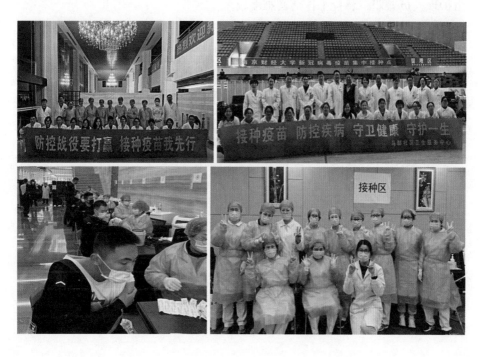

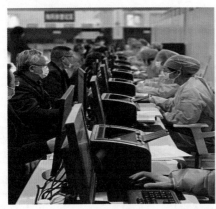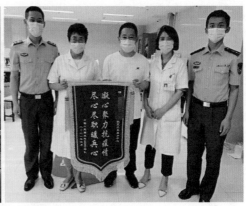

图 14 消毒工作

 五、执行标准的总结

1. 在基层医疗机构基础条件及硬件设施相对较差，改善困难大；而且基层医疗机构外出学习培训机会少；无专职的感控管理人员，院感工作大多由护理人员兼职，感控工作落实难度较大。

2. 保洁工具特别是拖把，从一个科室只有一两把拖把，到改善后的分色可脱卸拖把，虽然在这方面改善明显，但是仍有较多缺点，如在更换拖把头时污染保洁人员的手；拖把头在浸泡消毒后仍有细菌存活，很难做到真正的清洁消毒，我中心 2023 年 12 月份整体搬迁，届时全中心抹布、地巾等将统一回收复用处理，终将以热力消毒方法代替传统化学消毒。做到抹布、地巾合格使用，对环境、对工作人员真正的无害化处理。

（王娟 高丹 陈雯）

第五章

《医务人员手卫生规范》标准践行卓越案例

34 门诊感控"手"护你我他

——WS/T 313—2019《医务人员手卫生规范》

（郑州大学第一附属医院）

⚖ 一、执行标准的背景

郑州大学第一附属医院是一所集多院区于一体的城市医疗集团，年门诊量达 660 万人次，拥有国家临床重点专科 22 个、河南省内重点专科 67 个，远程医疗覆盖国内外。

医疗机构门诊作为就诊人群集中的场所，是传染病防治的"首战场"。手是微生物传播的主要媒介，致病菌直接或间接通过手传播是医院感染的重要传播途径，在日常工作过程中，我们通过持续质控与调查发现：医疗机构门诊工作人员手卫生依从性、正确性情况良好，但患者及家属的手卫生依从性较差，患者及家属就诊期间未规范执行手卫生同样会增加院内感染的风险。因此，医院感染防控中"提高医疗机构工作人员"和"提高患者及家属"的手卫生依从性与正确率同样重要。

为有效降低门诊医院感染风险，我们以"引导患者及家属参与，共同推进标准落实"为理念，依据 WS/T 313—2019《医务人员手卫生规范》和WS/T 591—2018《医疗机构门急诊医院感染管理规范》，完善感染防控组织，健全规章制度，优化硬件设施，细化工作流程，开展感控理论、技能培训，组织专人进行手卫生调查与宣教，严格执行 8S 管理，以预防为主，为患者提供安全就诊环境。

二、执行标准的计划

（一）设立改善目标

采用FOCUS-PDCA质量管理工具（图1），以门诊感染防控小组为主导，建立门诊办公室、医院感染管理科、医务处、护理部、疾病预防与控制科、保卫处、物业部门等多学科手卫生专项改善小组，共同讨论患者及家属手卫生执行的步骤、明确现况、分析原因和制定对策，最终设立改善目标为持续提高患者及家属手卫生依从性及正确率。

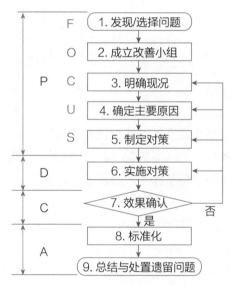

图1　改善目标执行流程

（二）具体执行策略

经查阅文献、Delphi专家咨询法，结合《公民防疫基本行为准则》，确定门诊患者及家属手卫生七时机：①接触医疗机构环境物表前；②接触医疗机构环境物表后；③照顾患者前；④照顾患者后；⑤用餐前；⑥接触患者血液、体液及分泌物后；⑦如厕后（图2）。

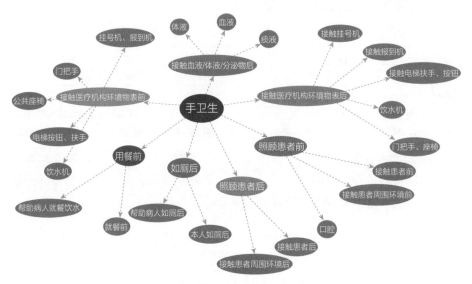

图 2 门诊患者及家属手卫生七时机

通过现场查检发现患者及家属接触公共设施物品表面前、后手卫生依从性较差,结合质量管理"二八原则",将"接触医疗机构环境物表前""接触医疗机环境物表后"两个环节作为改善重点。经过手卫生专项改善小组多次讨论,运用SWOT分析法(S:优势;W:劣势;O:机会;T:威胁)进行分析,确定执行改善目标过程中的各项因素。采用头脑风暴法和5W1H分析法(What、Why、Where、When、Who、How)拟定相应对策,最终将"患者及家属手卫生知识缺乏""缺乏有效便捷、适宜的手卫生设施"和"患者及家属手卫生行为的指导与管理不足"三个方面列为要因,制定对应策略为:①采用"三转"学习模式提高手卫生依从性;②增设手卫生宣传标识;③增加非手触式手卫生设施;④多措并举,发挥工勤人员主观能动性;⑤设立手卫生观察员;⑥实施绩效考核;⑦设置手卫生提醒装置。具体实施措施和执行时间见表1。

表 1　改进对策措施实施表

序号	要因	对策	目标	措施	执行时间
1	患者及家属手卫生知识缺乏	"三转"学习模式提高手卫生依从性	手卫生依从率>95%	实施"三转"学习模式，强化患者及家属手卫生理论知识，帮助患者及家属确立手卫生信念	2022.04.01—2022.04.20
		增设手卫生宣传标识	宣传标识覆盖率>95%	1. 与相关部门沟通，增设快速手消毒措施，并设置洗手法、洗手五时机指导图示 2. 手卫生示意图门诊全覆盖	2022.04.21—2022.05.05
2	缺乏有效便捷、适宜的手卫生设施	增加非手触式手卫生设施	非手触式手卫生设施覆盖率100%	1. 增加非手触式手卫生设施 2. 门诊各科室均改为非接触式手卫生设施	2022.05.06—2022.05.20
		多措并举，发挥工勤人员主观能动性	手卫生用品完整率100%	1. 联合后勤部门经理，告知手卫生对院感防控的重要性 2. 安排专人负责补充手卫生用品，合理排班，高峰时段增设人手巡视 3. 及时补充物资	2022.05.21—2022.06.05
3	患者及家属手卫生行为的指导与管理不足	与医院感染管理科联合设立手卫生观察员	各科室手卫生绩效考核达标	1. 与医院感染管理科协作，及时观察患者及家属手卫生执行情况 2. 制作手卫生执行情况督查检表，专人负责对数据进行分析 3. 定期对手卫生情况进行追踪、总结	2022.06.06—2022.06.20
		实施绩效考核	手卫生绩效考核合格率100%	1. 在各候诊区设定手卫生绩效考核目标，进行责任区域划分。合理排班，安排专人负责对候诊区的患者及家属进行手卫生宣教 2. 门诊各科室同时执行手卫生绩效考核	2022.06.21—2022.07.10
		设置手卫生提醒装置	覆盖率100%	1. 设计手卫生提醒装置 2. 院区内洗手池旁均安装提醒装置	2022.07.11—2022.07.20

三、执行标准的过程

（一）"三转"学习模式提高手卫生依从性

为应对患者及家属手卫生相关知识缺乏，采用线上及线下等多种形式，强化患者及家属手卫生理论知识，帮助患者及家属确立手卫生信念。

采用"三转"学习模式提高患者及家属手卫生依从性：

1. 转注入式学习为启发式学习　日常收集患者及家属疑问，针对问题为患者答疑解惑（图3）。

2. 转被动学习为主动参与　以发放手卫生消毒用品、优诊卡（减少候诊等待时间）作为奖励措施，鼓励患者及家属主动参与（图4）。

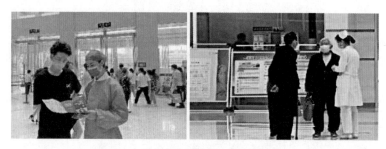

图3　收集和解答患者及家属疑问

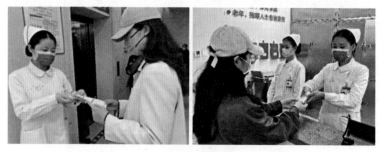

图4　发放手卫生消毒用品、优诊卡

3. 转单纯听课为智能化学习　通过采取微信公众号宣传、现场演示洗手操、制作手卫生宣传视频在候诊区循环播放等多种方式宣传手卫生相关知识（图5）。

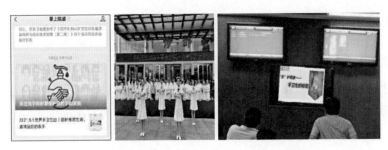

图 5 多种方式宣传手卫生相关知识

（二）增设手卫生宣传标识

多部门协作，为各个接诊台、候诊区等多个区域增设手卫生宣传标识。在医务人员洗手五时机的基础上，结合《公民防疫基本行为准则》制作门诊患者及家属手卫生时机图（图 6），张贴于门诊各区域手卫生设施旁。在手卫生设施处设置温馨提示语，加强手卫生宣传；发放手卫生宣传手册，正确指导患者及家属进行手卫生。改善后，共增设洗手法和洗手时机图示 240 处，实现手卫生示意图门诊全覆盖。

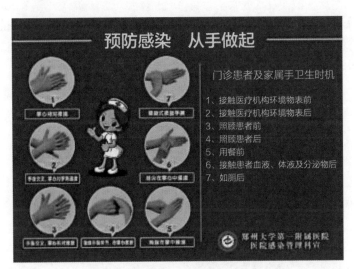

图 6 门诊患者及家属手卫生时机图

（三）增加非手触式手卫生设施

将预检分诊处、内镜中心等门诊重点部门 125 处手触式手卫生设施更换为非手接触式手卫生设施，并增设 30 处非手接触式手卫生装置，使工作人员、患者及家属执行手卫生更加便捷（图 7、图 8）。

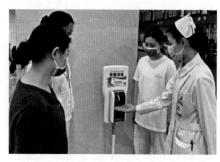

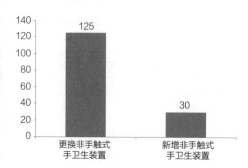

图 7 增设非手接触式手卫生设施

图 8 门诊更换和新增非手接触式手卫生设施情况

（四）多措并举，发挥工勤人员主观能动性

多措并举，与工勤人员加强协作，安排专人负责补充手卫生用品，合理排班，高峰时段增设巡查人员，及时巡视和补充分管楼层手卫生用品使用情况，保障手卫生用品充足（图 9）。

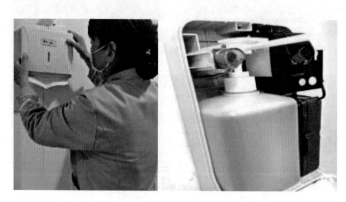

图 9 工勤人员巡查补充手卫生用品

（五）设立手卫生观察员

手卫生专项改善小组与医院感染管理科联合设立手卫生观察员，指导患者及家属通过多种途径学习手卫生知识，对患者及家属手卫生执行情况进行监测，利用 PDCA 方法及时总结、分析存在问题、做出整改措施，营造良好的手卫生氛围（图 10）。

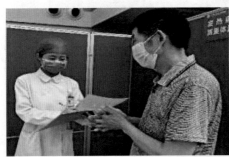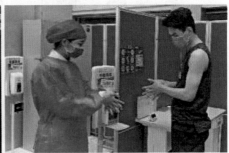

图 10　指导和监测患者及家属手卫生执行情况

（六）设置手卫生提醒装置

根据患者及家属在院内就诊活动路线，规划设置洗手设施，设计制作手卫生提醒装置，在手卫生设施旁安装手卫生提醒装置，患者路过时自动语音提醒完成手卫生（图 11）。

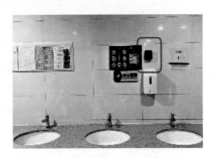

图 11　设置手卫生提醒装置

（七）实施绩效考核

为提高接诊科室主动宣教手卫生意识，对各候诊区设立绩效考核目标，安排接诊台护士对患者及家属进行手卫生宣教，包括手卫生的重要性、手卫生时机、洗手方式等。在各门诊科室同时实行手卫生绩效考核。手卫生专项改善小组人员不定时抽查各候诊区和各诊室手卫生执行情况，动员各科人员行动起来，共同推进手卫生的宣教（图 12）。

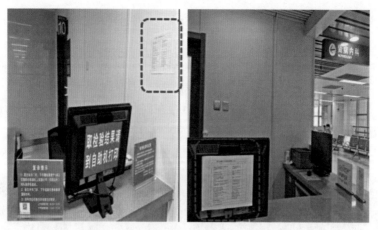

图 12 候诊区和诊室设立绩效考核目标

四、执行标准的成效

通过引导患者及家属参与的方式共同推进标准的执行，郑州大学第一附属医院门诊患者及家属的手卫生依从率和正确率由 2022 年第一季度的 11% 和 15% 逐步提高至 2022 年第四季度的 51% 和 55%（图 13），平均每位就诊患者手卫生消耗量由执行标准前的每位患者 2ml 提高至每位患者 6ml（图 14）。

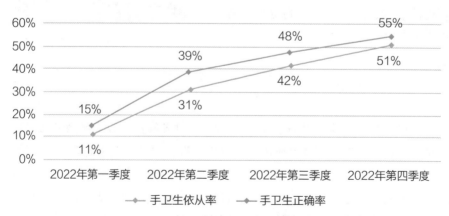

图 13 患者及家属的手卫生依从率和正确率逐步提高

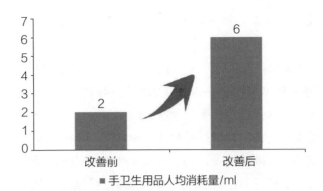

图 14　改善前后平均每位就诊患者手卫生消耗量对比

　　在执行标准的过程中，医院领导鼎力支持手卫生工作，通过多部门协作，科学管理，使郑州大学第一附属医院感控相关制度更加完善，硬件设施更加完备。依据"知－信－行"教育模式，对各级各类人员开展多种形式的知识普及活动，通过播放手卫生宣传片、手卫生系列操作演示视频，组织大型授课、小范围讲座，开展理论和技能考核等方式，灌输手卫生知识，提高工作人员、患者及家属认知，将手卫生转化成一种自我信念和态度贯彻到其行为中，营造了"全员参与执行手卫生"的氛围，更进一步提升了"人人都是感控实践者"的感控理念。

五、执行标准的总结

　　门诊是医疗机构人员流动最多的区域，也是健康人群和不同疾病患者之间接触最多、最集中的场所。随着医疗水平的进步，越来越多的患者诊疗工作在门诊开展，增加了门诊医院感染风险，门诊感染防控已成为保障医疗质量和医疗安全的重要环节之一。在提高门诊患者及家属手卫生依从性和正确性的执行案例过程中，虽然存在门诊患者及家属来源广，流动性大，文化水平差异大等困难，但通过充分发挥感染管理小组的临床一线引领作用，在多部门协作共同推动下，树立标杆，以点带面，树立医院文化、营造手卫生氛围，最终达到提高患者及家属手卫生依从性和正确性的预期目标。同时也提高了患者及家属对医院门诊的满意度，体现了门诊部医务人员的临床服务水平。

"标准的生命力在于执行"，通过在门诊执行 WS/T 313—2019《医务人员手卫生规范》和 WS/T 591—2018《医疗机构门急诊医院感染管理规范》标准，也促进了全院范围内标准的学习、认知与执行。感染防控工作任重而道远，我们将以感控各项标准执行的过程和效果为契机，坚持以国家标准为准则，真正做到以标准促学习，以学习促改进，切实强化郑州大学第一附属医院医务人员的感控意识，贯彻"人人都是感控践行者"的理念，全面提升医院感染管理质量，为医疗安全保驾护航！

（赵辉　王琼　张红飞）